# 新医改视域下

## 宁夏居民卫生服务需求、利用及公平性的探索与实践

乔慧 著

U0280721

西北大学出版社

·西安·

图书在版编目（CIP）数据

新医改视域下宁夏居民卫生服务需求、利用及公平性的探索
与实践／乔慧著. — 西安：西北大学出版社，2023.7
ISBN 978 - 7 - 5604 - 5183 - 1

I. ①新… Ⅱ. ①乔… Ⅲ. ①公共卫生—卫生服务—研究—
宁夏 Ⅳ. ①R199.2

中国国家版本馆 CIP 数据核字（2023）第 132881 号

## 新医改视域下宁夏居民卫生服务需求、利用及公平性的探索与实践

XINYIGAI SHIYUXIA NINGXIA JUMIN WEISHENG FUWU XUQIU LIYONG JI GONGPINGXING DE TANSUO YU SHIJIAN

| | |
|---|---|
| 著　者 | 乔　慧 |
| 出版发行 | 西北大学出版社 |
| 邮　编 | 710069 |
| 电　话 | 029 - 88302590 |
| 网　址 | http://nwupress.nwu.edu.cn |
| 电子邮箱 | xdpress@nwu.edu.cn |
| 经　销 | 全国新华书店 |
| 印　装 | 陕西瑞升印务有限公司 |
| 开　本 | 787mm×1092mm　1/16 |
| 印　张 | 13.5 |
| 字　数 | 255 千字 |
| 版　次 | 2023 年 7 月第 1 版　2023 年 7 月第 1 次印刷 |
| 书　号 | ISBN 978 - 7 - 5604 - 5183 - 1 |
| 定　价 | 49.00 元 |

如有印装质量问题，请与西北大学出版社联系调换。电话 029 - 88302966

# 前　言

卫生服务研究是从卫生服务的供方、需方、第三方（医疗保障系统）及其相互关系出发，以卫生系统为研究主体，探索合理使用卫生资源、向居民提供卫生服务（包括医疗、预防、保健、康复和健康促进等）的过程。卫生服务的公平、效益、质量和效果四个维度是卫生服务研究应该实现的理想境界。卫生服务公平性可以描述为每个社会成员（不论其收入、社会地位、种族、年龄、性别）均有同等的机会在社会、资源配置、服务提供和健康结果等方面达到最佳状况。

卫生服务公平是很多国家卫生政策的基本价值取向。我国于2009年颁布实施的《深化医药卫生体制改革意见》，其最终目标就是要建立覆盖全体城乡居民的基本医疗卫生制度，实现人人享有基本医疗卫生保健。通过加强医疗服务体系建设，实现医疗服务人人可及；通过加强公共卫生服务体系建设，实现基本公共卫生服务的均等化；通过完善医疗保障体系建设，实现基本医疗保险制度全覆盖，提高医疗服务利用能力。医改政策的核心理念，即实现卫生服务公平，通过卫生服务公平性的测量与分析，对人群卫生服务和健康公平的动态性监测和及时反馈，帮助卫生决策者随时了解卫生政策的运行情况、实施效果，以及存在的问题，从而适时采取相应措施，处理出现的政策偏差，以保证卫生服务的公平性。

2009年，"创新支付制度，提高卫生效益"医改试点项目在宁夏启动，项目试点目标是通过改变医保支付方式，运用经济杠杆原理，调动基层卫生资源积极性，合理分流患者就医流向，最终提高基层卫生机构服务能力和服务效率，实现患者就近看病，从而提高宁夏地区农村居民的医疗服务利用能力，改善卫生服务利用公平性。通过评价不同人群健康和卫生服务利用水平，可以发现不同人群健康状况及其变化特点，进一步分析产生这些差别的主要因素，尽可能缩小由于政策因素导致的人群间的健康不平等性，为卫生政策决策者制定符合公平原则的卫生政策提供决策参考。

本书的实践价值主要体现在以下三点：第一，从时间上考察宁夏卫生服务十年间的发展过程，通过分析居民医改十年间卫生服务需要量和利用量，了解宁夏卫生服务成绩和发展速度，预测未来卫生服务变化的趋势；第二，开展卫生公平性评价，评价人群健康、卫生服务利用方面的公平性，客观分析卫生政策的实施效果与影响因素，为政府制定更加公平的卫生政策提供依据；第三，通过专项研究评估重点人群健康公平性和卫生服务利用公平性，分析形成原因，从而制定相应的卫生政策，通过政策倾斜，提高重点人群的卫生服务利用、改善健康状况，最终实现所有人群卫生服务和健康的公平状态。

本书的学术价值主要体现在以下四点：第一，以往对于新农合（医保）政策的整体层面特别是补偿政策的关键要素（如门诊补偿比、补偿限额、住院补偿比、起付线、封顶线等）及其变化对卫生服务利用及费用方面的影响研究缺乏较深入的探讨，本书的专题研究弥补了这方面的不足；第二，本研究选择在试点政策实施前、中、后及可持续阶段这几个时间节点，根据政策调整利用个体水平面板数据进行政策因素分解来分析、评价试点项目的实施效果；第三，在分析新农合（医保）补偿政策对居民卫生服务利用、费用及公平性影响的同时，进一步分析其多阶段动态变化，可以更准确地反映新农合（医保）政策调整的阶段性效果；第四，本研究将新农合（医保）补偿政策对卫生服务利用的公平性、灾难性卫生支出的公平性的贡献及其对集中指数纵向变化的贡献进行系统分析，来探索影响卫生服务利用公平性的因素尤其是补偿政策对公平性的贡献度。

本书主要分为三部分内容：

第一章，卫生服务公平性研究概论。介绍卫生服务公平性的界定、卫生服务公平性测度指标、测度方法以及国内外已有的研究文献，这四点形成本书的理论基础。

第二章，宁夏城乡居民卫生服务需求、利用及公平性实证研究。主要分以下几个层次：第一，科学评估宁夏城乡居民卫生服务需要及主要健康问题，变化趋势及影响因素；第二，客观反映宁夏城乡居民医疗卫生服务需求和利用水平及特点，变化趋势及影响因素，居民服务利用的经济负担；第三，客观反映宁夏城乡居民医疗保障水平，保障制度对居民卫生服务利用产生的影响，对减轻居民医疗经济负担的作用；第四，掌握居民就医满意度情况并进行影响因素分析；第五，了解重点人群卫生服务利用情况及利用中存在的问题，反映我国卫生服务供给侧改革进展情况。为推动宁夏实施健康中国战略、深化医药卫生体制改革，为政府部门合理高效配置卫生资源，构建与居民不断增长的需求相适应的卫生服务体系提供实证基础。

第三章，卫生服务利用公平性专题研究。主要包括以下五个专题：

第一，宁夏山区农村慢性病家庭灾难性卫生支出及公平性研究。本研究专题主要分析了医保补偿政策的调整究竟对宁夏十年医改中的农村慢性病家庭灾难性卫生支出及其公平性产生了怎样的影响；针对相同的样本人群，不同的医保补偿政策，将政策变化剥离出来，了解宁夏农村慢性病家庭发生灾难性卫生支出的现状；分析医保政策调整对于慢性病家庭灾难性卫生支出及其公平性的影响。

第二，宁夏农村老年人卫生服务利用及公平性研究。在人口老龄化的背景下，医保补偿政策的不断调整是否会满足老年人的卫生服务需求，卫生服务利用公平性是否得到提高，是本研究专题关注的主要问题。

第三，宁夏山区农村孕产妇卫生服务利用公平性研究。自中华人民共和国成立以来，孕产妇卫生服务从个别单项服务逐步发展为覆盖整个孕产期的全面服务，形成一整套包括产前检查、住院分娩和产后访视在内的系统的孕产期保健服务。孕产妇作为社会弱势群体的重要组成部分，如何保障其卫生服务利用的公平性成为一个亟待解决的问题。宁夏农村孕产妇卫生服务利用公平性如何是本研究专题重点关注的问题。

第四，宁夏农村中老年人住院服务利用预测及公平性研究。农村中老年人健康状况差、慢性病高发，是卫生服务需求的主体。就经济收入而言，他们又是弱势群体之一，往往支付能力较差，尤其是西部农村地区缺乏养老保障、承担务农等重体力劳动的中老年人群，容易发生因病致贫、因病返贫。如何妥善处理老龄化带来的一系列挑战，加强新时期老年人优待工作、建立"不分年龄，人人共享"的社会目标，对中老年人卫生服务利用公平性及影响因素进行深入研究具有重要意义。

第五，宁夏医改试点县居民住院费用及灾难性卫生支出研究。借助新农合补偿前与补偿后灾难性卫生支出发生的各项指标，评价样本县新农合政策的实施效果，分析该补偿政策对居民就医经济负担是否有所缓解以及缓解的程度。

乔　慧

2023 年 2 月 21 日

# 目　　录

# 第一章　卫生服务公平性研究概论

　　随着社会经济的发展和医疗水平的提高，科技的进步影响人们生活的方方面面，人们在享受生活各方面便利的同时，对自身健康的关注度也越来越高，对健康的标准和要求也不断提高，卫生服务利用公平逐渐进入了大众的视野。《"健康中国 2030"规划纲要》提出，预计在 2030 年，我国健康指标将达到高收入国家水平。在各方面医疗卫生制度体系的不断完善下，人民的生活条件不断提高，健康素养不断提升；在全民健身运动的倡导下，人们积极参与锻炼健身，身体素质和健康水平也不断提高。然而我们也意识到，当疾病悄然而至，在对身体健康造成损害的同时，对家庭经济也会产生一定的冲击；为避免因病致贫、因病返贫，医疗卫生服务供给应尽可能满足人们对自身卫生服务利用的需求。然而，由于各地区间经济发展的不平衡，不同社会经济状况人群的卫生服务利用有着明显的差别，卫生服务公平性受到严峻挑战。在卫生资源有限的条件下，如何从卫生服务利用公平性研究中发现问题，根据问题为政策制定者提供相关信息，从而有针对性地制定相关措施，改善卫生服务公平性及效益，最大限度地满足人群的卫生服务需要，是最终实现全民健康的有效途径之一。

## 第一节　卫生服务公平性概论

### 一、公平性概念

　　世界卫生组织（World Health Organization，简称 WHO）在《健康与卫生服务的公平性》中提出，无论社会特权和经济水平如何，公平是以需求为导向获取卫生服务。公平不应是少数人独有，而应是全体人民分享社会进步的成果。公平性也是衡量一个国家文明程度的重要标志，在评估卫生政策上，公平性也扮演着重要角色。好的卫生政策必能体现公平，卫生服务的公平性是评价卫生政策的重要指标之一。在卫生服务利用方面，公平性的重要性不言而喻。尽管不同身体状况的人对卫生服务有不同的需求，但他们都应拥有相同的卫生服务利用。公平性不仅限于医疗保健方面，而且贯穿于卫生资源的分配以及整个医疗服务的实施过程中。

## 二、卫生服务公平性基本概念

卫生服务中的公平是指身体和精神健康的机会的分配，不是依靠社会的特权而是根据人们的需求而引导的。卫生服务公平性包括卫生服务利用公平性、健康公平性、卫生筹资公平性、卫生资源配置公平性四个方面。

### 1. 卫生服务利用公平性

卫生服务利用是指需求者实际利用卫生服务的数量，即有效需求量。它直接反映了卫生系统向居民提供卫生服务的数量，是居民卫生服务需求与卫生资源供给相互制约的结果。

卫生服务利用的公平性即公平地分配各种可利用的卫生资源，使得整个人群都有相同的机会从中受益。卫生服务利用可以直接反映卫生系统提供卫生服务的数量及效率。卫生服务公平性可分为横向公平和纵向公平。横向公平指具有相同卫生服务需求的人应获得相同的卫生服务利用；纵向公平指有不同卫生服务需求的人应得到不同的卫生服务利用。在卫生服务公平性的研究中，横向公平研究更多，也更受关注，而且卫生政策也多倾向于改善横向公平，即保证有相同需要的人能获得相同的卫生服务。

### 2. 健康公平性

健康公平性是衡量社会公正和公平的一项重要指标。它是指每个人理论上都享有公平的机会获取完全健康的可能性。然而，在现实生活中，人们的健康状况因人而异。能否实现提高人民健康水平的目标，不仅取决于政府对卫生资源的投入水平，还取决于卫生资源配置和卫生设施管理的效率。

### 3. 卫生筹资公平性

卫生筹资公平性就是筹资力度与支付能力相对应。即能力高者多出，能力低者少出，包括垂直公平和水平公平。垂直公平指具有不同支付能力的个人或家庭在卫生保健缴费时做出不同水平的投入。水平公平指社会状态相同的个体应获得相同的对待，即有相同支付能力的个人或家庭在卫生保健缴费时做出相同水平的投入。

### 4. 卫生资源配置公平性

卫生资源配置的目的是优化卫生资源配置结构，实现卫生服务供需平衡，最大限度地提高卫生资源配置的效率和效益。卫生资源配置的公平性是指构成卫生资源的各要素在某一区域内适应居民对不同层次卫生服务的需要和需求所达到的某种组合形式，即按需分配卫生资源，包括卫生服务的数量、种类及质量。

# 第二节　卫生服务利用公平性评价指标及方法

## 一、卫生服务利用公平性的评价指标

在衡量卫生服务利用公平性的研究中，常用的指标变量可分为三类。①利用的概率变量：是否去利用；②利用的数量：就诊次数、住院天数等；③因使用卫生服务所产生的卫生支出。

在进行卫生服务利用公平性分析时，可按照研究目的和资料状况对因变量进行划分，即卫生服务利用指标包括门诊服务利用、住院服务利用、手术服务利用、慢性病服务利用、预防保健和康复服务利用指标等。在前人的研究中，两周就诊率、慢性病就诊率、慢性病患病率、应住院者住院率、住院天数、两周就诊人次、慢性病就诊人次、应住院人次等指标都被频繁使用，通过对各类卫生服务使用水平的测定来体现卫生服务利用是否公平。

## 二、卫生服务利用公平性的评价方法

评价卫生服务利用是否公平的常用方法包括：极差法（Range Method）、洛伦兹曲线（Lorenz Curve）与基尼系数（Gini coefficient）、泰尔指数（Theil index，$Ti$）、差异指数（Index of Dissimilarity，$ID$）、不平等的斜率指数及其相对指数（Slope and Relative Indices of Inequality，$SII$ and $RII$）、利用/需要比（Use/Need ratio）、集中曲线（Concentration Curve，$CC$）和集中指数（Concentration Index，$CI$）及多因素分析法等。

### 1. 极差法

极差法一般是按照不同经济状况对被调查的研究人群进行分组，对比卫生服务利用在最高组和最低组间的不同，来说明卫生服务在各个社会经济阶层中的不公平性。优点：简单明了，能够很好地说明各人群间卫生服务利用的差异。缺点：一方面，它只能体现出最高组和最低组间的差距，未显示出内部其他组的变化；另一方面，它未考虑所比较的组别样本大小的变化，可能会导致错误结论。

### 2. 洛伦兹曲线与基尼系数

洛伦兹曲线的横坐标为人口累计百分比，纵坐标为健康累计百分比。洛伦兹曲线也可体现社会公平程度，当曲线与45°线完全一致时，代表完全公平，即居民健康分布均匀；当曲线位于45°线下方时，洛伦兹曲线和45°线之间的距离越大，则越不公平（图1-1）。优点：能反映整个人群的健康状况，且通过图形能直观地看出健康状况分布是否均衡。

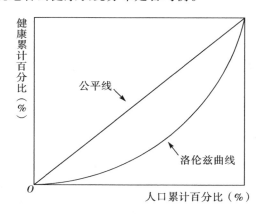

**图 1-1 洛伦兹曲线示意图**

基尼系数是由洛伦兹曲线计算出来用来反映社会收入或分配在不同人群中分布的指标，它的计算方法是洛伦兹曲线与45°线二者所形成的面积与45°线下面积的比值。基尼系数的取值范围为[0，1]，当其取值为0时代表绝对公平，此时洛伦兹曲线为"公平线"；取值为1时则代表绝对不公平，此时洛伦兹曲线为"不公平线"。优点：用一个具体的数值来代表卫生服务的公平程度，能直接进行比较，结果简单明了。

洛伦兹曲线和基尼系数的共同缺点是：由于洛伦兹曲线的横坐标是不进行人口分层的人口累计百分比，因此无法客观地体现出因经济及其他因素的不平等对卫生服务利用状况的影响。

**3. 泰尔指数**

泰尔指数也被称为 $Ti$ 熵标准，它是以信息量和熵为基础提出的用于度量收入不平等的方法。该指数愈大，表示不平等程度愈大；反之则愈小。泰尔指数可以很好地反映出造成公平性变化的因素。优点：泰尔指数计算简便，相较基尼系数，具有可分解性，可将整体健康差异划分为两部分——同一人群内和不同人群间，并计算了它们对整体差异的贡献程度，分析造成整体差异的主要来源。缺点：不能确定不公平性的方向。

**4. 差异指数**

差异指数反映了不同社会经济群体卫生服务的分布和相同群体分布之间的区别，当人群卫生服务的分布与人群的分布相匹配时，说明该区域的卫生服务是平等的。差异指数根据调查对象的社会经济状况对其进行分组，并分别计算出各组卫生服务利用比例和人口比例之间差异的绝对值，依次进行累加。

计算公式如下：

$$ID = \frac{1}{2}\left| S_{jp} - S_{jh} \right|$$

上式中，$S_{jp}$ 为第 j 地区调查人口的比重，$S_{jh}$ 为第 j 地区人群卫生服务利用的比重。$ID$ 的取值范围为［0，1］，$ID$ 越接近 0，则差异越小，公平程度越高；反之越不公平。

优点：差异指数可以看出卫生服务状况是集中在特定的组别还是均匀地分布在各组。缺点：无法体现出社会经济状况的不同对卫生服务不平等的影响，而且无法确定不平等的方向。

**5. 不平等的斜率指数及其相对指数**

不平等的斜率指数及其相对指数是根据不同的社会经济状况对调查对象进行分组，计算各组的平均健康水平，随后按其社会经济阶层进行排秩。

不平等的斜率指数（$SII$）：如图 1-2 所示，对每个组的平均健康水平和相应的社会经济组的秩次做回归，回归线的斜率即为 $SII$。$SII$ 体现了最低水平组和最高水平组间健康水平的变化。优点：可以体现不同社会经济条件对健康不平等的影响。

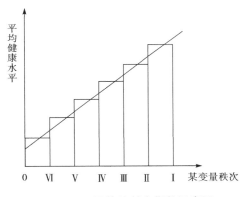

图 1-2　不平等的斜率指数示意图

不平等的相对指数（$RII$）：由 $SII$ 衍生而来，其数值与 $SII$ 和平均健康状况的比率相等。

**6. 利用/需要比**

利用/需要比可以体现出卫生服务需要者的实际卫生服务利用水平。对比各个经济状况的群体的卫生服务需求和资源利用情况，可以了解到需要同等卫生服务需求的人群能否得到公平的卫生服务。

计算公式如下：

$$R_i = \frac{M_{op} \times n_{opi} \times 26 + M_{lp} \times n_{lpi}}{N_{pi}}$$

比值 $R_i$ 表示各个社会经济阶层的患者根据平均消费水平所使用的卫生服务资源，反映了有卫生服务需要者的卫生服务利用水平。$M_{op}$ 是两周患病就诊的次均门诊费用，$n_{opi}$ 是第 $i$ 组两周患病就诊人数，$M_{lp}$ 是次均住院费用，$n_{lpi}$ 是第 $i$ 组年住院人次数，$N_{pi}$ 是第 $i$ 组患病总人数，26 为用两周来估计 1 年的系数。

**7. 集中曲线和集中指数**

集中曲线和集中指数可以衡量各社会经济阶层的卫生服务利用是否平等。如图 1-3 所示，以根据经济阶层分层的人口累计百分比为横轴，以人口健康累计百分比为纵轴绘制集中曲线。当集中曲线（$CC$）与 45°线完全一致时，则表示绝对公平，也就是说，卫生服务状况在各社会经济群体中分布均衡；当 $CC$ 位于 45°线下方时，提示存在有利于富人的卫生服务利用不公平；当 $CC$ 位于 45°线上方时，提示存在有利于穷人的卫生服务利用不公平；$CC$ 距离 45°线越远，表示卫生服务利用越不公平。

集中指数（$CI$）的数值大小等于 $CC$ 与 45°线所围成的区域的二倍面积，它的取值位于 $[-1 \sim 1]$ 之间。当 $CI>0$，说明存在亲富不平等性；当 $CI<0$，说明存在亲贫不平等性；$CI$ 的绝对值越大代表卫生服务利用越不平等。优点：$CI$ 是基尼系数的优化，因为它的横轴涉及人口分层（一般按不同的社会经济状况进行分层），能体现整个人群的情况，对不同社会经济状况的人口构成非常敏感。

计算公式如下：

$$C = \frac{2}{\mu}\mathrm{cov}(x,\ h)$$

上式中，$x$：按经济阶层排序的秩次；$h$：不同经济阶层组的健康或疾病水平；$\mu$：整个群体平均的健康或疾病水平。

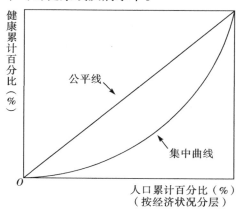

**图 1-3　集中曲线示意图**

**8. 多因素分析**

上述极差法、洛伦兹曲线与基尼系数、泰尔指数、差异指数、不平等的斜率指数及其相对指数、利用/需要比、集中曲线和集中指数均属于公平性评价的单因素分析，仅采用一种分层指标，未将多种影响因素纳入其中。多因素分析方法可以分析多个可能使得卫生服务利用不平等减小或扩大的因素，然后使用模型构建多个因素与卫生服务利用之间的关系，从而探索造成卫生服务利用不平等的根源。

影响卫生服务利用公平性的变量可以划分成两类，即"需要变量"和"控制变量"。其中，"需要变量"指体现居民健康水平的因素，如就诊情况、患病状况、年龄及性别等。"控制变量"是除了"需要变量"外，对卫生服务利用有影响的其他社会经济变量，如经济状况、性别、婚姻情况等。采用多因素分析可以将各个变量的影响大小进行分解，目前常用 logistic 回归、probit 回归模型和广义线性模型等。

# 第三节 国内外卫生服务利用公平性研究进展

## 一、国内研究

随着经济的蓬勃发展，科技的进步给各行各业注入了活力，医疗卫生体系也发生了巨大改变，同时在我国卫生政策的不断调整和有关措施的实施下，卫生服务水平也不断提高。然而，不同地区经济发展水平存在不同，且不同社会阶层存在贫富差距现象，使得不同的人对医疗服务的需求和利用有所不同。因此，卫生服务公平性问题有待解决。自 2003 年以来，中国政府实施了一系列医疗改革，如新型农村合作医疗制度和城镇居民医疗保险制度，目的是使每个人有相同的机会获取卫生服务。医疗卫生改革使部分地区的人在卫生服务利用上有所提高，但不平等现象依然存在。近年来，为进一步改善卫生服务利用状况，研究者对卫生服务利用公平性进行了深入分析，卫生服务利用公平性也成为卫生领域改革研究的热点问题。

**1. 特殊人群卫生服务利用公平性**

（1）孕产妇卫生服务利用公平性 育龄期妇女健康是社会持续发展的基础，妇幼卫生关乎着人口素质、家庭幸福，以及社会经济发展。孕产妇卫生服务利用是深化医改的重点领域之一，对保障孕产妇人人享有同样的孕期卫生服务，改善孕产妇健康状况以及促进基本公共卫生服务均等化具有重大意义。

胡朝霞等人收集中山市 2001—2011 年死亡孕产妇的信息并进行分析，发现受教育水平低、农民、有受孕经历等的孕产妇卫生服务利用较少，死亡率较高，可能原因有：这部分孕产妇多为流动人口且文化程度不高，医疗卫生保健意识不强，经济收入不可观，从而选择成本较低的就医方式，计划外生育导致无法享受医疗保障。还有国内学者研究表明，孕产妇产时卫生保健利用率较高且公平性最好，其他阶段均存在不足，孕前保健的不公平性最为突出；研究还发现社会经济是孕产妇卫生服务利用公平性的影响因素，表现为经济收入和文化水平高的家庭，孕产妇卫生保健服务利用水平也高，反之则低；比较文化水平和收入水平对孕产妇卫生保健服务利用不公平程度的影响，得出前者高于后者的结论。对甘肃省妇女住院分娩和产后保健服务利用公平性进行分析后发现，经济状况仍是阻碍卫生服务利用的重要因素，相对较低的文化程度也使卫生服务利用向不公平倾斜；调查对象及其配偶的文化程度也对不公平性有贡献，受教育程度不同，群体对卫生服务的利用率也不同，受教育程度和文化程度低的孕产妇在信息的获取上可能相对有些困难，对自身的健康问题也不重视，文化程度高的孕产妇在日常生活中更容易获取相关信息和知识，也会自主学习如何保健来维持健康的状态，并且其配偶也会更加关注，同时起到督促的作用，使孕产妇能够及时获得卫生保健服务。

（2）流动人口卫生服务利用公平性　随着社会经济以及社会环境的改变，我国的流动人口也在逐年增加。流动人口的性质使其不能很好地享受一部分政策，卫生保障和服务就存在于其中。因此，分析流动人口卫生服务利用的公平性对降低其健康风险有重要意义。国内学者利用 2013 年全国流动人口动态监测数据，计算流动人口两周患病率和两周患病未就诊率的集中指数，得出存在不公平性的结论；通过对比杭州市、上海市的相关指标，发现流动人口卫生服务利用不公平性在经济状况的影响下更加突出。周海清等人研究发现，对于流动人口来说，其卫生服务利用保持在较低的水平，医疗保健意识仍需提高；收入水平低、医疗费用高是影响中低收入流动人口卫生服务利用的主要原因之一；对各项指标进行单因素和多因素分析后，其结果表明影响流动人口卫生服务利用的原因有家庭经济状况、医保状况等，年龄因素也有影响，其中家庭经济收入状况和有无医保的影响最大。

（3）儿童及青少年卫生服务利用公平性　研究发现，家庭经济收入水平是 0～17 岁人口卫生服务利用不公平的最主要影响因素。家庭经济水平低的儿童和青少年，难以享受全面的卫生服务，且可能因医疗费用昂贵选择放弃治疗，而收入高的家庭有足够的经济能力支付各项卫生服务且能享受先进设备和高科技诊疗技术。因此，我们要重视贫困家庭的卫生服务，解决儿童和青少年的健康问题，提高贫困人口的卫生服务可及性，缩小差距。

通过比较集中指数来评价儿童卫生服务利用公平性，有学者得出以下结论：四年两周就诊率的集中指数绝对值有所下降，门诊服务利用公平性有所好转；随着新农合方案的调整，农村居民经济状况在一定程度上也得到了缓解，就诊率上升，公平性相对较好；尽管政府和医疗卫生机构出台了各种儿童疫苗接种政策，但因地理可及性和一些特殊情况，仍然有一定数量的儿童不能按时进行免疫接种。所以需更加重视偏远地区卫生服务资源的配置和医疗机构的建设，解决偏远地区儿童及青少年卫生服务利用不公平问题。姜海涛等人研究发现，儿童卫生服务利用率高不代表公平程度也高，表明不能盲目追求服务项目的覆盖率，也应密切关注各项卫生保健服务的利用公平性；山东省预防接种的公平性较好且具有倾贫性，提示经济收入不再是预防接种服务利用的限制因素。

（4）老年人卫生服务利用公平性 潘冰冰（2017）针对江西省新农合试点县 2003—2014 年期间的六次卫生服务调查结果表明，在门诊服务需求相同的条件下，经济状况好的老年人更多地利用了门诊卫生服务，且这种不公平程度还在逐渐加剧。该省老年人的住院卫生服务利用较高，总体来看，老年人卫生服务利用倾向经济状况更好的人群。集中指数分解显示，影响老年人门诊服务利用公平性的主要因素从过去两年的慢性病到近年来的收入水平，年人均收入是影响老年人住院服务公平性的首要因素。石研研（2020）研究发现，中国老年人门诊服务利用相对不公平，城镇职工医疗保险提高了门诊服务利用不公平的程度，家庭收入水平对门诊服务不公平程度影响最大，提示家庭经济水平的高低对老年人的卫生服务有着较大影响。新型农村合作医疗保险降低了农村老年人在门诊医疗服务利用中的不公平，在一定程度上改善了农村老年人门诊服务利用的公平性。黄豆豆（2020）研究发现，黑龙江省老年人卫生服务利用存在不公平，与住院服务相比，门诊服务集中指数更接近 0，提示住院服务利用相对于门诊更不公平；不同经济状况的老年人卫生服务利用差异较大，低收入组老年人卫生服务需求较高，但利用低，富裕的老年人更充分地利用了卫生服务。

（5）慢性病人群卫生服务利用公平性 母凤婷（2019）对云南省老年人慢性病卫生服务需求与利用公平性进行研究得出，慢性病卫生服务利用倾向于高收入人群，低收入人群卫生服务需求高，但利用少，没有及时有效利用医疗服务，且低收入的老年人通常不会注意日常习惯，对自身健康状况关注度低，结果导致慢性疾病的患病率变高。李安琪（2019）研究发现，中老年人群卫生服务未利用存在不公平；门诊和住院未利用率均倾向患有慢性病的人群；体检服务未利用率倾向不患有慢性病的人群；经济水平不同的中老年人，卫生服务利用不同；住院和体检未利用具有亲贫性，门诊服务未利用率倾向富人群。

（6）其他　艾滋病作为传染病的一种，其传染性强、病死率高且没有治愈的临床方法，是我国公共卫生问题之一。职业和年龄是人类免疫缺陷病毒（HIV）/获得性免疫缺陷综合征(简称艾滋病，AIDS)患者卫生服务利用不公平的影响因素，其他职业和高龄的不公平性贡献比较高，除此之外，经济、受教育程度、性别以及婚姻状况等都是影响公平性的因素；HIV/AIDS患者多数没有工作和经济来源，文化程度不高，而部分患者又需要自行购买药物，增加了经济负担，并且这类患者内心较敏感，因所患疾病缺失家庭的支持和陪伴，因此，还需继续完善相关政策。

计划生育政策的实施和人口老龄化的加剧使得我国空巢老年人的数量逐年增加，高血压、糖尿病等慢性病的患病率越来越高，成为威胁空巢老人的主要疾病。因此卫生服务利用的质量对空巢老人的健康有非常重要的影响。空巢老人的生活自理能力较差，身体机能也在逐渐衰退，子女不在身边，得不到日常的关怀和看护，也因为经济能力而无法有效利用卫生服务。且有学者研究发现，空巢老人与医疗机构的距离也是影响卫生服务利用公平性的因素。

常凤娇通过分析内蒙古农牧区居民卫生服务利用公平性发现，居民未住院原因构成中，经济困难所占比例最高，提示经济困难是居民住院卫生服务利用的阻碍因素；与城市相比，农牧区居民居住地距离医疗机构较远，服务能力有限，优质医疗卫生资源分布较少，因此无论是在地理方面可及性还是医疗卫生服务可及性均相对较差；住院卫生服务利用公平性要好于门诊卫生服务利用公平性，门诊卫生服务利用呈现亲富不公平性，低收入人群卫生服务利用率较低。

## 2. 国内其他省市居民卫生服务利用公平性研究

赵迪(2021)对山东省城乡居民卫生服务利用的公平性进行分析发现，农村居民的卫生服务利用更倾向于高收入人群，农村居民卫生服务利用低于城市居民。农村居民的门诊服务利用公平性较差，但低收入人群住院服务利用高于高收入人群，医保一体化制度的改革在减少住院服务利用不公平方面发挥了积极作用，但是在贫困人群中，这种不平等现象仍然存在。王平平(2016)对吉林省城乡居民卫生服务利用公平性进行研究发现，城乡门诊服务利用倾向低收入人群，具有相同卫生服务需要的人，低收入居民更多地利用了门诊服务。城乡居民住院服务利用倾向高收入的人群，农村地区的不公平性较城市更为严重，年龄是影响患者就诊和住院的主要因素。陈钊娇(2013)

对杭州市居民卫生服务利用公平性进行研究得出，城乡居民门诊卫生服务利用不足，住院卫生服务利用较好，就医地点的距离和就诊机构级别使居民在就医选择上出现不合理，基层医疗机构的卫生服务未能被充分利用。

整体来看，我国关于卫生服务利用公平性的研究较多，大都从不同地区、不同医保制度以及特殊人群和城乡居民方面展开研究，且横向研究多于纵向研究，尤其是特殊人群以及农村居民这部分群体服务需求较高，但卫生服务利用情况较其他群体低，相关部门在卫生资源分配以及相关政策完善上，应多关注这类群体，提高卫生服务公平性。

### 3. 宁夏地区居民卫生服务利用公平性研究现状

就宁夏地区而言，现有研究主要关注于卫生服务利用的横向公平及其影响因素的分析。研究内容主要集中于不同收入人群的卫生服务利用情况，部分学者对医保政策调整前后卫生服务利用公平性的动态性变化进行了分析。卫生服务利用公平性研究的研究对象包括农村居民、城乡基本医疗保险参保者等；部分研究分析了特殊人群的卫生服务利用公平性，包括学龄前儿童、孕产妇、中老年人。主要运用集中指数和集中指数分解法对卫生服务利用公平性及影响因素进行评价分析。

2010 年，宁夏在海原、盐池县试点实施"创新支付制度，提高卫生效益"项目。为对项目实施前后居民卫生服务利用公平性的影响进行分析，乔慧等研究发现，对比新农合方案实施前的 2009 年，2011 年新农合方案实施后，海原县门诊卫生服务利用公平性改善，低收入组人群门诊卫生服务利用增加。盐池县门诊服务利用更多地集中在低收入人群。在住院服务上，新农合方案实施后，海原县住院率比实施前高，较低收入人群更好地利用了住院服务。并且影响因素分析显示，大多数农村居民未就诊和未住院的主要原因是经济困难。高忠飞对宁夏医改项目实施前后的卫生服务利用公平性进行了研究，2009 年为新农合方案实施前的基线调查，2011 年、2012 年、2015 年为实施后的追踪随访调查。研究发现，新医改实施以后，随着研究年限的增加，两县的卫生服务利用公平性正在逐渐改善，但海原县仍然偏向高收入人群。田艳梅等对海原县、彭阳县、盐池县 2019 年随访数据进行分析，结果表明，农村居民卫生服务利用公平性总体状况较好，门诊和住院服务利用均相对集中于高收入人群；年龄、婚姻状况、文化程度、患慢性病、家庭人均收入都是导致利用不公平性的主要影响因素，其中，年龄对居民卫生服务利用不公平性的贡献最大。

2010 年 10 月，宁夏合并实施新农合与城镇居民基本医保，即宁夏统筹城乡居民基本医疗保险制度，在石嘴山市和固原市先行试点，2012 年正式在全区推广"一制三档"的医保模式。居民在卫生服务利用上是否均等成为部分学者所探讨的问题。常高峰对宁夏城乡基本医保实施前后试点地区参保居民卫生服务利用公平性变化的研究发现，城乡基本医保实施前后，参保居民的门诊和住院卫生服务都存在不同程度的不公平，经济是最主要的影响因素。门诊卫生服务利用在实施之前存在亲富的不公平，而实施之后则存在亲穷的不公平。住院卫生服务利用实施前后均存在亲富的不公平，在实施后这种不公平性有所加剧。严翻通过分析 2013 年和 2016 年宁夏参保居民的卫生服务利用情况，发现宁夏参保居民在调查年份的门诊服务利用均倾向于低收入人群，住院服务利用倾向于高收入人群。李相荣等对宁夏石嘴山市参加城乡医保的居民卫生服务利用公平性进行了研究，结果发现，城乡医保居民卫生服务利用情况在不同年龄、不同收入分层人群中均存在不公平，倾向于高龄人群、低收入人群。邢颖对宁夏地区不同参保人群卫生服务利用公平性进行了研究，结果发现，在不同参保人群中，门诊和住院利用都存在一定程度的不公平，职工医保人群门诊和住院服务具有倾贫性，居民医保人群门诊和住院集中指数具有倾富性。职工医保人群内部的卫生服务利用不公平性高于居民医保人群内部不公平程度，不同地区参保人群之间门诊服务利用差异较大。

此外，部分研究关注学龄前儿童、孕产妇、中老年人。这类群体往往有更多的卫生服务利用需求，因此研究这类特殊人群的卫生服务利用是否均等具有相当重要的意义。谢永鑫等研究发现，随着新农合的不断调整，海原县学龄前儿童卫生服务利用公平性在四年间均有不同程度的改善。学龄前儿童四年的门诊服务利用存在不公平性，四年患病未就诊率较高但其 CI 绝对值较小，显示公平性较好；住院服务利用存在倾向于高收入组儿童的不公平性；预防卫生保健卫生服务利用方面，儿童疫苗接种率的公平性逐年好转，健康体检更加倾向于高收入组儿童。陈雷对宁夏山区农村孕产妇卫生服务利用公平性进行分析后得出，在不同时期宁夏山区农村孕产妇卫生服务利用均存在不同程度的不公平性，影响卫生服务利用不公平的首要因素是孕产妇的经济状况，而改善孕产妇卫生服务利用公平性的主要因素是参加医保。有学者经研究分析后发现，宁夏农村中老年人住院服务利用公平性在住院包干制度实施后存在亲贫不公平；通过比较高收入组和低收入组住院卫生服务利用率发现，在包干制度的保障下，住院卫生服务利用公平性得到了一定改善，但仍需调整完善，进一步提高公平性；对不公平性进行分析后表明，经济水平是影响住院服务利用不公平的主要因素，但经济因素的贡献在逐渐减小，说明包干制度能有效缓解住院服务利用中存在的不公平性。田艳梅（2021）对2009—2019 年宁夏南部地区农村老年人的 4 次调查发现，在宁夏医保补偿政策调整的背景下，老年人卫生服务利用水平较高，集中指数结果显示，随着研究年限的增加，老年人门诊服务利用公平性逐渐提高，住院服务利用公平性在 2019 年有所提高，医保补偿政策是影响老年人门诊和住院服务利用公平性的因素，家庭收入高的老年人卫生服务利用高于家庭收入低的老年人，经济状况一直在影响老年人的卫生服务利用公平性。

许汝言等发现选用不同生活水平指标（家庭人均年收入、家庭人均年消费、家庭财富指数）对宁夏农村家庭健康及卫生服务利用公平性指数测算具有显著影响：以收入和消费为生活水平指标时，富人的门诊次数和住院次数多于穷人，不同生活水平指标下测得的卫生服务利用具有亲富不公平性。

综上所述，宁夏现有对卫生服务利用公平性的研究存在以下空白：①对人群卫生服务利用公平性的研究多利用集中指数来探讨卫生服务利用是否公平及其公平程度，所用指标和方法较单一；②对整个宁夏回族自治区和较大时间跨度的卫生服务利用的预测和公平性研究较少，仍需要客观地对卫生服务利用公平性变化趋势进行评价并预测；③目前对于宁夏卫生服务利用公平性的研究人群主要涉及农村居民、参保人群、特殊人群（学龄前儿童、孕产妇、中老年人），缺乏对流动人口、特定疾病患者卫生服务利用公平性的研究。

## 二、国外研究

目前，国外学者主要关注卫生服务利用的横向公平及其影响因素的研究。收入是决定卫生服务利用中亲富不平等的主要影响因素。E. M. Brinda 等使用集中指数法对印度老年人的卫生服务利用的一项横断面研究发现，老年人的卫生服务利用方面存在着有利于富人的不平等。Jens 利用水平不平等指数估计不同收入群体在卫生利用服务方面的水平不平等程度。研究结果表明，丹麦的卫生服务情况总体公平，在共同支付程度高的部门、牙科和处方药中，存在有利于高收入群体的横向不平等现象。相似的，美国的一项研究通过计算 Gini 系数来分析卫生服务利用的不公平性程度，结果显示社会经济地位较高的富裕阶层获得了更多的卫生服务，而较贫穷的阶层则需要更多的卫生服务。

Matranga 等的研究发现，意大利在利用专科医生和牙医就诊方面存在社会经济不平等。其中，长时间的等待是专科就诊最重要的障碍，而经济障碍是牙医就诊最重要的障碍，而且卫生服务利用的不公平性因收入和性别而有所不同。另外，整个意大利卫生服务利用的不公平性存在地区差异，呈南北梯度分布，这可能与这些区域的卫生机构在组织特征上存在的差异有关。Kim 等使用 2010 年阿富汗的全国家庭调查数据，探讨不同人群在卫生服务利用方面的公平性，以及公共和私人卫生服务使用者之间的公平性。研究发现，阿富汗居民住院、门诊和产前保健的利用方面在各收入群体中分布均匀；富人和穷人在获得和利用机构提供的关键孕产妇服务方面存在着巨大差距，这可能是孕产妇死亡率和发病率高的一个核心因素；此外，较贫穷的家庭更倾向于使用公共卫生服务，而富人则利用更多的私人设施。

卫生和社会政策可以促使人们获得卫生服务的机会实现均等。菲律宾学者 Siongco 等人研究发现，随着时间的推移，社会经济不平等在老年人，特别是低收入群体中对于卫生服务利用率的贡献比例有所增加。扩大对国家健康计划覆盖面的投资后，缓解了健康和卫生服务利用方面的不平等现象。伊朗研究者 Sajad 等分析了 2008—2016 年伊朗卫生服务利用方面的不平等及其随时间的变化，用 erreyger 集中指数（EI）来衡量门诊和住院卫生服务利用的不平等程度，利用 EI 分解法来解释卫生服务利用不平等的影响因素。结果显示：门诊卫生服务利用呈亲富分布，随着时间的推移这种不公平性还在增加，而住院卫生服务利用的不公平性则在逐渐下降；影响因素分析结果表明，社会经济地位较低、农村居民和补充医疗保险覆盖面积不足的人群获得门诊服务利用的机会较低。

## 三、卫生服务利用公平性的影响因素

### 1. 人口学因素

（1）性别　在对社会性别的卫生服务利用公平性的研究中发现，女性的卫生服务利用率高于男性，其原因可能是女性在患病时更愿意寻求帮助。近几年，政府和相关部门对一些政策进行调整和修改，如计划生育政策，相关专家对生育高峰进行预测及由此产生的一系列效应，必将对妇幼卫生服务利用及公平性发出新的挑战。国外学者在进行相关研究时发现，在以体力劳动为主的居民和移民中，女性的健康不公平性和卫生服务利用不公平性更为明显。

（2）年龄　随着年龄的增长，身体各项机能随之衰退，并且患病的时间越来越长，疾病并发症以及各种药物产生的副作用也逐渐增加。这些现象都将成为患者卫生服务需求与利用增加的原因。

### 2. 健康状况因素

两周患病和慢性病患病情况是影响老年人健康状况的重要因素。现阶段的疾病谱变化明显，如糖尿病、高血压等慢性病的患病率显著增加，导致慢性病患者的卫生服务需求也越来越高。王杰等运用集中指数、泰尔指数和差异指数对云南省昭通市慢性病服务利用的公平性进行评价，发现本次被调查地区慢性病就医情况与治疗结果都是比较可观的，这与当地医疗机构和居民自身对慢性病的重视程度有关；另一重要原因是当地基层卫生服务工作负责且到位。

**3. 社会经济学因素**

（1）职业状况和受教育水平 国内学者研究发现，职业对卫生服务利用有影响。关于职业状况和受教育水平对卫生服务利用公平性的影响，李越等从两个方面进行了分析。非在职和受教育水平较低的居民因其收入相对较低，卫生保健意识也相对薄弱，因此其卫生服务需求增加，卫生服务利用水平也相应增高，降低了卫生服务利用的不公平性；在职和受教育水平较高的居民，因其收入相对有所增加，有足够的经济能力，所以对卫生服务更加重视，也因此增加了卫生服务利用的不公平性。此外，也有学者认为职业状况和受教育水平对卫生服务利用的公平性产生了正向作用。如：随着各种就业政策的推行，就业人数也随之增加，就业者没有足够时间过度利用卫生服务；除了推行就业政策，政府和相关部门也加大了合理使用医疗卫生服务的宣传，受教育程度高的人群也更容易响应，利用卫生服务的合理性也相应提高。

（2）医疗保险 在政府和医疗卫生部门的努力下，居民医疗保险达到了高覆盖率，但尽管如此，经济收入低的群体仍然因医疗保险保障水平、报销比例较低等原因无法负担住院费用，不能正常利用卫生服务，出现了不公平现象。其他学者也得出了同样的结论：虽然我国有各种形式的医疗保险体系，但因报销比例和标准的不统一、医疗保障不完善等原因导致卫生服务利用的不公平。孙晓梅运用集中指数评价大理州卫生服务利用的公平性后得出，新农合的高覆盖率能够改善卫生服务利用公平性。这也说明医疗保险相关政策的实施对卫生服务利用公平性是有推动作用的，相对较好地提高了居民看病就医的积极性。

（3）经济水平 有学者研究得出经济收入水平是影响住院服务利用不公平的主要因素。现阶段，自付方式仍然是人们就医时主要的付费方式，经济收入水平高的群体会在医疗服务上增加更多的购买力来满足自己对卫生服务的需要，甚至可能造成卫生资源的浪费，而经济收入水平低的群体因顾虑住院费用而选择少住院或不住院。王平平在吉林省城乡居民卫生服务利用公平性研究中也得出了相同的结论。还有研究表明，经济水平是影响医疗卫生服务利用不公平的最主要因素，经济水平差距越大，卫生服务利用不公平程度越高。因此，有学者提出缩小贫富差距可较好地改善卫生服务利用的公平性。

（4）家庭规模 通过对比家庭规模对门诊和住院服务利用不平等的贡献率发现，家庭规模可改善我国中老年人卫生服务利用的不公平性，并且卫生服务利用率与家庭规模大小呈现正相关。

（5）卫生资源配置 卫生资源供给的不平衡是我国卫生服务利用中一直存在的问题，表现为不足与浪费并存。政府和有关卫生行政部门缺乏有效的管理措施，从而出现因地域规划、卫生资源的人力以及物力配置不合理导致的卫生资源利用率低。主要表现为医院布局不合理，床位过多或过少使得床位不能充分利用或不能满足卫生服务需要；医院花费大额资金盲目引进高科技设备，不仅造成了卫生资源的浪费，而且提高了医疗服务费用，增加了患者的经济负担。

**4. 地区因素**

研究表明，老年人的卫生服务利用存在着明显的地域与城乡差距。居住地与医疗机构的距离在很大程度上决定着患者的就医意愿，就医的高便利性和高可及性是影响卫生服务利用公平性的很重要的因素。城市与农村在医疗服务地理可及性上存在着较大的差异，这也是城乡卫生服务利用率出现差异的原因。由于位于偏远的农村地区，患者通常需要更长的时间以及花费更多的费用才能到达医疗点，所以在原本的医疗费用上增加了额外的支出。

## 四、提高卫生服务利用公平性的对策建议

**1. 重视居民健康教育，提高健康素养整体水平**

随着居民生活水平的不断提高和医学模式的变化，健康教育已经成为转变人们不良健康行为的重要方式。卫生行政部门、医院、社区卫生服务中心及村卫生室等要加强对居民的健康教育，增强居民健康意识和自我保健能力，推动居民健康素养水平的提升，进而提高卫生服务的有效利用，实现卫生服务均等化。应充分利用各种媒体，通过多种形式、人们易于接受的方式传播健康知识，提倡文明健康的生活方式，并根据不同的人群采取合适的传播方法，树立正确的健康观。比如：组织专业人员到社区开展专题讲座并进行健康咨询，组织居民集体观看健康知识影像资料，通过卫生板报、卫生专栏、入户发放健康科普手册等大众传播途径，以及多媒体（如广播、幻灯片）、情景游戏等措施来普及健康知识。此外，还需重视提高基层工作者的健康教育技巧，更好地落实健康教育宣传工作。

**2. 完善医疗保障制度，增强基本医疗保障实效**

建立和完善医疗保障制度，是提高居民卫生服务利用和保障居民健康的重要途径。通过调整医保政策的"双轨制"，扩大医保报销目录，从而改善贫困人群的健康状况。不断巩固"基层首诊，双向转诊，急慢分治，上下联动"的分级诊疗模式。持续推进城乡居民大病保险制度与基本医疗保险制度的有机结合。已有研究指出，医保的起付线、封顶线、补偿比都可影响卫生服务利用公平性，所以要不断扩大医疗保险覆盖面积，继续提高医保报销比，促进卫生服务利用公平性，发挥医疗保障体系减少"因病致贫、因病返贫"现象的关键作用。

**3. 重视社会脆弱人群，力促卫生服务公平可及**

老人、妇女、儿童及慢性病患者等是社会脆弱群体中的主要组成部分，由于其特殊生理特征及健康状况，他们往往有更多的卫生服务利用需求，因此，他们更应平等地享有基本卫生服务。要提高社会脆弱人群的社会福利待遇，完善相关基本卫生服务措施，提升其健康水平，保障他们公平地获得医疗卫生资源。另外，要有针对性地完善医疗保障体系，增大医保对慢性病的补偿力度，把多发重点慢性病计入门诊医保报销范围，缓解慢性病患者因患慢性病带来的经济负担，改善卫生服务利用公平性。

**4. 加大卫生财政投入，夯实基层医疗机构建设**

基层卫生服务机构的发展水平，直接影响着居民的就医水平和质量。因此，需要强化对基层医疗机构的管理与调控，健全优质卫生资源的配置，加强人才培养，提高基层医务工作者的专业技术水平，让居民能够获得更加高效、优质的卫生服务。要充分发挥政府的宏观调控功能，加大对基层卫生机构的财政倾斜，加强政府对基层医疗机构资金、技术、人力、设备等的支持。推动基层与大医院的交流，逐步建立科学的"医联体"模式，充分发挥基层医疗机构"守门人"的作用，使病情较轻或相对稳定的患者到距离较近的基层医疗机构接受卫生服务，真正解决居民"看病贵、看病难"的问题。要不断改善基层卫生服务质量，引导居民到基层就医，进而实现医疗资源分布和卫生服务利用的均等化。

**5. 引导经济加快发展，多方汇力缩小收入差距**

收入不平等是造成卫生服务利用不公平的根本原因。为了促进纵向公平，卫生服务需集中在穷人群体中，因为他们有更高的卫生服务需求。政府有关部门应大力发展农村及落后地区的经济，减小收入差距，改善城乡差异，这是降低或预防卫生服务利用不公平的根本方法；对农村务农或务工人员进行专业技能培训，提高其收入；深化教育、卫生体制改革，预防或消除"因学返贫、因病返贫"现象；完善对低收入群体的政策支持及社会保障体系，缩小贫富差距，提高贫困群体抵御疾病风险的能力。

# 第四节　基于 CiteSpace 中国卫生服务利用研究的可视化分析

该研究以中国知网（CNKI）上刊载的核心期刊、CSSCI 期刊、CSCD 期刊文献为数据来源。该类期刊具有权威性高、影响力大等特点，在学界被广泛认可和关注，因此，以此作为本文的数据来源可以保证文献计量学分析的质量。为分析 21 世纪以来我国卫生服务利用的研究热点和趋势，设置文献检索条件为：主题＝卫生服务利用 or 题名＝卫生服务利用，时间跨度为 2000—2022 年。检索时间为 2022 年 3 月 16 日，检索获得文献 663 篇。为保障文献计量分析质量，剔除了新闻、导读等无关文献，最后得到文献 661 篇。以此来分析我国卫生服务利用研究脉络，并在此基础上展望未来的发展趋势，为后续的研究提供研究基础与思路。

## 一、研究工具

CiteSpace 是一款着眼于分析科学文献中蕴含的潜在知识，并在科学计量学（Scientometric）、数据和信息可视化（data and information visualization）背景下逐渐发展起来的多元、分时、动态的引文可视化分析软件。本文使用 CiteSpace 5.8.R3 软件对数据进行分析，初始参数设置中时间跨度选择"2000—2022"，时间切片设置为 1 年，节点选择作者、机构、关键词，图谱修剪使用 Pathfinder（PFNET，寻径网络）和 Pruning the merged network（对合并后的网络进行裁剪），其余参数为默认设置。

## 二、卫生服务利用研究脉络与趋势分析

### 1. 发文量分析

发文量的多少能够反映某一时期的研究热度，图 1-4 展示的是 21 世纪以来，以"卫生服务利用"为主题的发文趋势。图 1-4 表明，在 2006—2010 年，关于该主题的研究有明显的增长趋势，在 2010—2021 年发文量基本持平且呈现出上下波动的趋势，较 21 世纪初有显著的提升。期刊发文量反映的是某一期刊对该研究主题的关注与认可程度，也从侧面反映出该杂志对"卫生服务利用"这一主题的贡献程度。表 1-1 展示的是发表该主题最多的前 5 名期刊，其中《中国全科医学》杂志以 78 篇文章的数量排名第一。

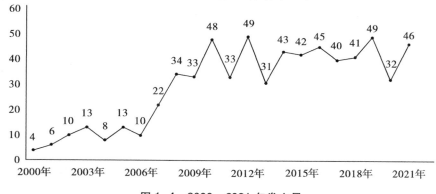

图 1-4  2000—2021 年发文量

表 1-1　期刊发文量（前 5 名）

| 排序 | 期刊 | 发文量 |
|:---:|:---:|:---:|
| 1 | 中国全科医学 | 78 |
| 2 | 现代预防医学 | 75 |
| 3 | 中国卫生经济 | 66 |
| 4 | 中国公共卫生 | 59 |
| 5 | 中国卫生事业管理 | 49 |

**2. 作者合作图谱分析**

作者共现分析能够反映出分析领域的核心作者和其合作关系，发文量的多少能够反映出学者的学术研究能力。发文数量以节点大小和字体大小的形式呈现，作者合作频率以连线粗细的形式呈现，发文时间的早晚以色彩的形式呈现，色彩越偏向于冷色调说明该作者发文年份越早。运行 CiteSpace 并选择 author 按钮，得到节点 645 个、连线 920 条，网络密度为 0.0044。图 1-5 为总体作者关系网络，在所有节点中，可以清楚地看到 3 个较大的节点，分别为孟庆跃、吴群红、乔慧，其中以孟庆跃为主的团队为本领域最大的合作关系网络（图 1-6）。由于孟庆跃所在节点以及合作关系网络色彩偏冷，可以认为他是该领域早期的核心作者。2008 年他通过分析宁夏、山东两地的卫生服务利用现况，得到了"新型农村合作医疗制度与医疗救助制度都没有解决农民看病贵、看病难的问题"和"提高新型农村合作医疗补偿水平，完善农村利贫卫生政策，对于提高农村低收入居民受益程度很有必要"的结论，以此开启了对卫生服务利用领域的研究，其在后期分别从医保、卫生资源配置、特殊人群、公平性等角度进行了更深层次的研究。而吴群红和乔慧则为该领域近期的核心作者，他们分别以黑龙江省和宁夏回族自治区为主要研究地点，为所在区域卫生服务利用研究打下了较为坚实的基础。从整体来看，该领域的合作网络密度一般，有较高的提升空间。在未来，该领域的作者应更加注重合作，互助互补，以期得到更全面、更扎实的研究成果。

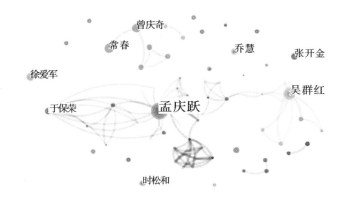

图 1-5　作者关系网络

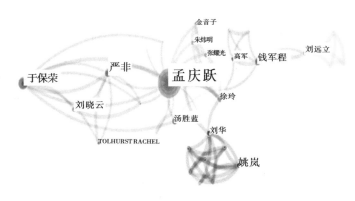

图 1-6　最大作者关系网络

基于普赖斯定律（$M = 0.749\sqrt{N_{\max}}$）对核心作者的判定，$M$ 为高产作者发文量，$N_{\max}$ 为在"卫生服务利用"这一领域，论文发文量 ≥3 即为高产作者。表 1-2 展示的是该研究领域发文量排名前十的作者，均为高产作者，年份表示的是最早发文时间。

表 1-2　作者发文量排名

| 排名 | 频次 | 年份 | 作者 | 排名 | 频次 | 年份 | 作者 |
| --- | --- | --- | --- | --- | --- | --- | --- |
| 1 | 14 | 2008 | 孟庆跃 | 6 | 6 | 2005 | 张开金 |
| 2 | 10 | 2016 | 吴群红 | 7 | 6 | 2006 | 时松和 |
| 3 | 8 | 2012 | 乔慧 | 8 | 6 | 2008 | 于保荣 |
| 4 | 7 | 2015 | 常春 | 9 | 6 | 2015 | 曾庆奇 |
| 5 | 6 | 2018 | 徐爱军 | 10 | 5 | 2005 | 卢祖洵 |

### 3. 机构合作图谱分析

运行 CiteSpace 并选择 institution 按钮，得到节点 481 个、连线 366 条，网络密度为 0.0032，信息呈现与作者合作图谱一致。图 1-7 为机构合作网络，可以清楚地看到以北京大学公共卫生学院为主的合作网络是最大的合作网络。这些机构还有一个较为相通的特点，即大多数机构为一级机构下设的公共卫生学院，也从侧面反映出公共卫生学科在该领域做出的贡献。但除此之外，其他机构少有合作连线。因此在后期的研究中，应加强机构与机构之间的合作。

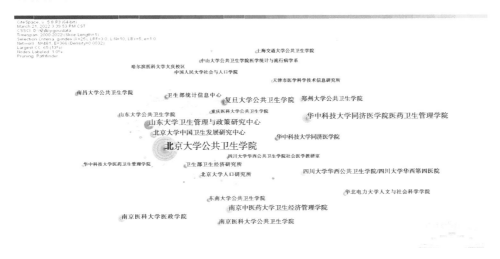

图 1-7　机构合作网络

由于中文期刊在发文时会注明作者所在的学院、学系，在运行软件时无法精确地计算各个一级机构的发文量，因此本文借助了 CNKI 的文献分析工具，罗列出了发文量排名前十的机构（表 1-3），北京大学以 58 篇远高于华中科技大学 35 篇的期刊发文量占据第一名，成为本领域发文量最多的机构。这些机构构成了卫生服务利用研究的主阵地，也为推动本领域的发展做出了重要贡献。

表 1-3　机构发文量排名

| 排名 | 机构 | 发文量 | 排名 | 机构 | 发文量 |
| --- | --- | --- | --- | --- | --- |
| 1 | 北京大学 | 58 | 6 | 哈尔滨医科大学 | 20 |
| 2 | 华中科技大学 | 35 | 7 | 南京医科大学 | 20 |
| 3 | 山东大学 | 32 | 8 | 郑州大学 | 20 |
| 4 | 复旦大学 | 32 | 9 | 潍坊医学院 | 18 |
| 5 | 四川大学 | 26 | 10 | 重庆医科大学 | 16 |

**4. 关键词共现图谱分析**

关键词是一篇文章的精髓，它能够快速准确地反映出文章的主要研究内容，通过分析关键词的共现与聚类就可以得到研究的热点和趋势。关键词的频次以节点大小和字体大小的形式呈现，节点色彩越丰富说明该关键词研究的时间跨度越长，关键词之间的连线越接近暖色调则说明该联系形成的时间越接近 2022 年。运行 CiteSpace 并选择 keyword 按钮，得到节点 386 个、连线 430 条。图 1-8 为本文研究领域的关键词共现网络，由于本文的筛选条件为"卫生服务利用"，因此本文将不再纳入"利用、卫生服务、服务利用"这三个词汇进行分析。从图中可以清楚地看到，节点最大的关键词为影响因素，探究该节点的内容发现，影响因素出现的频率为 93，占据了总发文量的 14%，也就是说有 14% 的文献都以影响因素的分析为主题，按照频率的大小排列，排名前十的关键词依次为影响因素、流动人口、老年人、公平性、满意度、农村居民、健康状况、医疗保险、需求、慢性病。分析可知，21 世纪以来我国卫生服务利用研究的主要研究对象为流动人口、老年人、农村居民和慢性病患病人群，大部分研究通过分析其影响因素和满意度来探究卫生服务利用公平性、人群健康状况、卫生服务需求以及医疗保险是否能够促进卫生服务利用率等关键性问题。

中介中心性是为网络中的每个节点定义的，它能够衡量一个关键词在整个网络中作为媒介的能力，可以指导我们找到网络中最有价值的节点。中心性大于 0.1 说明该节点在整个网络中占据比较重要的位置。表 1-4 展示的是在整个网络中中介中心性大于 0.1 的关键词，可以发现医疗保险是整个图谱中最大的"媒介"，它联系着与卫生服务利用有关的诸多因素。医疗保险是 21 世纪以来我国公共卫生服务的基础，大多数研究探寻的都是医保政策的变化对卫生服务利用产生了什么样的影响。此类研究既可以帮助政策制定者回顾政策带来的影响，也可以通过分析医保与卫生服务利用的关系，为后续的政策构建和实施提供理论基础。从时间维度上看，中心性较高的关键词首次发文的时间都较早，也就是说近几年的研究热点也都是在此基础上拓展和延续的。在未来，是否能寻找到一个新的"媒介"来扩充现有研究成果值得各位研究人员去思考。

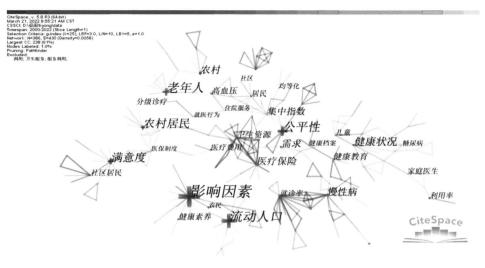

图 1-8　关键词共现网络

表 1-4　中介中心性大于 0.1 的关键词

| 排序 | 频率 | 中心性 | 最早发文时间（年） | 关键词 |
|---|---|---|---|---|
| 1 | 20 | 0.34 | 2001 | 医疗保险 |
| 2 | 8 | 0.26 | 2001 | 就诊率 |
| 3 | 15 | 0.21 | 2003 | 慢性病 |
| 4 | 22 | 0.19 | 2002 | 健康状况 |
| 5 | 10 | 0.19 | 2003 | 健康教育 |
| 6 | 14 | 0.18 | 2008 | 集中指数 |
| 7 | 11 | 0.16 | 2000 | 卫生资源 |
| 8 | 92 | 0.12 | 2002 | 影响因素 |
| 9 | 28 | 0.1 | 2008 | 满意度 |

### 5. 研究趋势分析

　　研究趋势是一个动态概念，能够帮助研究者发现潜在的研究问题，对明确研究方向起着至关重要的作用。关键词突现可以衡量某个词在短时间内发生的变化，被广泛应用于捕捉新兴热点、了解前沿动态中。图 1-9 展示的是研究领域 21 世纪以来的爆发关键词和其持续时间。分析可知，21 世纪以来关于卫生服务利用的研究人群已经由最初的特殊人群如老年人、慢性病患者转向了流动人口和普通居民，这种转变也反映出我国卫生服务利用正在朝着更贴合大众，更贴合时代的方向发展。分级诊疗制度的施行，也将会成为未来的研究热点。

| 关键词 | 年份 | 突现强度 | 起始年份 | 结束年份 | 2000-2022 |
|--------|------|----------|----------|----------|-----------|
| 卫生资源 | 2000 | 2.75 | 2000 | 2006 | |
| 家庭病床 | 2000 | 2.2 | 2002 | 2007 | |
| 利用率 | 2000 | 2.6 | 2007 | 2010 | |
| 满意度 | 2000 | 4.08 | 2008 | 2014 | |
| 农民 | 2000 | 2.24 | 2011 | 2012 | |
| 高血压 | 2000 | 3.34 | 2014 | 2018 | |
| 老年人 | 2000 | 4.07 | 2016 | 2019 | |
| 分级诊疗 | 2000 | 2.21 | 2016 | 2022 | |
| 流动人口 | 2000 | 2.72 | 2017 | 2022 | |
| 居民 | 2000 | 2.07 | 2018 | 2022 | |

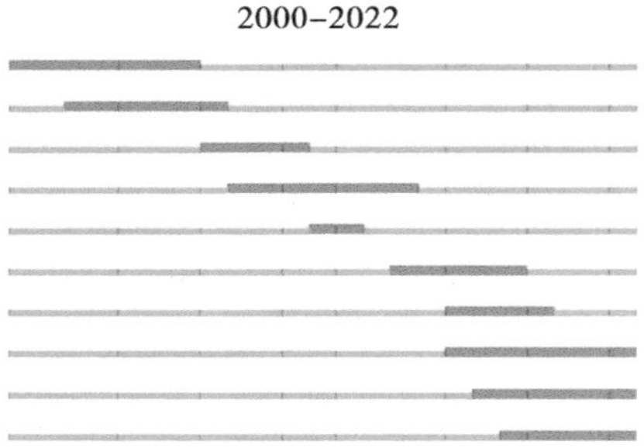

图 1-9　关键词突现图

关键词聚类图谱可以通过聚类算法将有关的关键词聚成一类，准确描绘研究的前沿和重点。图 1-10 展示的是本研究的关键词聚类图谱，分析可知，CiteSpace 将现有关键词分为了 13 个类别，Modularity Q＝0.8624>0.3，聚类显著，Silhouette＝0.9548>0.7，聚类信度较高，聚类信息如表 1-5 所示。Cluster id 是聚类排列顺序，数字越小，聚类中包含的关键词越多；Size 代表的是该类别里的关键词个数；Silhouette 是聚类平均轮廓值，>0.7 意味着聚类是令人信服的；Mean 列代表的是该类别研究年份的平均年份。聚类结果直接体现了我国卫生服务利用研究的宏观框架，每一类别包含的信息如下：

第一，#0 家庭医生，包括的关键词有健康状况、南京、对比研究和健康管理。

第二，#1 就诊率，包括的关键词有慢性病、logistic、患病率和村卫生室。

第三，#2 卫生资源，包括的关键词有区域卫生规划、北京市、配置研究和文化程度。

第四，#3 影响因素，包括的关键词有住院、决策树、安德森模型和卫生服务决策。

第五，#4 集中指数，包括的关键词有居民、均等化、住院服务和制度公平。

第六，#5 满意度，包括的关键词有社区居民、外来人口、高危人群和社区卫生服务网络。

第七，#6 老年人，包括的关键词有农村、基本药物、医疗救助和山东。

第八，#7 需求，包括的关键词有医养结合、口腔健康、成都市和老年人。

第九，#8 农村居民，包括的关键词有城市居民、城乡、健康公平和就医行为。

第十，#9　公平性，包括的关键词有合作医疗、农村贫困地区、医药卫生体制改革和比较研究。

第十一，#10　流动人口，包括的关键词有供给、多水平 logistic 模型、乌鲁木齐和参保地点。

第十二，#11　健康档案，包括的关键词有健康教育、随机对照试验、自我管理和信息化。

第十三，#12　医护人员，包括的关键词有南昌市、市级医院和家庭病床。

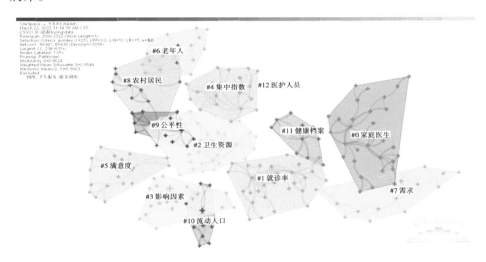

图 1-10　关键词聚类图

表 1-5　聚类信息表

| Cluster id | Llr | Size | Silhouette | Mean |
|:---:|:---:|:---:|:---:|:---:|
| 0 | 家庭医生 | 32 | 0.953 | 2012 |
| 1 | 就诊率 | 29 | 0.936 | 2008 |
| 2 | 卫生资源 | 29 | 0.922 | 2007 |
| 3 | 影响因素 | 21 | 1 | 2011 |
| 4 | 集中指数 | 20 | 0.952 | 2014 |
| 5 | 满意度 | 19 | 0.971 | 2008 |
| 6 | 老年人 | 17 | 0.95 | 2012 |
| 7 | 需求 | 15 | 0.976 | 2010 |
| 8 | 农村居民 | 13 | 0.955 | 2012 |
| 9 | 公平性 | 13 | 0.983 | 2006 |

续表

| Cluster id | Llr | Size | Silhouette | Mean |
|---|---|---|---|---|
| 10 | 流动人口 | 12 | 0.918 | 2015 |
| 11 | 健康档案 | 10 | 0.937 | 2009 |
| 12 | 医护人员 | 8 | 1 | 2004 |

时区图（Timezone View）能够从时间维度上描绘卫生服务领域关键词的演变状况和发展趋势。横轴为时间，节点之间的连线能够体现关键词之间的演进，连线多少和色彩丰富程度能够反映出节点的活跃程度。图 1-11 展示的是卫生服务利用研究领域的时区图。

第一阶段：探索积累期（2000—2003 年）。分析发现 21 世纪以来该领域最重要的节点影响因素是在 2003 年形成的，且 2000—2003 年的节点较少，可以认为该时间段是卫生服务利用研究的一个积累期。

第二阶段：快速发展期（2003—2010 年）。2003—2010 年期间依次产生了公平性、流动人口、满意度、老年人这 4 个重要节点，且关键词密集，主题广泛，其中"流动人口"这一热点被学者持续关注至今。因此可以认为该时间段是该领域的快速发展期。

第三阶段：平稳深化期（2010 年至今）。2010 年以后的研究在前期研究的基础上更加深入但整体发展平稳，结合突现图发现，近期的研究热点，比如"分级诊疗"也是在该时间段内通过前期的研究逐渐演化而来，因此可以认为该时期为平稳深化期。

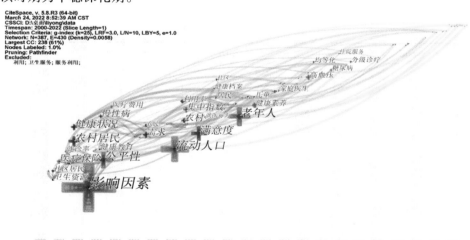

图 1-11　卫生服务利用时区图谱

### 三、总结与展望

通过对 2000—2022 年 CNKI 数据库中卫生服务利用相关研究文献进行脉络与趋势分析发现：第一，从文献发表情况看，发文量自 2010 年后基本持平且呈现出上下波动的趋势，《中国全科医学》是该领域做出最大贡献的期刊。第二，从作者及机构合作情况看，我国截至目前仅形成为数不多的几个主要合作网络，且合作密度较低。各个一级机构下设的公共卫生学院成为了该研究领域的主力军。第三，从关键词共现情况看，"影响因素"是卫生服务利用研究领域的核心关键词；"医疗保险"成为最大"媒介"；近年来"分级诊疗""居民""流动人口"成为热点词汇。第四，研究趋势结果表明，该项研究可分为 3 个时间段：探索积累期（2000—2003 年）、快速发展期（2003—2010 年）、平稳深化期（2010 年至今）。

目前，我国卫生服务利用主题研究正处于平稳深化期，各项医疗卫生服务政策的出台和实施为该领域纵深突破带来更多机遇。结合政策、适应国情，不断推动该项研究稳步发展，是时代赋予每一位专项研究者的使命和考验。在未来，卫生服务利用的关注面势必愈加宽泛，我们的研究主体不应仅仅集中在老年人、慢性病者等特殊人群，对于中青年群体的关注也需着重加强。随着经济社会快速发展、老龄化形势日益严峻，生活、工作以及精神等多方面的压力予以该类人群巨大的考验，其健康风险的预估和应对已经成为亟待解决的问题之一。此外，作者、机构之间合作少、交流浅也是导致研究陷入窘境的主要因素，深化理论借鉴、数据共享，加强观点之间的交互印证才会对领域成就再提升产生重要意义。

# 第二章 宁夏城乡居民卫生服务需求、利用及公平性实证研究

## 第一节 研究背景、思路和框架

### 一、研究背景

健康作为一项重要的人力资本，是社会进步的潜在动力，也是我国卫生研究长期关注的重点问题。居民健康水平是一个国家社会进步、经济发展和卫生保健情况的反映，受自然环境、生活环境、个人生活方式、经济水平、卫生服务覆盖面等多种因素的影响和制约。其中，居民的卫生服务利用水平和医疗卫生服务水平等社会因素对居民健康起到了举足轻重的作用。

经过长期发展，我国已经建立了由医院、基层医疗卫生机构、专业公共卫生机构等组成的覆盖城乡的医疗卫生服务体系。卫生服务研究是研究居民健康、医疗需要、卫生服务利用和卫生资源之间的相互关系，研究卫生部门为一定目的合理使用卫生资源，并提供卫生服务的过程。家庭健康询问调查作为卫生服务研究的重要手段，从需方的角度来研究卫生服务的需要、需求、服务利用及费用等。

医疗卫生服务需要与需求的均衡发展是建立医疗卫生服务体系过程的重要议题之一。卫生服务需求包括依据人们的实际健康状况与"理想健康水平"之间存在的差距而对医疗、预防、保健、康复等服务提出的客观需求，包括人们感觉到存在疾病和症状而需要得到医疗照顾，以及一些并没有被认识而是通过医学检查才被发现的疾病和症状。而卫生服务利用则是需求者实际利用卫生服务的数量，直接反映卫生系统为人群健康提供卫生服务的数量，是人群卫生服务需要量和卫生资源供给量相互制约的结果。在资源分配均等的情况下，卫生服务需求和利用应该呈现一个动态平衡的状态，但是需求是否可以得到满足从而利用卫生资源，除取决于个体自身的需要外，还与个体的

收入水平、家庭人口、职业、文化程度、社会地位、风俗习惯以及卫生服务机构的设置和服务质量等多种因素有关。

众所周知，公平性是国家卫生政策的最终目标之一。进行卫生服务与健康公平性研究，目的是通过对不同人群在特定的社会经济发展水平下所获得的卫生服务的公平程度，以及他们的健康状况，分析是否因政策等可避免因素的影响而产生不应有的差别。通过卫生服务与健康公平性的分析与评价，可以找出社会人群中的弱势群体，分析形成弱势的原因，从而制定相应的卫生政策，通过政策倾斜，提高弱势群体的卫生服务利用，改善健康状况，最终实现所有人群卫生服务和健康的公平状态。卫生服务公平是指公正、平等地分配各种可利用的卫生资源，使所有人都能有相同的机会从中受益，即：相同的卫生服务需要，应有相同的保健服务可供利用；相同的需要，利用相同的卫生服务，所有社会成员所接受的卫生服务质量应该相同。卫生服务公平性所反映的是人群中卫生服务的利用状况，它要求不同人群在卫生服务利用方面，不因其社会经济状况的不同而产生不应有的差距。

《"健康中国 2030"规划纲要》和习近平总书记在全国卫生与健康大会上的重要讲话中均指出，实施健康中国的战略目标和任务，要完善居民健康政策，为人民群众提供全方位全周期健康服务。要想实现上述目标和任务，深化医药卫生体制改革，全面建立中国特色基本医疗卫生制度、医疗保障制度和优质高效的医疗卫生服务体系，都是这一过程的必经之路。宁夏作为医改政策探索者之一，医改十年的成果显示，宁夏医疗卫生事业得到了长足的发展，医疗卫生资源配置不断均衡，居民卫生服务需求和利用不断趋于平衡，人民健康水平也得到了较大的提升。但是面对新时期的新任务，宁夏的医疗卫生事业面临更大的机遇和挑战。

因此，本章研究拟通过需方调查了解群众健康状况、卫生服务需求及利用水平特征、医疗保障制度的覆盖人群和保障水平、群众就医费用、经济负担及就医感受等，为推动宁夏自治区实施健康中国战略、深化医药卫生体制改革提供数据支持。

## 二、研究思路

调查样本县的选择基于宁夏医共体试点县盐池县、彭阳县、永宁县、平罗县、中宁县、西夏区六县（区）以及宁夏"创新支付制度，提高卫生效益"医改项目试点县海原县、西吉县及市辖区代表原州区，共 9 个样本县（区），旨在调查 2020 年宁夏城乡居民卫生服务需求和利用的现况，并以宁夏医改项目试点县海原、盐池、西吉、彭阳四县 2009 年的基线调查为本底数据，立足于医改前后宁夏城乡居民卫生服务需求和利用的变化，梳理样本地区卫生服务需求与利用关键要素指标的变化情况，全面研究和比较城乡之间医疗卫生服务的差异性，总结和凝练研究过程中发现的问题，并提出具有针对性的政策建议，为后期的医疗卫生政策制定和调整提供数据支持。调查分析报告主要分以下几个层次：第一，科学评估宁夏城乡居民卫生服务需要及主要健康问题，变化趋势及影响因素；第二，客观反映宁夏城乡居民医疗卫生服务需求和利用水平及特点，变化趋势及影响因素，居民服务利用的经济负担；第三，客观反映宁夏城乡居民医疗保障水平，保障制度对居民卫生服务利用产生的影响，对减轻居民医疗经济负担的作用；第四，掌握居民就医满意度情况并进行影响因素分析；第五，了解重点人群卫生服务利用情况及利用中存在的问题，反映我国卫生服务供给侧改革进展情况。

## 三、研究框架

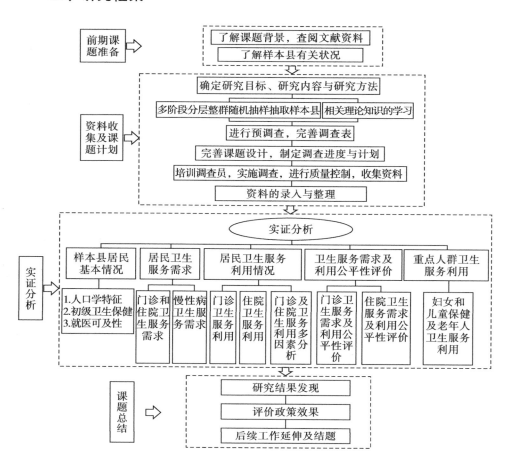

# 第二节　研究内容、指标和研究方法

## 一、研究内容及指标

### 1. 样本县居民基本情况

样本县居民基本情况包括社会人口学特征、初级卫生保健情况、居民就医距离及时间可及性和医疗保障制度覆盖情况。

### 2. 样本县居民卫生服务需求调查

样本县居民卫生服务需求调查包括门诊卫生服务需求（两周患病率）、住院卫生服务需求（需住院而未住院率）、慢性病患者卫生服务需求（慢性病患病率）和居民主要健康问题（门诊疾病谱和住院疾病谱）。

### 3. 样本县居民卫生服务利用调查

样本县居民卫生服务利用调查包括门诊卫生服务利用（两周就诊率）、住院卫生服务利用（住院率）、门诊和住院卫生服务利用的多因素 logistics 回归分析。

### 4. 样本县居民卫生服务需求和利用公平性变化

样本县居民卫生服务需求和利用公平性变化包括门诊卫生服务需求和利用公平性（两周患病率、两周就诊率、应就诊而未就诊率的集中指数的变化），以及住院卫生服务需求和利用公平性（住院人次数、住院率和需住院而未住院率的集中指数的变化）。

### 5. 样本县居民就医满意度情况

样本县居民就医满意度情况包括门诊和住院卫生服务满意度调查分析。

### 6. 重点人群卫生服务利用情况

重点人群卫生服务利用情况包括妇女保健卫生服务利用（已婚育龄妇女妇科检查、产前检查、分娩情况及产后访视率）和儿童保健卫生服务利用（儿童计划免疫接种率）。

### 7. 老年人口卫生服务需要、需求与利用

老年人口卫生服务需要、需求与利用包括老年人口基本情况、卫生服务需要与需求、自我健康评价、卫生服务利用、55 岁以上中老年人日常生活能力量表（ADL）分析。

## 二、研究对象与方法

采用典型抽样的方式确定宁夏实施"创新支付制度，提高卫生效益"医改

项目的样本县，选取吴忠市盐池县、中卫市海原县、中宁县、固原市彭阳县、西吉县、原州区、银川市西夏区、永宁县，石嘴山市平罗县为样本县，采用多阶段分层随机系统抽样的方法确定样本户。

按经济发展水平将调查样本县的所有乡镇按照经济水平高、中、低分为三个层次，每个层次采用随机抽样的方法（使用随机数字表）抽取一个乡镇。抽取的乡镇的所有行政村按照经济水平分为高、中、低三个层次，采用随机抽样的方法（使用随机数字表）抽取20%的村庄作为样本村。根据每个村的户主花名册进行系统抽样，每村抽取20户农村居民作为调查样本，调查对象为被抽中住户的实际成员。2020年6月至2020年9月对9个县（区）采用入户询问的方法进行家庭健康询问调查，了解居民卫生服务需要、需求和利用以及对医疗服务的满意度等信息，结合2009年宁夏实施"创新支付制度，提高卫生效益"医改项目的基线调查数据进行分析对比，同时采用文献资料查阅法、定性和定量资料分析法，对资料进行描述性统计学分析和对比分析。多因素分析采用logistics回归分析，卫生服务利用公平性采用集中指数（CI）和集中曲线来描述。

# 第三节　数据统计和实证分析

## 一、基本情况

### 1. 质量控制及评价

为了保证调查的顺利开展和调查的质量，宁夏卫健委组织专家进行了调查方案设计、论证和预调查，做到了调查方案的设计科学可行、指标筛选慎重、指标解释清楚、各项标准统一。在正式调查前印制了《卫生服务调查数据处理实用手册》《入户调查表填写说明及有关指标解释说明》，建立了统一的数据库并对调查指导员进行统一培训。此外还在每个县（区）设立了质量考核小组，在调查过程中随时抽查问卷质量，并在调查完成后进行复查考核，在已完成户数中随机抽取5%进行复核调查。据复核统计，调查技术的一致性百分比达到了97%，调查完成率（若三次上门仍未调查成功，则从候选户中按顺序递补）达99%，成年人的本人回答率高于80%，调查复查符合率为98%以上。本次调查宁夏地区样本的玛叶指数为1.22%，说明样本的代表性较好，见表2-1。

表 2-1　调查样本玛叶指数分析

| 年龄结尾数字 | 10~99 岁 | | | 20~99 岁 | | | (6)+(3) | Pi(%) | Xi |
|---|---|---|---|---|---|---|---|---|---|
| | 总和 | 权数 | (1)×(2) | 总和 | 权数 | (4)×(5) | | | |
| | 2769 | 1 | 2769 | 2412 | 9 | 21708 | 24477 | 10.14 | 0.14 |
| 1 | 2631 | 2 | 5262 | 2261 | 8 | 18088 | 23350 | 9.67 | 0.33 |
| 2 | 2651 | 3 | 7953 | 2270 | 7 | 15890 | 23843 | 9.88 | 0.12 |
| 3 | 2611 | 4 | 10444 | 2240 | 6 | 13440 | 23884 | 9.9 | 0.1 |
| 4 | 2440 | 5 | 12200 | 2081 | 5 | 10405 | 22605 | 9.37 | 0.63 |
| 5 | 2692 | 6 | 16152 | 2313 | 4 | 9252 | 25404 | 10.53 | 0.53 |
| 6 | 2563 | 7 | 17941 | 2177 | 3 | 6531 | 24472 | 10.14 | 0.14 |
| 7 | 2590 | 8 | 20720 | 2196 | 2 | 4392 | 25112 | 10.4 | 0.4 |
| 8 | 2459 | 9 | 22131 | 2019 | 1 | 2019 | 24150 | 10.01 | 0.01 |
| 9 | 2405 | 10 | 24050 | 1913 | 0 | 0 | 24050 | 9.96 | 0.04 |
| 合计 | | | | | | | 241347 | | 2.44 |

M = 2.44% / 2 = 1.22%

**2. 社会人口学特征**

（1）调查规模及基本情况　本次调查共计 6662 户 28432 人，其中男性占比 51.7%，女性占比 48.3%，性别比为 107.28（女性 = 100），家庭人口规模为 4.27 人。其中城市男性占比低于女性，家庭人口规模为 2.51 人；农村男性占比高于女性，家庭人口规模为 4.54 人，具体结果见表 2-2。

表 2-2　调查规模及基本情况

| 调查地区 | 调查总户数 | 调查总人口 | 男性（%） | 女性（%） | 家庭人口规模 |
|---|---|---|---|---|---|
| 城市 | 895 | 2247 | 49.3 | 50.7 | 2.51 |
| 农村 | 5767 | 26185 | 51.9 | 48.1 | 4.54 |
| 合计 | 6662 | 28432 | 51.7 | 48.3 | 4.27 |

（2）被调查人口的年龄构成　被调查人口中城市 65 岁以上老年人占比明显高于农村，城市 5 岁以下儿童占比低于农村。与 2009 年相比，2019 年农村人口年龄构成中，5 岁以下儿童和 65 岁以上老年人所占比例均减少，见表 2-3，图 2-1。

表2-3　被调查人口的年龄构成（%）

| 年龄分组（岁） | 城市 | | | 农村 | | | 合计 | | |
|---|---|---|---|---|---|---|---|---|---|
| | 男 | 女 | 合计 | 男 | 女 | 合计 | 男 | 女 | 合计 |
| <5 | 2.2 | 1.6 | 1.9 | 4.1 | 3.9 | 4 | 3.9 | 3.8 | 3.8 |
| 5~19 | 8.2 | 8.9 | 8.6 | 19.9 | 20.4 | 20.1 | 19 | 19.4 | 19.2 |
| 20~34 | 15.6 | 15.3 | 15.4 | 24.2 | 21.8 | 23 | 23.6 | 21.2 | 22.4 |
| 35~49 | 17.9 | 17.4 | 17.6 | 18.1 | 19.2 | 18.6 | 18.1 | 19.1 | 18.6 |
| 50~65 | 25.7 | 27.5 | 26.7 | 20.5 | 21.4 | 21 | 20.9 | 21.9 | 21.4 |
| >65 | 30.4 | 29.3 | 29.8 | 13.2 | 13.3 | 13.3 | 14.5 | 14.6 | 14.6 |
| 合计 | 100 | 100 | 100 | 100 | 100 | 100 | 100 | 100 | 100 |

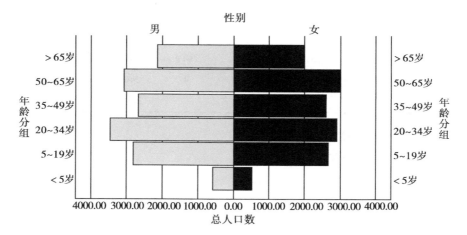

图2-1　调查居民人口金字塔

（3）被调查人口的文化程度构成　本次共调查15岁及以上人口23973人。从15岁及以上被调查人口的文化程度构成来看，城市人口高中以上学历占比35.14%，高于农村人口15.04个百分点。与2009年相比，2019年农村人口文化程度构成中，高中以上学历占比增高9.90个百分点，具体结果见表2-4。

表2-4　15岁以上人口文化程度构成（%）

| 调查地区 | 调查人数 | 小学及以下 | 初中 | 高中及以上 |
|---|---|---|---|---|
| 城市 | 2072 | 33.06 | 31.80 | 35.14 |
| 农村 | 21901 | 54.00 | 25.90 | 20.10 |
| 合计 | 23973 | 52.20 | 26.40 | 21.40 |

（4）被调查人口的地区构成　本次调查将盐池县、海原县、彭阳县、平罗县、西吉县、永宁县、原州区、中宁县、西夏区共9个县（区）作为样本县（区），分析推断宁夏自治区城乡居民服务需求情况，具体被调查人口构成见表2-5。

表2-5　被调查人口的地区构成

| 调查地区 | 调查人口数 | 所占比例（%） |
|---|---|---|
| 盐池县 | 4401 | 15.48 |
| 海原县 | 10289 | 36.19 |
| 彭阳县 | 2704 | 9.51 |
| 平罗县 | 1047 | 3.68 |
| 西吉县 | 5854 | 20.59 |
| 永宁县 | 1058 | 3.72 |
| 原州区 | 1409 | 4.95 |
| 中宁县 | 1304 | 4.59 |
| 西夏区 | 366 | 1.29 |
| 合计 | 28432 | 100.00 |

### 3. 初级卫生保健情况

改水、改厕是爱国卫生运动的重要内容，也是难点和重点。调查发现城乡居民自来水的使用比例为81.05%，城市自来水使用比例达到了98.40%，农村自来水使用比率仅占79.58%，农村自来水的使用比例低于城市18.82个百分点，农村改水工作仍需加强。农村旱厕的使用比例仍然较高，占79.97%，具体结果见表2-6，表2-7。

表2-6　住户家庭饮用水使用情况（%）

| 调查地区 | 自来水 | 山泉水 | 手压机井水 | 窖水 | 井水 | 江河湖水 | 塘沟渠水 | 其他 |
|---|---|---|---|---|---|---|---|---|
| 城市 | 98.40 | 0.13 | 0.13 | 0.00 | 1.07 | 0.13 | 0.00 | 0.14 |
| 农村 | 79.58 | 0.32 | 0.42 | 16.01 | 3.04 | 0.37 | 0.14 | 0.12 |
| 合计 | 81.05 | 0.31 | 0.41 | 14.70 | 2.92 | 0.36 | 0.12 | 0.13 |

表2-7　住户家庭厕所使用情况（%）

| 调查地区 | 水冲式 | 沼气或三格池 | 双瓮漏斗式 | 深坑或免冲洗 | 马桶 | 旱厕 | 无厕所 | 其他 |
|---|---|---|---|---|---|---|---|---|
| 城市 | 20.34 | 0.66 | 0.00 | 0.26 | 61.56 | 15.98 | 1.19 | 0.01 |
| 农村 | 5.83 | 0.77 | 0.20 | 3.79 | 7.18 | 79.97 | 2.14 | 0.12 |
| 合计 | 7.45 | 0.77 | 0.18 | 3.43 | 13.24 | 72.78 | 2.05 | 0.10 |

### 4. 居民就医距离及时间可及性

城市住户到达最近的社区医疗机构的距离主要集中在1~2km，所需时间中位数为8分钟；农村住户到达最近的村卫生室的距离主要集中在2km以内，所需时间中位数为9分钟。具体结果见表2-8，表2-9。

表2-8　住户到达最近村卫生室及社区医疗点的距离构成（%）

| 调查地区 | 调查户数 | 距离构成 | | | | | |
|---|---|---|---|---|---|---|---|
| | | <1km | 1~2km | 2~3km | 3~4km | 4~5km | >5km |
| 城市 | 895 | 14.11 | 41.78 | 29.18 | 3.15 | 6.99 | 4.79 |
| 农村 | 5767 | 31.86 | 33.18 | 15.21 | 7.12 | 4.88 | 7.75 |
| 合计 | 6662 | 30.16 | 33.81 | 16.65 | 6.76 | 5.13 | 7.49 |

表2-9　住户到达最近村卫生室及社区医疗点的时间构成（%）

| 调查地区 | 调查户数 | 时间构成 | | | |
|---|---|---|---|---|---|
| | | <10min | 10~20min | 20~30min | >30min |
| 城市 | 730 | 53.52 | 39.45 | 4.41 | 2.62 |
| 农村 | 6372 | 50.20 | 36.12 | 8.63 | 5.05 |
| 合计 | 7059 | 50.51 | 36.40 | 8.26 | 4.83 |

### 5. 医疗保障制度覆盖情况

现阶段城乡统筹基本医疗参保率最高达到95.37%，城市人口中城乡统筹基本医疗占比为68.41%，其次为城镇职工医疗保险占30.23%，农村人口以城乡统筹基本医疗保障为主，占97.59%，具体结果见表2-10。

表2-10　城乡居民医疗保障制度构成情况（%）

| 调查地区 | 城乡统筹基本医疗 | 城镇职工医疗保险 | 商业医疗保险 | 其他 | 没参加 |
|---|---|---|---|---|---|
| 城市 | 68.41 | 30.23 | 5.15 | 1.03 | 1.36 |
| 农村 | 97.59 | 1.13 | 1.10 | 0.91 | 1.28 |
| 合计 | 95.37 | 3.34 | 1.41 | 0.92 | 1.29 |

## 二、居民卫生服务需求

### 1. 居民主要健康问题

（1）门诊患者疾病谱　按照 ICD-10 国际疾病分类编码规则，对居民两周患病的疾病名称进行编码分类。调查结果显示，城乡居民两周患病前十位疾病分别为普通感冒、高血压、流行性感冒、其他运动系统疾病、椎间盘疾病、体征症状不明疾病、类风湿关节炎、急慢性胃肠炎、其他类型心脏病和脑血管病。城市居民两周患病前十位疾病分别为高血压、糖尿病、普通感冒、椎间盘疾病、其他类型心脏病、体征症状不明疾病、急慢性胃肠炎、其他运动系统疾病、其他神经系统疾病和流行性感冒。农村居民两周患病前十位疾病分别为普通感冒、高血压、流行性感冒、其他运动系统疾病、椎间盘疾病、体征症状不明疾病、类风湿关节炎、急慢性胃肠炎、其他类型心脏病和脑血管病，具体结果见表 2-11。

表 2-11　城乡居民两周患病前十位疾病顺位

| 顺位 | 城市 | | | 农村 | | | 合计 | | |
|---|---|---|---|---|---|---|---|---|---|
| | 疾病名称 | 患病率（‰） | 构成（%） | 疾病名称 | 患病率（‰） | 构成（%） | 疾病名称 | 患病率（‰） | 构成（%） |
| 1 | 高血压 | 37.4 | 26.6 | 普通感冒 | 18.5 | 13.2 | 普通感冒 | 17.4 | 12.4 |
| 2 | 糖尿病 | 10.7 | 7.6 | 高血压 | 14.6 | 10.4 | 高血压 | 14.5 | 10.3 |
| 3 | 普通感冒 | 7.1 | 5.1 | 流行性感冒 | 12.9 | 9.2 | 流行性感冒 | 12.1 | 8.6 |
| 4 | 椎间盘疾病 | 7.1 | 5.1 | 其他运功系统疾病 | 8.4 | 6.0 | 其他运功系统疾病 | 8 | 5.7 |
| 5 | 其他类型心脏病 | 7.1 | 5.1 | 椎间盘疾病 | 7.1 | 5.0 | 椎间盘疾病 | 7.1 | 5.0 |
| 6 | 体征症状不明疾病 | 6.2 | 4.4 | 体征症状不明疾病 | 6.8 | 4.8 | 体征症状不明疾病 | 6.8 | 4.8 |
| 7 | 急慢性胃肠炎 | 4.9 | 3.5 | 类风湿关节炎 | 6.0 | 4.3 | 类风湿关节炎 | 5.7 | 4.1 |
| 8 | 其他运动系统疾病 | 3.1 | 2.2 | 急慢性胃肠炎 | 4.8 | 3.4 | 急慢性胃肠炎 | 4.8 | 3.4 |
| 9 | 其他神经系统疾病 | 2.7 | 1.9 | 其他类型心脏病 | 4.0 | 2.8 | 其他类型心脏病 | 3.9 | 2.8 |
| 10 | 流行性感冒 | 2.2 | 1.6 | 脑血管病 | 3.8 | 2.7 | 脑血管病 | 3.6 | 2.6 |

（2）住院患者疾病谱　按照 ICD-10 国际疾病分类编码规则，对住院患者的疾病名称进行编码分类。从城乡整体来看，住院患者的疾病排在前五位的是高血压、脑血管疾病、椎间盘疾病、其他类型心脏病、类风湿关节炎。农村与整体构成一致，而城市地区略有差异，其中糖尿病的位置较为靠前，具体结果见表 2-12。

表 2-12 住院病人前十位疾病顺位

| 顺位 | 城市 | | | 农村 | | | 合计 | | |
|---|---|---|---|---|---|---|---|---|---|
| | 疾病名称 | 住院率（‰） | 构成（%） | 疾病名称 | 住院率（‰） | 构成（%） | 疾病名称 | 住院率（‰） | 构成（%） |
| 1 | 高血压 | 13.8 | 78.1 | 高血压 | 11 | 63.4 | 高血压 | 11.2 | 64.6 |
| 2 | 脑血管疾病 | 10.7 | 60.5 | 脑血管疾病 | 7.4 | 42.9 | 脑血管疾病 | 7.7 | 44.3 |
| 3 | 糖尿病 | 5.8 | 32.7 | 椎间盘疾病 | 5.2 | 29.7 | 椎间盘疾病 | 5.1 | 29.2 |
| 4 | 其他类型心脏病 | 5.3 | 30.2 | 其他类型心脏病 | 4.8 | 27.5 | 其他类型心脏病 | 4.8 | 27.7 |
| 5 | 椎间盘疾病 | 4 | 22.7 | 类风湿关节炎 | 4.7 | 27.3 | 类风湿关节炎 | 4.5 | 25.7 |
| 6 | 其他缺血性心脏病 | 3.6 | 20.2 | 胆石症和胆囊炎 | 3.9 | 22.7 | 胆石症和胆囊炎 | 3.9 | 22.5 |
| 7 | 胆石症和胆囊炎 | 3.6 | 20.2 | 骨折 | 3.9 | 22.2 | 骨折 | 3.8 | 21.7 |
| 8 | 其他运动系统疾病 | 3.6 | 20.2 | 糖尿病 | 3.4 | 19.6 | 糖尿病 | 3.6 | 20.7 |
| 9 | 其他神经系统疾病 | 2.7 | 15.1 | 其他神经系统疾病 | 3.2 | 18.7 | 其他运动系统疾病 | 3.2 | 18.6 |
| 10 | 白内障 | 2.7 | 15.1 | 其他运动系统疾病 | 3.2 | 18.5 | 其他神经系统疾病 | 3.2 | 18.4 |

**2. 门诊卫生服务需求**

（1）两周患病情况　城乡居民两周患病率为 143.8‰，女性两周患病率高于男性两周患病率 40.5 个千分点。城市居民两周患病率为 145.6‰，农村居民两周患病率为 143.6‰，城市居民两周患病率高于农村居民 2 个千分点。相较于 2009 年，农村居民两周患病率降低了 17.1 个千分点，具体结果见表 2-13，图 2-2。

表 2-13　宁夏城乡居民不同性别两周患病率（‰）

| 调查地区 | 男性 | 女性 | 合计 |
| --- | --- | --- | --- |
| 城市 | 140.3 | 151.3 | 145.6 |
| 农村 | 123.0 | 165.3 | 143.6 |
| 合计 | 124.3 | 164.8 | 143.8 |

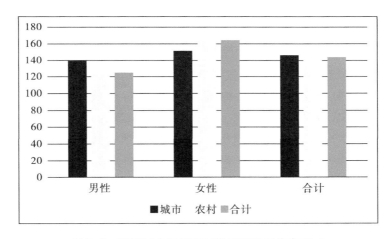

图 2-2　宁夏城乡居民不同性别两周患病率（‰）

（2）不同年龄组两周患病率　两周患病率随年龄增长而升高，农村 65 岁以上人口的两周患病率高于城市，城市 5 岁以下儿童的两周患病率低于农村，具体结果见表 2-14，图 2-3。

表 2-14　不同年龄组两周患病率（‰）

| 调查地区 | <5 岁 | 5~19 岁 | 20~34 岁 | 35~49 岁 | 50~65 岁 | >65 岁 |
| --- | --- | --- | --- | --- | --- | --- |
| 城市 | 47.6 | 15.5 | 28.8 | 85.9 | 203.7 | 232.8 |
| 农村 | 87.7 | 28.5 | 36.8 | 155.1 | 260.3 | 348.6 |
| 合计 | 86.2 | 28.0 | 36.4 | 149.9 | 254.7 | 305.7 |

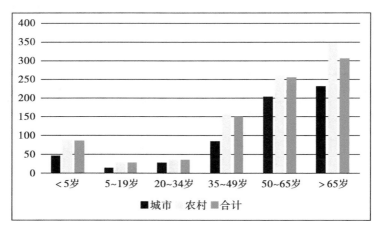

图 2-3　不同年龄组两周患病率（‰）

（3）不同地区两周患病率　按调查县（区）两周患病率结果来分析，盐池县、永宁县、海原县和彭阳县两周患病率均高于城乡居民两周患病率143.8‰，盐池县两周患病率最高，为208.5‰，其次为永宁县161.0‰、海原县155.3‰、彭阳县151.3‰；原州区、平罗县、西吉县和中宁县两周患病率均低于城乡居民两周患病率143.8‰，门诊卫生服务需求相对较低，原州区117.1‰、平罗县97.0‰、西吉县85.6‰，中宁县两周患病率最低，为78.3‰，具体结果见表2-15，图2-4。

表 2-15　不同县（区）调查居民两周患病率（‰）

| 调查地区 | 两周患病人数 | 调查人数 | 两周患病率 |
| --- | --- | --- | --- |
| 盐池县 | 918 | 4420 | 208.5 |
| 海原县 | 1598 | 10289 | 155.3 |
| 彭阳县 | 409 | 2704 | 151.3 |
| 平罗县 | 101 | 1047 | 97.0 |
| 西吉县 | 500 | 5848 | 85.6 |
| 永宁县 | 170 | 1058 | 161.0 |
| 原州区 | 165 | 1409 | 117.1 |
| 中宁县 | 102 | 1304 | 78.3 |
| 西夏区 | 34 | 366 | 92.9 |

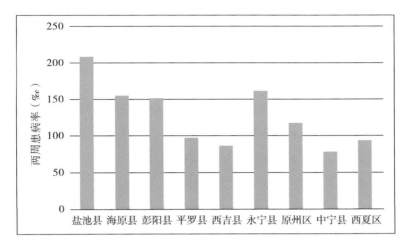

图 2-4 不同县（区）调查居民两周患病率

（4）门诊卫生服务需求多因素分析 把 15 岁以上调查人群是否患病作为因变量，性别、年龄、婚姻状况、文化程度、收入、是否患慢性病作为自变量进行多因素 logistic 回归分析。结果显示，性别、年龄、文化程度、婚姻状况和是否患慢性病是影响居民卫生服务需求的显著因素，具体结果见表 2-16。

表 2-16 居民门诊卫生服务需求多因素 logistic 分析

| 变量赋值（对照组） | B | S. E. | Wald | df | Sig. | Exp(B) | 95% CI | |
|---|---|---|---|---|---|---|---|---|
| | | | | | | | 下限 | 上限 |
| 性别（男） | 0.248 | 0.043 | 32.630 | 1 | 0.000 | 1.282 | 1.177 | 1.396 |
| 年龄（>15 岁） | | | 206.364 | 5 | 0.000 | | | |
| 　25～34 岁 | 1.456 | 0.158 | 85.019 | 1 | 0.000 | 4.288 | 3.147 | 5.844 |
| 　35～44 岁 | 1.150 | 0.107 | 115.000 | 1 | 0.000 | 3.158 | 2.559 | 3.896 |
| 　45～54 岁 | 0.426 | 0.078 | 29.806 | 1 | 0.000 | 1.531 | 1.314 | 1.785 |
| 　55～65 岁 | 0.044 | 0.063 | 0.497 | 1 | 0.481 | 1.045 | 0.924 | 1.183 |
| 　>65 岁 | -0.078 | 0.060 | 1.711 | 1 | 0.191 | 0.925 | 0.822 | 1.040 |
| 婚姻状况（未婚） | | | 9.765 | 4 | 0.045 | | | |
| 　在婚 | -0.642 | 0.786 | 0.666 | 1 | 0.414 | 0.526 | 0.113 | 2.457 |
| 　离婚 | -0.898 | 0.778 | 1.334 | 1 | 0.248 | 0.407 | 0.089 | 1.870 |
| 　丧偶 | -0.702 | 0.818 | 0.737 | 1 | 0.390 | 0.496 | 0.100 | 2.460 |
| 　其他 | -0.730 | 0.781 | 0.873 | 1 | 0.350 | 0.482 | 0.104 | 2.229 |

续表

| 变量赋值（对照组） | B | S. E. | Wald | df | Sig. | Exp(B) | 95% CI | |
|---|---|---|---|---|---|---|---|---|
| | | | | | | | 下限 | 上限 |
| 文化程度（没上过学） | | | 57.649 | 3 | 0.000 | | | |
| 小学 | -0.633 | 0.093 | 46.276 | 1 | 0.000 | 0.531 | 0.442 | 0.637 |
| 初中 | -0.475 | 0.092 | 26.509 | 1 | 0.000 | 0.622 | 0.519 | 0.745 |
| 高中及以上 | -0.300 | 0.093 | 10.284 | 1 | 0.001 | 0.741 | 0.617 | 0.890 |
| 收入（低收入组） | | | 5.944 | 4 | 0.203 | | | |
| 中低收入组 | -0.045 | 0.065 | 0.477 | 1 | 0.490 | 0.956 | 0.841 | 1.087 |
| 中等收入组 | 0.071 | 0.068 | 1.109 | 1 | 0.292 | 1.074 | 0.940 | 1.226 |
| 中高收入组 | 0.042 | 0.068 | 0.378 | 1 | 0.539 | 1.043 | 0.912 | 1.193 |
| 高收入组 | 0.091 | 0.069 | 1.734 | 1 | 0.188 | 1.095 | 0.956 | 1.255 |
| 是否患慢性病（有） | -1.205 | 0.047 | 670.159 | 1 | 0.000 | 0.300 | 0.274 | 0.328 |

### 3. 住院卫生服务需求

（1）应住院未住院人次及未住院率

①城乡居民应住院未住院人次及未住院率：调查人口中应住院未住院率相对较低，其中城市地区男性高于女性，而农村地区女性未住院率高于男性。2019年未住院率为7.09%，与2009年未住院率（23.69%）相比有了大幅度的下降。农村居民应住院未住院的原因中经济困难占比最高，城市居民未住院原因主要是觉得没必要，具体结果见表2-17，图2-5。

表2-17 宁夏城乡居民应住院未住院人次及未住院率

| 调查地区 | 未住院人次数 | | | 未住院率（%） | | |
|---|---|---|---|---|---|---|
| | 男性 | 女性 | 合计 | 男性 | 女性 | 合计 |
| 城市 | 14 | 16 | 30 | 9.80 | 7.59 | 8.46 |
| 农村 | 173 | 179 | 352 | 6.75 | 7.15 | 6.98 |
| 合计 | 187 | 195 | 382 | 6.96 | 7.19 | 7.09 |

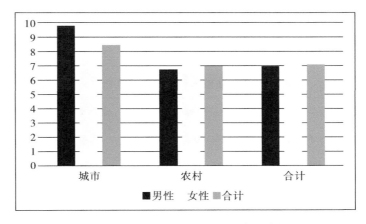

图 2-5　宁夏城乡居民应住院未住院率

②不同年龄组居民未住院率：城市和农村地区未住院率最高的均为 35 ~ 49 岁的中年人。应着重关注该年龄段人群未住院原因，具体结果见表 2-18，图 2-6。

表 2-18　宁夏城乡居民不同年龄组未住院率（%）

| 调查地区 | <5 岁 | 5 ~ 19 岁 | 20 ~ 34 岁 | 35 ~ 49 岁 | 50 ~ 64 岁 | ≥65 岁 |
|---|---|---|---|---|---|---|
| 城市 | 0.00 | 0.00 | 0.00 | 37.50 | 10.61 | 3.55 |
| 农村 | 1.78 | 3.79 | 4.84 | 8.28 | 8.22 | 6.25 |
| 合计 | 1.78 | 3.68 | 4.71 | 9.20 | 8.35 | 6.13 |

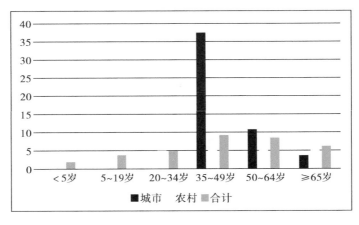

图 2-6　宁夏城乡居民不同年龄组未住院率（%）

（2）应住院未住院的原因　调查结果显示，农村人口未住院的原因主要为患者自感没必要或者经济困难；城市人口未住院的原因主要为没必要、经济困难和其他，具体结果见表2-19，图2-7。

表2-19　应住院未住院的原因构成（%）

| 调查地区 | 没必要 | 没时间 | 经济困难 | 服务差 | 价格太高 | 没床位 | 其他 |
|---|---|---|---|---|---|---|---|
| 城市 | 36.60 | 9.80 | 24.40 | 0.00 | 0.00 | 2.40 | 26.80 |
| 农村 | 22.11 | 21.58 | 36.32 | 0.53 | 6.84 | 3.16 | 9.46 |
| 合计 | 24.68 | 19.48 | 34.20 | 0.43 | 5.63 | 3.03 | 12.55 |

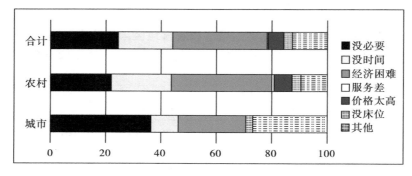

图2-7　宁夏城乡居民应住院未住院的原因构成（%）

**4. 慢性病患者卫生服务需求**

（1）城乡居民慢性病患病情况　本次调查显示城乡居民慢性病患病人数为6849人，慢性病患病率为24.09%，女性比男性高4.27个百分点。城市人口的慢性病患病率（33.56%）高于农村人口（23.28%）。农村人口的慢性病患病率较2009年上升了13.20个百分点，具体结果见表2-20，图2-8。

表2-20　宁夏城乡居民不同性别慢性病患病率（%）

| 调查地区 | 男性 | 女性 | 合计 |
|---|---|---|---|
| 城市 | 32.70 | 34.39 | 33.56 |
| 农村 | 21.16 | 25.57 | 23.28 |
| 合计 | 22.03 | 26.30 | 24.09 |

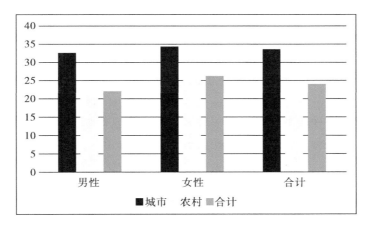

图 2-8 宁夏城乡居民不同性别慢性病患病率(%)

（2）不同年龄组慢性病患病情况 慢性病患病率随年龄的增长而增高，尤其是 35 岁以上居民的慢性病患病率较前一年龄组成倍增高，65 岁以上老年人群患病率达到最高，为 65.8%，具体结果见表 2-21，图 2-9。

表 2-21 不同年龄组慢性病患病率(%)

| 调查地区 | <5 岁 | 5～19 岁 | 20～34 岁 | 35～49 岁 | 50～65 岁 | >65 岁 |
|---|---|---|---|---|---|---|
| 城市 | 0.0 | 0.5 | 1.7 | 13.4 | 43.4 | 64.8 |
| 农村 | 0.5 | 1.1 | 2.9 | 21.2 | 46.2 | 66.0 |
| 合计 | 0.5 | 1.1 | 2.8 | 20.6 | 46.0 | 65.8 |

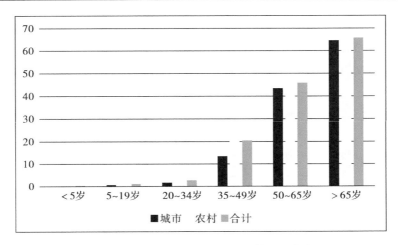

图 2-9 宁夏城乡居民不同年龄组慢性病患病率(%)

（3）不同地区慢性病患病情况　按调查县（区）居民慢性病患病率结果来分析，盐池县、平罗县、永宁县、原州区、中宁县和西夏区慢性病患病率均高于城乡居民慢性病患病率24.1%，说明盐池县、平罗县、永宁县、原州区、中宁县和西夏区慢性病卫生服务需求较高，永宁县慢性病患病率最高，为39.1%，其次为平罗县38.4%、盐池县33.0%、中宁县32.3%；海原县、西吉县、彭阳县慢性病患病率均低于城乡居民慢性病患病率24.1%，慢性病卫生服务需求相对较低，海原县慢性病患病率为20.6%、西吉县慢性病患病率为18.8%、彭阳县慢性病患病率最低，为18.7%，具体结果见表2-22，图2-10。

表2-22　不同县（区）调查居民慢性病患病率

| 调查地区 | 患病人数 | 调查人数 | 慢性病患病率（%） |
|---|---|---|---|
| 盐池县 | 1452 | 4402 | 33.0 |
| 海原县 | 2121 | 10289 | 20.6 |
| 彭阳县 | 505 | 2704 | 18.7 |
| 平罗县 | 402 | 1047 | 38.4 |
| 西吉县 | 1097 | 5848 | 18.8 |
| 永宁县 | 414 | 1058 | 39.1 |
| 原州区 | 350 | 1409 | 24.8 |
| 中宁县 | 421 | 1304 | 32.3 |
| 西夏区 | 51 | 190 | 26.8 |

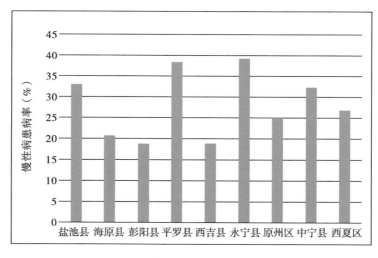

图2-10　不同县（区）调查居民慢性病患病率（%）

### 三、居民卫生服务利用

**1. 门诊卫生服务利用**

（1）两周就诊情况

①城乡居民两周就诊情况：调查结果显示，宁夏城乡居民两周就诊率为45.3%，其中，女性两周就诊率高于男性，农村人口的两周就诊率高于城市人口（表2-23，图2-11）。

表2-23　宁夏城乡居民两周就诊率（%）

| 调查地区 | 男性 | 女性 | 合计 |
| --- | --- | --- | --- |
| 城市 | 21.3 | 29.1 | 25.4 |
| 农村 | 46.4 | 48.8 | 47.7 |
| 合计 | 43.2 | 47.1 | 45.3 |

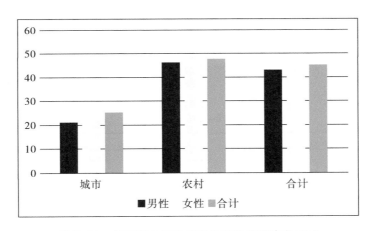

图2-11　宁夏城乡居民不同性别两周就诊率（%）

②不同年龄组居民两周就诊情况：调查显示，按不同年龄组分析结果看，不论是城市还是农村，5~19岁组人群两周就诊率最高，具体结果见表2-24，图2-12。

表2-24　不同年龄组人群两周就诊率（%）

| 调查地区 | <5岁 | 5~19岁 | 20~34岁 | 35~49岁 | 50~65岁 | >65岁 |
| --- | --- | --- | --- | --- | --- | --- |
| 城市 | 0.0 | 66.7 | 20.0 | 17.6 | 23.0 | 28.8 |
| 农村 | 59.8 | 64.7 | 51.4 | 46.0 | 47.6 | 41.0 |
| 合计 | 58.5 | 64.7 | 50.0 | 44.8 | 45.7 | 42.7 |

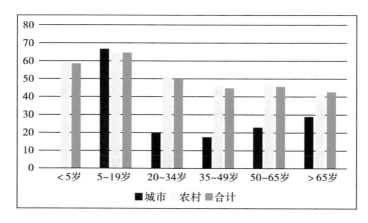

**图 2-12 不同年龄组人群两周就诊率(%)**

③不同地区两周就诊情况：按调查县(区)两周就诊率结果来分析，海原县和彭阳县两周就诊率高于城乡居民两周就诊率45.3%。海原县两周就诊率最高(52.8%)，门诊卫生服务利用率高；其次为彭阳县45.7%；盐池县、永宁县、原州区、平罗县、西吉县、中宁县和西夏区两周就诊率均低于城乡居民两周就诊率，西夏区两周就诊率最低(35.9%)，具体结果见表2-25，图2-13。

**表 2-25 不同县(区)两周就诊率**

| 调查地区 | 两周就诊人数 | 两周患病人数 | 两周就诊率(%) |
|---|---|---|---|
| 盐池县 | 404 | 918 | 44.0 |
| 海原县 | 844 | 1598 | 52.8 |
| 彭阳县 | 187 | 409 | 45.7 |
| 平罗县 | 44 | 101 | 43.6 |
| 西吉县 | 226 | 500 | 45.2 |
| 永宁县 | 68 | 170 | 40.0 |
| 原州区 | 60 | 165 | 36.4 |
| 中宁县 | 41 | 102 | 40.2 |
| 西夏区 | 12 | 34 | 35.9 |

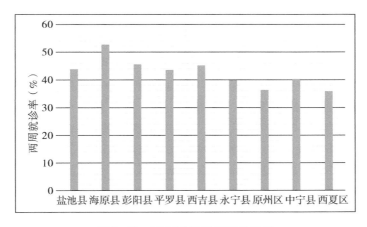

图 2-13 不同县（区）两周就诊率

（2）两周未就诊率及原因

①城乡居民两周未就诊率及原因：调查显示，两周患病人群未就诊率为 14.67%，城市居民两周未就诊率（18.20%）高于农村居民（14.48%），男性两周未就诊率（15.42%）略高于女性（14.04%）。两周内患者就诊比例为 46.50%，自我医疗比例为 38.85%，未采取任何治疗的比例为 14.65%，具体结果见表 2-26，图 2-14。

表 2-26 宁夏城乡居民两周未就诊人（次）数及未就诊率

| 调查地区 | 未就诊人（次）数 | 未就诊率（%） | | |
| --- | --- | --- | --- | --- |
| | | 合计 | 男性 | 女性 |
| 城市 | 37 | 18.20 | 19.30 | 17.40 |
| 农村 | 540 | 14.48 | 15.26 | 13.85 |
| 合计 | 577 | 14.67 | 15.42 | 14.04 |

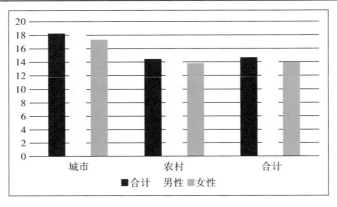

图 2-14 城乡居民两周未就诊率（%）

②不同年龄组患者未就诊率：通过本次调查得知，宁夏地区 14 天内出现身体不适的居民中，35~49 岁年龄段城乡居民总的未就诊率最高（16.25%），5 岁以下年龄段最低（3.26%）。未就诊的原因可能由于本年龄段居民正处于壮年阶段，身体比较健壮。5 岁以下年龄段的未就诊率最低，可能是因为大家都比较关注幼儿的健康发育。城市 35~49 岁年龄段人群未就诊率最高（16.06%），而农村 5~19 岁年龄段人群未就诊率最高（33.33%）。农村未就诊率略高于城市未就诊率。即使城乡居民的就诊意识有了很大改善，但仍需要加强城乡居民身体不适选择就诊意识的建立，具体结果见表 2-27，图 2-15。

表 2-27　不同年龄组患者未就诊率分析（%）

| 调查地区 | <5 岁 | 5~19 岁 | 20~34 岁 | 35~49 岁 | 50~65 岁 | >65 岁 |
|---|---|---|---|---|---|---|
| 城市 | 3.19 | 8.50 | 12.07 | 16.06 | 15.35 | 13.27 |
| 农村 | 0.00 | 33.33 | 10.00 | 11.76 | 5.74 | 15.38 |
| 合计 | 3.26 | 8.00 | 12.16 | 16.25 | 16.18 | 12.97 |

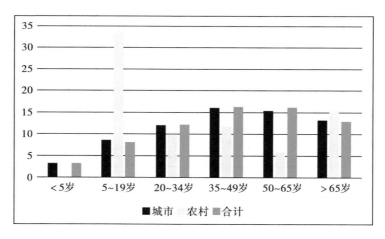

图 2-15　不同年龄组患者未就诊率分析（%）

未就诊原因主要与疾病的严重程度有关。城市及农村地区居民患病未就诊的首要原因均为自感病轻，其次为经济困难、无时间、无有效措施和交通不便等，具体结果见表 2-28。

表 2-28　两周未就诊原因构成比（％）

| 调查地区 | 自感病轻 | 经济困难 | 无时间 | 交通不便 | 无有效措施 | 其他 |
|---|---|---|---|---|---|---|
| 城市 | 54.29 | 20.00 | 2.90 | 2.90 | 8.60 | 11.31 |
| 农村 | 35.80 | 15.80 | 14.50 | 3.10 | 10.80 | 20.00 |
| 合计 | 37.00 | 16.10 | 13.80 | 3.10 | 10.70 | 19.30 |

③不同地区患者未就诊率：按调查县（区）未就诊率来分析，西吉县两周未就诊率最高（25.20％），海原县两周未就诊率最低（9.45％），具体结果见表2-29，图2-16。

表 2-29　不同县（区）两周未就诊率

| 调查地区 | 未就诊人数 | 两周患病人数 | 两周未就诊率（％） |
|---|---|---|---|
| 盐池县 | 141 | 918 | 15.36 |
| 海原县 | 151 | 1598 | 9.45 |
| 彭阳县 | 53 | 409 | 12.96 |
| 平罗县 | 17 | 101 | 16.83 |
| 西吉县 | 126 | 500 | 25.20 |
| 永宁县 | 36 | 170 | 21.18 |
| 原州区 | 32 | 165 | 19.39 |
| 中宁县 | 21 | 102 | 20.59 |
| 西夏区 | 7 | 34 | 20.59 |

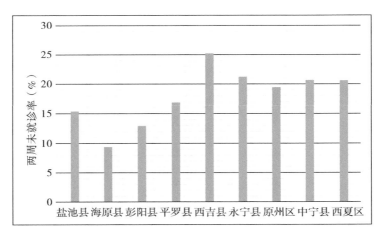

图 2-16　不同县（区）两周未就诊率

（3）门诊卫生服务利用多因素分析　把 15 岁以上调查人群患病是否就诊作为因变量，性别、年龄、文化程度、收入、是否患慢性病作为自变量进行多因素 logistic 回归分析。结果显示，居民收入和有无慢性病是影响居民就诊的影响因素，具体结果见表 2-30。

表 2-30　居民门诊卫生服务利用多因素 logistic 回归分析

| 变量赋值（对照组） | B | S.E. | Wald | df | Sig. | Exp(B) | 95% CI 下限 | 95% CI 上限 |
|---|---|---|---|---|---|---|---|---|
| 性别（男） | 0.008 | 0.105 | 0.006 | 1 | 0.938 | 1.008 | 0.821 | 1.239 |
| 年龄（>15 岁） | | | 10.441 | 5 | 0.064 | | | |
| 　25～34 岁 | -0.389 | 0.423 | 0.846 | 1 | 0.358 | 0.678 | 0.296 | 1.553 |
| 　35～44 岁 | -0.360 | 0.290 | 1.541 | 1 | 0.215 | 0.698 | 0.395 | 1.232 |
| 　45～54 岁 | -0.325 | 0.202 | 2.592 | 1 | 0.107 | 0.723 | 0.486 | 1.073 |
| 　55～65 岁 | 0.146 | 0.145 | 1.015 | 1 | 0.314 | 1.157 | 0.871 | 1.536 |
| 　>65 岁 | 0.145 | 0.139 | 1.100 | 1 | 0.294 | 1.156 | 0.881 | 1.517 |
| 文化程度（没上过学） | | | 6.190 | 3 | 0.103 | | | |
| 　小学 | 0.086 | 0.263 | 0.107 | 1 | 0.743 | 1.090 | 0.651 | 1.823 |
| 　初中 | 0.288 | 0.262 | 1.209 | 1 | 0.272 | 1.333 | 0.798 | 2.227 |
| 　高中及以上 | 0.386 | 0.266 | 2.104 | 1 | 0.147 | 1.471 | 0.873 | 2.476 |
| 收入（低收入组） | | | 14.494 | 4 | 0.006 | | | |
| 　中低收入组 | -0.438 | 0.157 | 7.786 | 1 | 0.005 | 0.645 | 0.475 | 0.878 |
| 　中等收入组 | -0.446 | 0.165 | 7.323 | 1 | 0.007 | 0.640 | 0.464 | 0.884 |
| 　中高收入组 | -0.059 | 0.154 | 0.144 | 1 | 0.704 | 0.943 | 0.697 | 1.275 |
| 　高收入组 | -0.083 | 0.158 | 0.275 | 1 | 0.600 | 0.921 | 0.676 | 1.254 |
| 是否患慢性病（有） | -0.244 | 0.108 | 5.121 | 1 | 0.024 | 0.784 | 0.635 | 0.968 |

**2. 住院卫生服务利用**

（1）住院率及未住院率情况

①城乡居民住院率情况：通过本次调查得知，宁夏地区城乡居民总住院率达 11.7%，说明宁夏地区城乡居民的卫生健康意识有所提高。女性住院率（13.8%）高于男性住院率（9.9%），农村住院率（11.8%）高于城镇住院率（11.3%）。在城镇和农村中女性的住院率均高于男性，其原因可能在于女性存在多个特殊生理时期，故而卫生服务需求整体高于男性，具体结果见表 2-31，图 2-17。

表 2-31　宁夏城乡居民住院率分析（%）

| 调查地区 | 男性 | 女性 | 合计 |
|---|---|---|---|
| 城市 | 9.2 | 13.4 | 11.3 |
| 农村 | 9.9 | 13.8 | 11.8 |
| 合计 | 9.9 | 13.8 | 11.7 |

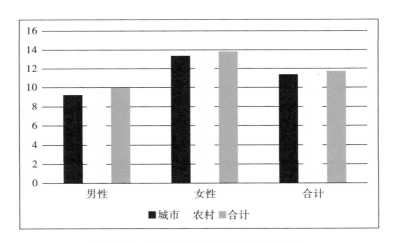

图 2-17　宁夏城乡居民住院率分析（%）

②不同年龄组住院率情况：住院率总体上随着年龄的增长而增高，65 岁以上组住院率高是因为老年人抵抗力低，具体结果见表 2-32，图 2-18。

表 2-32　不同年龄组患者住院率分析（%）

| 调查地区 | <5 岁 | 5~19 岁 | 20~34 岁 | 35~49 岁 | 50~65 岁 | >65 岁 |
|---|---|---|---|---|---|---|
| 城市 | 0.0 | 2.1 | 2.0 | 4.0 | 10.9 | 25.7 |
| 农村 | 0.6 | 2.5 | 4.0 | 9.8 | 19.6 | 31.7 |
| 合计 | 0.6 | 2.4 | 3.9 | 9.3 | 18.7 | 30.7 |

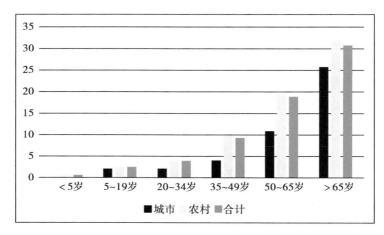

图 2-18　不同年龄组患者住院率分析（%）

③不同地区住院率及未住院率情况：按调查县（区）住院率来分析，永宁县住院率最高，西吉县住院率最低。按调查县（区）未住院率分析，永宁县未住院率最高，彭阳县未住院率最低，具体结果见表 2-33，图 2-19，图 2-20。

表 2-33　不同县（区）调查居民住院率及未住院率

| 调查地区 | 实际住院人数 | 需住院人数 | 调查人数 | 住院率（%） | 未住院率（%） |
|---|---|---|---|---|---|
| 盐池县 | 614 | 643 | 4420 | 13.9 | 7.62 |
| 海原县 | 1244 | 1313 | 10289 | 12.1 | 7.77 |
| 彭阳县 | 319 | 321 | 2704 | 11.8 | 2.49 |
| 平罗县 | 142 | 147 | 1047 | 13.6 | 6.12 |
| 西吉县 | 541 | 556 | 5848 | 9.3 | 6.65 |
| 永宁县 | 176 | 192 | 1058 | 16.6 | 9.38 |
| 原州区 | 155 | 161 | 1409 | 11.0 | 8.07 |
| 中宁县 | 147 | 152 | 1304 | 11.3 | 3.95 |
| 西夏区 | 43 | 45 | 366 | 11.7 | 8.77 |

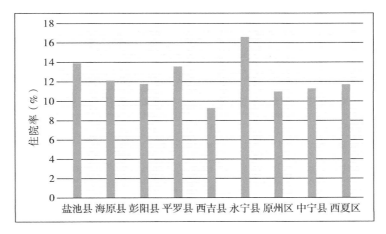

图 2-19　不同县（区）调查居民住院率（%）

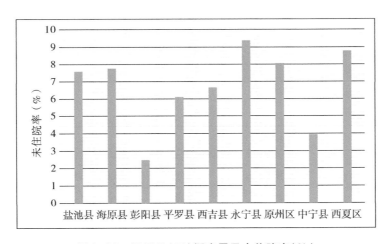

图 2-20　不同县（区）调查居民未住院率（%）

④不同医疗保障制度住院率情况：享受城镇职工医疗保险人群的住院率最低，具体结果见表 2-34。

表 2-34　不同医疗保障制度住院率分析（‰）

| 调查地区 | 城乡统筹<br>基本医疗 | 城镇职工<br>医疗保险 | 商业医疗保险 | 其他 |
| --- | --- | --- | --- | --- |
| 城市 | 137.48 | 68.11 | 100 | 0.00 |
| 农村 | 118.44 | 119.05 | 111.50 | 148.31 |
| 合计 | 119.48 | 84.04 | 108.31 | 135.66 |

(2)住院医疗机构选择情况 住院患者选择在县内医疗机构就诊的比例为74.9%，选择县外医疗机构就诊的比例为25.1%；城市居民选择的住院医疗机构主要集中在县级和县级以上医院，而农村地区则仅集中在县级医院，这主要是由就医的可及性和疾病的严重程度决定的。具体结果见表2-35，表2-36。

表2-35 不同县(区)住院患者县内和县外住院比例(%)

| 调查地区 | 县内 | 县外 |
| --- | --- | --- |
| 盐池县 | 79.8 | 20.2 |
| 海原县 | 78.8 | 21.2 |
| 彭阳县 | 58.9 | 41.1 |
| 平罗县 | 74.7 | 25.3 |
| 西吉县 | 72.6 | 27.4 |
| 永宁县 | 68.2 | 31.8 |
| 原州区 | 82.4 | 17.6 |
| 中宁县 | 71.4 | 28.6 |
| 城市 | 73.9 | 26.1 |
| 农村 | 75.0 | 25.0 |
| 合计 | 74.9 | 25.1 |

表2-36 不同县(区)住院医疗机构级别的比例(%)

| 调查地区 | 乡镇卫生院 | 县医院 | 县级以上医院 | 其他 |
| --- | --- | --- | --- | --- |
| 盐池县 | 8.8 | 70.9 | 17.9 | 2.4 |
| 海原县 | 7.3 | 62.5 | 20.9 | 9.3 |
| 彭阳县 | 17.1 | 40.7 | 40.4 | 1.8 |
| 平罗县 | 1.3 | 76 | 21.3 | 1.4 |
| 西吉县 | 16.1 | 48.6 | 22.0 | 13.3 |
| 永宁县 | 8.4 | 57.9 | 30.8 | 2.9 |
| 原州区 | 2.9 | 50.7 | 40.5 | 5.9 |
| 中宁县 | 4.4 | 67 | 24.2 | 4.4 |
| 西夏区 | 7.7 | 38.5 | 53.8 | 0 |
| 城市 | 6.7 | 47.8 | 43.3 | 2.2 |
| 农村 | 10.1 | 58.8 | 23.8 | 7.3 |
| 合计 | 9.9 | 58.0 | 25.1 | 7.0 |

（3）患者出院原因分析　因病愈出院者占大多数，侧面表明该地区整体医疗水平可以满足患者治疗的基本需求；但在农村地区自己要求出院的比例高于城市，其主要原因是经济困难，而城市居民自己要求出院的原因则多为久病不愈，具体结果见表 2-37，表 2-38。

表 2-37　住院患者出院原因构成比（%）

| 调查地区 | 病愈（医生要求） | 病未愈（医生要求） | 自己要求 | 其他原因 |
| --- | --- | --- | --- | --- |
| 城市 | 83.80 | 9.60 | 6.20 | 0.40 |
| 农村 | 70.80 | 15.20 | 12.00 | 2.00 |
| 合计 | 72.00 | 14.70 | 11.50 | 1.80 |

表 2-38　自己要求出院原因构成比（%）

| 调查地区 | 久病不愈 | 经济困难 | 医院条件有限 | 服务态度不好 | 其他 |
| --- | --- | --- | --- | --- | --- |
| 城市 | 38.10 | 14.30 | 9.50 | 0.00 | 38.10 |
| 农村 | 22.00 | 40.80 | 3.50 | 0.00 | 33.70 |
| 合计 | 22.80 | 39.50 | 3.80 | 0.00 | 33.90 |

（4）住院卫生服务利用多因素分析　把 15 岁以上调查人群患病是否住院作为因变量，性别、年龄、婚姻状况、文化程度、收入、有无慢性病作为自变量进行多因素 logistic 回归分析。结果显示，性别、年龄、婚姻状况、文化程度和有无慢性病是影响居民住院的显著因素（表 2-39）。

表 2-39　居民住院卫生服务利用多因素 logistic 回归分析

| 变量赋值（对照组） | $B$ | $S.E.$ | $Wald$ | $df$ | $Sig.$ | $Exp(B)$ | 95% $CI$ 下限 | 95% $CI$ 上限 |
| --- | --- | --- | --- | --- | --- | --- | --- | --- |
| 性别（男） | 0.328 | 0.046 | 51.711 | 1 | 0.000 | 1.388 | 1.270 | 1.518 |
| 年龄（>15 岁） | | | 232.369 | 5 | 0.000 | | | |
| 25~34 岁 | 1.098 | 0.149 | 54.429 | 1 | 0.000 | 2.998 | 2.239 | 4.013 |
| 35~44 岁 | 1.182 | 0.105 | 125.989 | 1 | 0.000 | 3.261 | 2.653 | 4.009 |
| 45~54 岁 | 1.054 | 0.087 | 147.439 | 1 | 0.000 | 2.868 | 2.419 | 3.400 |
| 55~65 岁 | 0.632 | 0.067 | 90.176 | 1 | 0.000 | 1.881 | 1.651 | 2.143 |
| >65 岁 | 0.261 | 0.061 | 18.414 | 1 | 0.000 | 1.298 | 1.152 | 1.463 |

**续表**

| 变量赋值（对照组） | B | S.E. | Wald | df | Sig. | Exp(B) | 95% CI 下限 | 上限 |
|---|---|---|---|---|---|---|---|---|
| 婚姻状况（未婚） | | | 20.416 | 4 | 0.000 | | | |
| 在婚 | 1.486 | 0.513 | 8.372 | 1 | 0.004 | 4.418 | 1.615 | 12.086 |
| 离婚 | 0.965 | 0.503 | 3.679 | 1 | 0.055 | 2.626 | 0.979 | 7.041 |
| 丧偶 | 0.955 | 0.567 | 2.836 | 1 | 0.092 | 2.600 | 0.855 | 7.904 |
| 其他 | 0.961 | 0.509 | 3.561 | 1 | 0.059 | 2.614 | 0.964 | 7.090 |
| 文化程度（没上过学） | | | 73.139 | 3 | 0.000 | | | |
| 小学 | -0.726 | 0.099 | 53.252 | 1 | 0.000 | 0.484 | 0.398 | 0.588 |
| 初中 | -0.625 | 0.098 | 40.399 | 1 | 0.000 | 0.535 | 0.441 | 0.649 |
| 高中及以上 | -0.306 | 0.100 | 9.460 | 1 | 0.002 | 0.736 | 0.606 | 0.895 |
| 收入（低收入组） | | | 5.873 | 4 | 0.209 | | | |
| 中低收入组 | 0.150 | 0.069 | 4.763 | 1 | 0.029 | 1.162 | 1.015 | 1.330 |
| 中等收入组 | 0.135 | 0.071 | 3.625 | 1 | 0.057 | 1.144 | 0.996 | 1.314 |
| 中高收入组 | 0.078 | 0.072 | 1.192 | 1 | 0.275 | 1.081 | 0.940 | 1.244 |
| 高收入组 | 0.064 | 0.072 | 0.806 | 1 | 0.369 | 1.067 | 0.927 | 1.228 |
| 是否患慢性病（有） | -1.137 | 0.049 | 532.247 | 1 | 0.000 | 0.321 | 0.291 | 0.353 |

## 四、居民卫生服务公平性

集中指数（CI）是卫生服务领域用以衡量公平性的指标，本次调查采用该指标来衡量卫生服务需求与利用的公平性情况，采用国际通用的经济五分组法，将调查对象按照经济收入由低到高取 20%、40%、60%、80% 四个百分位点依次分为Ⅰ、Ⅱ、Ⅲ、Ⅳ、Ⅴ共 5 个组，进行公平性的评价。CI 取值范围为[-1，1]，绝对值越大，说明越不公平，正值代表存在亲富人的不公平性，反之则为存在亲穷人的不公平性。

**1. 门诊卫生服务需求与利用公平性变化**

2009 年不同收入组人群两周患病率没有明显的趋势，集中指数 CI 为正值但趋向于 0，说明门诊卫生服务需求略微倾向于高收入组人群；2019 年随着收入的增高，两周患病率呈下降趋势，集中指数 CI 为负值，说明低收入人群两周患病率高，门诊卫生服务需求更高一些（图 2-21）。

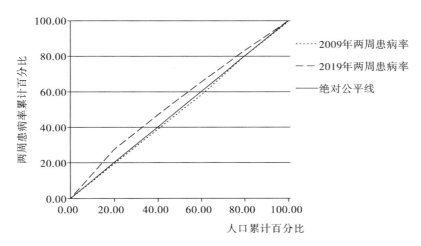

图 2-21 2009 年与 2019 年居民两周患病率集中曲线图

2009 年不同收入组人群两周应就诊未就诊率集中指数 $CI$ 为负值，说明低收入人群门诊卫生服务需求利用率更低；2019 年不同收入组人群两周应就诊未就诊率集中指数 $CI$ 为正值且绝对值小于 2009 年，说明低收入组人群门诊卫生服务需求未利用率有了明显的改善。

与 2009 年相比，2019 年不同收入组人群两周就诊率集中指数减小并且更趋向于 0，说明门诊卫生服务利用公平性有了很大的改善，不同收入组间门诊卫生服务利用更加公平，具体结果见图 2-22，表 2-40。

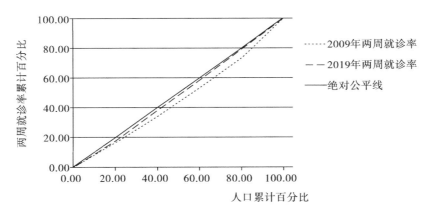

图 2-22 2009 年与 2019 年居民两周就诊率集中曲线图

表 2-40　2009 年与 2019 年居民门诊卫生服务需求与利用公平性变化

| 收入分组 | 调查人数（人） | | 两周患病率（‰） | | 应就诊未就诊率（%） | | 两周就诊率（%） | |
|---|---|---|---|---|---|---|---|---|
| | 2009 | 2019 | 2009 | 2019 | 2009 | 2019 | 2009 | 2019 |
| I | 6081 | 5494 | 162.33 | 188.12 | 27.21 | 13.28 | 41.32 | 39.63 |
| II | 6076 | 5489 | 151.77 | 135.75 | 28.42 | 11.41 | 40.89 | 47.92 |
| III | 6075 | 5494 | 162.17 | 126.02 | 21.73 | 16.62 | 46.90 | 46.82 |
| IV | 6075 | 5494 | 177.31 | 120.77 | 21.35 | 17.80 | 49.16 | 48.57 |
| V | 6082 | 5500 | 161.82 | 117.50 | 21.14 | 15.33 | 63.53 | 47.06 |
| CI | — | — | 0.006 | -0.045 | -0.032 | 0.028 | 0.044 | 0.013 |

## 2. 住院卫生服务需求与利用公平性变化

2009 年不同收入组人群住院人（次）数集中指数 CI 为正值，说明住院人（次）数倾向于高收入组人群；2019 年住院人（次）数集中指数 CI 为负值，说明低收入组人群住院卫生服务需求更高一些。

2019 年不同收入组人群住院率明显高于 2009 年，尤其是低收入组人群，集中指数 CI 为负值，说明住院卫生服务利用率更集中于低收入组人群。与 2009 年相比，2019 年不同收入组人群需住院未住院率明显降低，具体结果见图 2-23，表 2-41。

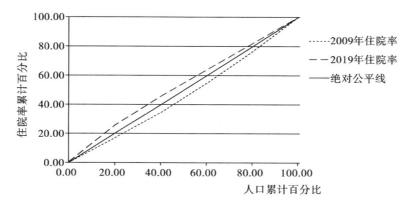

图 2-23　2009 年与 2019 年居民住院率集中曲线图

表 2-41　2009 年与 2019 年居民住院卫生服务需求与利用公平性变化

| 收入分组 | 住院人次数（人次） | | 住院率（%） | | 需住院未住院率（%） | |
|---|---|---|---|---|---|---|
| | 2009 | 2019 | 2009 | 2019 | 2009 | 2019 |
| Ⅰ | 494 | 1063 | 6.69 | 15.24 | 19.90 | 6.00 |
| Ⅱ | 512 | 940 | 6.72 | 12.17 | 17.65 | 7.93 |
| Ⅲ | 573 | 814 | 8.02 | 11.12 | 21.97 | 2.30 |
| Ⅳ | 607 | 884 | 8.68 | 10.87 | 18.98 | 7.55 |
| Ⅴ | 642 | 805 | 8.93 | 10.81 | 19.71 | 5.06 |
| CI | 0.028 | −0.025 | 0.033 | −0.034 | 0.002 | −0.016 |

## 五、居民就医满意度情况

### 1. 门诊卫生服务满意度分析

根据患者两周内两次就诊调查询问结果可知，城市和农村的患者两周内两次就诊对医院的满意度分别为 95.3%、96.8%，较 2009 年第一次就诊满意度（91.8%）、第二次就诊满意度（94.3%）均有所提高，说明卫生服务有所改善。农村居民第一次就诊对医院的满意情况为 95.4%，高于城市第一次就诊的满意度（93.9%）。农村居民第二次就诊满意度（96.9%）也高于城镇的满意度（94.1%），城镇第二次就诊的满意度较第一次有所升高。城乡居民对卫生系统满意度较高，但是也存在不满意的部分，需要改善卫生服务，提高满意度，具体结果见表 2-42。

表 2-42　城乡居民门诊患者满意度情况（%）

| 调查地区 | 就诊情况 | 非常满意 | 满意 | 一般满意 | 不满意 | 非常不满意 |
|---|---|---|---|---|---|---|
| 城市 | 第一次就诊 | 6.1 | 64.0 | 23.7 | 6.1 | 0.1 |
| | 第二次就诊 | 11.8 | 58.8 | 23.5 | 0.0 | 5.9 |
| 农村 | 第一次就诊 | 8.2 | 62.8 | 24.4 | 4.3 | 0.3 |
| | 第二次就诊 | 8.9 | 65.5 | 22.5 | 3.1 | 0.0 |
| 合计 | 第一次就诊 | 8.0 | 62.9 | 24.4 | 4.4 | 0.3 |
| | 第二次就诊 | 9.0 | 65.2 | 22.6 | 2.9 | 0.3 |

调查显示，城乡居民第一次就诊最不满意的原因选择技术水平低者占调查人数的33.3%。农村居民第一次就诊最不满意的原因选择技术水平低者占32.9%，城镇居民第一次就诊最不满意的原因选择设备条件差者占66.7%。城乡居民第二次就诊不满意的原因构成有所改变，对服务态度差、收费不合理、等候时间长最为不满意，均占总调查人数的30.0%。农村居民第二次就诊最不满意的原因选择收费不合理、等候时间长的患者均占总调查人数的33.3%。而2009年调查结果显示第一、二次就诊最不满意的原因选择设备条件差的，分别占调查人数的41.0%、29.7%。说明医疗机构硬件设施有所改善，就诊服务态度和医疗费用仍需要继续改善，具体结果见表2-43。

表2-43　两周就诊患者两次就诊不满意的原因构成比（%）

| 调查地区 | 就诊情况 | 技术水平低 | 设备条件差 | 药品种类少 | 服务态度差 | 提供不必要服务（包括药品和检查） | 收费不合理 | 医疗费用高 | 看病手续烦琐 | 等候时间过长 | 其他 |
|---|---|---|---|---|---|---|---|---|---|---|---|
| 城市 | 第一次 | 40.0 | 66.7 | 0.0 | 20.0 | 60.0 | 0.0 | 0.0 | 0.0 | 0.0 | 20.0 |
| | 第二次 | — | | | | | | | | | |
| 农村 | 第一次 | 32.9 | 7.4 | 4.9 | 12.3 | 8.6 | 11.1 | 26.5 | 2.5 | 3.7 | 19.8 |
| | 第二次 | 20.0 | 22.2 | 0.0 | 22.2 | 11.1 | 33.3 | 22.2 | 11.1 | 33.3 | 11.1 |
| 合计 | 第一次 | 33.3 | 11.5 | 4.7 | 12.8 | 11.6 | 10.6 | 25.3 | 2.4 | 3.5 | 19.8 |
| | 第二次 | 18.2 | 20.0 | 0.0 | 30.0 | 10.0 | 30.0 | 20.0 | 10.0 | 30.0 | 10.0 |

第一次就诊满意度分析结果显示，城乡居民对医院的技术水平高最为满意，占调查人数的57.9%。农村居民第一、二次就诊对技术水平高最为满意，分别占46.1%、42.7%，城市居民第一、二次就诊最满意的为服务态度好和技术水平高，分别占43.4%、43.5%。说明就诊医院在硬件设施上取得了患者的信任，在就诊服务和费用上还需要有所改善。调查结果显示，对就诊医院不满意的原因构成中技术水平、服务态度均占较大比例，说明人群中对医院的态度有较大的差别，具体结果见表2-44。

表2-44　两周就诊患者两次就诊对就诊医院最满意方面的情况占比（％）

| 调查地区 | 就诊情况 | 技术水平高 | 设备条件好 | 药品种类多 | 服务态度好 | 不提供不必要服务（包括药品和检查） | 收费合理 | 医疗费用低 | 看病手续简便 | 等候时间短 | 其他 |
|---|---|---|---|---|---|---|---|---|---|---|---|
| 城市 | 第一次 | 46.5 | 25.8 | 14.0 | 43.4 | 7.8 | 10.3 | 14.0 | 8.4 | 7.4 | 1.9 |
| | 第二次 | 43.5 | 31.5 | 18.0 | 41.0 | 7.9 | 8.7 | 13.0 | 9.2 | 3.5 | 3.1 |
| 农村 | 第一次 | 46.1 | 25.3 | 13.4 | 42.7 | 7.4 | 10.3 | 13.8 | 8.4 | 4.6 | 1.9 |
| | 第二次 | 42.7 | 30.8 | 17.7 | 39.5 | 8.2 | 8.6 | 13.1 | 9.5 | 3.7 | 3.2 |
| 合计 | 第一次 | 57.9 | 38.9 | 33.3 | 60.9 | 20.0 | 8.6 | 20.6 | 8.6 | 8.8 | 0.0 |
| | 第二次 | 60.0 | 45.5 | 25.0 | 72.7 | 0.0 | 11.1 | 11.1 | 0.0 | 0.0 | 0.0 |

**2. 住院卫生服务满意度分析**

根据患者一年内就诊情况调查询问结果，城市患者对就诊医院满意度较高，占调查人数的97.2％，农村患者的满意度（97.3％）高于城市患者的满意度（96.0％）。与2009年第一次就诊94.4％的满意度相比较，各项数据均有所提高，说明卫生服务质量有所提升。一年内城乡居民对医院治疗不彻底或治疗效果差最为不满意，占调查人数的40.7％；农村患者对医院治疗不彻底或治疗效果差最为不满意，占调查人数的41.0％；城市患者对医院提供不必要的服务最不满意，占调查人数的66.7％。一年内城乡居民对就诊医院的技术水平高较为满意，占调查人数的63.3％；农村患者对医院的技术水平高较为满意，占调查人数的63.2％；城镇患者对医院的服务态度好较为满意，占调查人数的72.0％。与2009年调查结果——一年内就诊最不满意情况是设备条件差，占调查人数的33.6％相比较，说明近年来，患者对就诊医院的技术水平有了一定的认可，具体结果见表2-45～2-47。

表2-45　住院患者满意度分析（％）

| 调查地区 | 非常满意 | 满意 | 一般满意 | 不满意 | 非常不满意 |
|---|---|---|---|---|---|
| 城市 | 18.7 | 52.4 | 24.9 | 3.7 | 0.3 |
| 农村 | 8.6 | 69.0 | 19.7 | 2.4 | 0.3 |
| 合计 | 9.5 | 67.6 | 20.1 | 2.5 | 0.3 |

表2-46　住院患者对医疗机构不满意的原因构成（%）

| 调查地区 | 技术水平低 | 设备条件差 | 药品种类少 | 服务态度差 | 提供不必要服务（包括药品和检查） | 收费不合理 | 医疗费用高 | 看病手续烦琐 | 等候时间过长 | 就医环境差 | 治疗不彻底或治疗效果不明显 | 其他 |
|---|---|---|---|---|---|---|---|---|---|---|---|---|
| 城市 | 40.0 | 22.2 | 12.5 | 0.0 | 66.7 | 0.0 | 11.1 | 0.0 | 0.0 | 11.1 | 37.5 | 12.5 |
| 农村 | 23.5 | 14.8 | 8.6 | 17.3 | 3.7 | 16.0 | 27.2 | 3.7 | 7.4 | 3.8 | 41.0 | 5.1 |
| 合计 | 25.3 | 15.6 | 9.0 | 15.7 | 10.0 | 14.6 | 25.6 | 3.4 | 6.7 | 4.5 | 40.7 | 5.8 |

表2-47　住院患者对医疗机构满意的原因构成（%）

| 调查地区 | 技术水平高 | 设备条件好 | 药品种类多 | 服务态度好 | 不提供不必要服务（包括药品和检查） | 收费合理 | 医疗费用低 | 看病手续简单 | 等候时间短 | 就医环境好 | 治疗彻底或治疗效果明显 | 其他 |
|---|---|---|---|---|---|---|---|---|---|---|---|---|
| 城市 | 65.7 | 36.4 | 18.3 | 72.0 | 9.4 | 18.9 | 12.1 | 5.1 | 1.7 | 6.0 | 7.4 | 4.2 |
| 农村 | 63.2 | 31.8 | 9.8 | 54.3 | 4.4 | 7.4 | 9.3 | 4.2 | 2.8 | 5.5 | 5.8 | 1.0 |
| 合计 | 63.3 | 32.0 | 10.2 | 55.4 | 4.6 | 8.0 | 9.4 | 4.3 | 2.8 | 5.5 | 5.9 | 1.2 |

## 六、重点人群卫生服务利用

### 1. 妇女保健服务利用

（1）已婚育龄妇女妇科检查情况　15～49岁已婚育龄妇女一年内做过妇科检查的人数占调查总人数的45.5%，较2009年已婚育龄妇女34.9%的检查率有所提高。农村已婚育龄妇女一年内做过妇科检查的人数占调查总人数的47.0%，城镇已婚育龄妇女一年内做过妇科检查的人数占调查总人数的32.6%。

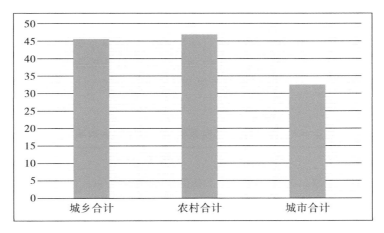

图2-24 15～49岁已婚育龄妇女一年内做过妇科检查情况构成(%)

（2）已婚育龄妇女产前检查情况 15～49岁已婚育龄妇女一年内做过产前检查的人数占总调查人数的98.4%，较2009年已婚育龄妇女75.9%的产前检查率有很大的提高。农村15～49岁已婚育龄妇女做过产前检查的人数占总调查人数的98.4%，城镇15～49岁已婚育龄妇女做过产前检查的人数占总调查人数的98.0%，说明产前检查基本实现了全覆盖。

15～49岁已婚育龄妇女产前检查地点主要是在县（区）以上医院，占47.7%，2009年调查显示产前检查地点主要是在乡镇卫生院，占46.3%。城镇15～49岁已婚育龄妇女产前检查地点主要是县（区）及以上医院，占81.0%，其次为妇幼保健机构，占71.8%；农村15～49岁已婚育龄妇女产前检查地点主要为县（区）及以上医院，占45.2%，其次为乡镇街道卫生院，占35.2%，具体结果见表2-48。

表2-48 15～49岁已婚育龄妇女产前检查地点构成(%)

| 调查地区 | 产前检查率 | 产前检查地点构成 | | | | | | | |
|---|---|---|---|---|---|---|---|---|---|
| | | 县（区）及以上医院 | 县（区）及以上中医院 | 妇幼保健机构 | 乡镇街道卫生院 | 社区服务中心 | 计划生育指导站 | 卫生室（所、站） | 其他 |
| 城市 | 98.0 | 81.0 | 40.7 | 71.8 | 28.0 | 20.8 | 20.8 | 29.2 | 32.0 |
| 农村 | 98.4 | 45.2 | 24.4 | 24.4 | 35.2 | 5.4 | 4.8 | 6.2 | 7.9 |
| 合计 | 98.4 | 47.7 | 25.2 | 27.9 | 34.8 | 6.1 | 5.5 | 7.3 | 9.1 |

（3）已婚育龄妇女分娩地点 15～49岁已婚育龄妇女分娩地点在医院的

占 99.5%，农村住院分娩率为 97.4%，城市住院分娩率达到 100%。农村育龄妇女分娩地点主要选择县级医院，占 66.9%，城镇育龄妇女分娩地点主要选择县级以上医院，占调查人口的 45.8%，其次为县级医院 36.1%，其他分娩地点城乡合计占 2.1% 可能是由于早产或者未来得及到达分娩地点所致，具体结果见表 2-49。

表 2-49　15～49 岁已婚育龄妇女分娩地点构成(%)

| 调查地区 | 住院分娩率 | 分娩地点构成 | | | | | | |
|---|---|---|---|---|---|---|---|---|
| | | 县级以上医院 | 县级医院 | 妇幼保健机构 | 乡镇街道卫生院 | 社区服务中心 | 计划生育指导站 | 其他 |
| 城市 | 100.0 | 45.8 | 36.1 | 13.9 | 0.0 | 0.0 | 0.0 | 4.2 |
| 农村 | 97.4 | 13.1 | 66.9 | 10.6 | 7.4 | 0.4 | 0.3 | 1.3 |
| 合计 | 99.5 | 17.2 | 63.1 | 11.0 | 6.4 | 0.2 | 0.0 | 2.1 |

（4）分娩方式及产后访视率　农村育龄妇女分娩方式为顺产者占 80.5%，城市育龄妇女分娩方式为顺产者占 60.0%，剖宫产占 38.5%。农村育龄妇女产后访视率为 51.8%，城镇育龄妇女产后访视率为 72.2%。由于被调查者的回忆偏倚及对产后访视的理解程度有限，调查样本的访视率与实际工作中的产后访视率存在着一定的差距（图 2-25）。

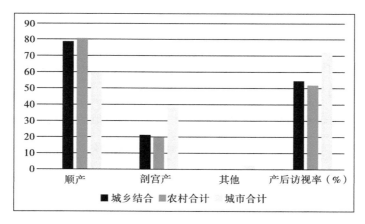

图 2-25　15～49 岁已婚育龄妇女分娩方式构成(%)

## 2. 儿童保健服务利用

7 岁以下儿童计划免疫接种卡建卡率为 98.7%。农村儿童卡介苗接种率达到 97.3%，其次是流脑，麻疹接种率仅达到 46.8%。城镇儿童卡介苗的接种率达到 95.3%，其次是脊灰疫苗，破伤风疫苗接种率最低，约为 64.1%。

2009 年儿童计划免疫接种卡建卡率为 82.8%，卡介苗接种率为 89.2%，说明计划免疫宣传工作的效果有了很大的提高。但各疫苗接种率之间也存在差别，这可能与计划免疫工作宣传力度有关，具体结果见表 2-50。

表 2-50 7 岁以下儿童计划免疫情况

| 调查地区 | 计划免疫建卡率（%） | <7 岁儿童计划免疫接种率（%） | | | | | | | | |
|---|---|---|---|---|---|---|---|---|---|---|
| | | 卡介苗 | 脊灰疫苗 | 麻疹疫苗 | 流脑疫苗 | 乙脑疫苗 | 甲肝疫苗 | 麻风腮联合疫苗 | 破伤风疫苗 | 风疹疫苗 |
| 城市 | 98.4 | 95.3 | 92.2 | 78.1 | 85.9 | 84.4 | 79.7 | 76.6 | 64.1 | 78.1 |
| 农村 | 98.7 | 97.3 | 83.2 | 46.8 | 89.5 | 88.6 | 75.5 | 76.7 | 50.4 | 73.2 |
| 合计 | 98.7 | 97.2 | 83.6 | 48.2 | 89.3 | 88.4 | 75.7 | 76.7 | 51.0 | 73.4 |

## 七、老年人口卫生服务需要、需求和利用

### 1. 老年人口基本情况

本次调查中 60 岁以上老年人有 4811 人，占调查总人数的 15.73%，其中男性占 48%，女性占 52%，老年人的婚姻状况主要为已婚（80.7%）和丧偶（17.8%）。

### 2. 自我健康评价

老年人自评健康平均得分为 61.33 分，老年人自评状况最差的维度是疼痛或不适方面，有问题的占 40.2%；其次是行动方面，有问题的占 28.1%；自我照顾、焦虑或抑郁、日常活动方面，有问题的分别为 15.1%、23.2%、23.9%（图 2-26）。

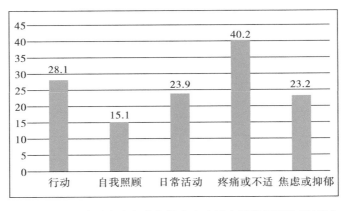

图 2-26 60 岁以上老年人自评有中度以上健康问题比例（%）

### 3. 老年人卫生服务需要与需求

60岁以上老年人两周患病人数为1498人，两周患病率为31.14%，60 ~ 64岁年龄组老年人的两周患病率最高，为36.50%。60岁以上老年人慢性病患病人数为3436人，慢性病患病率为71.42%，具体结果见表2-51，图2-27，图2-28。

表2-51　60岁以上老年人不同年龄组两周患病率和慢性病患病率

| 年龄分组 | 调查人数 | 两周患病人数 | 两周患病率 | 慢性病患病人数 | 慢性病患病率 |
|---|---|---|---|---|---|
| 60 ~ 64 岁 | 842 | 307 | 36.50% | 842 | 100.00% |
| 65 ~ 69 岁 | 1638 | 501 | 30.59% | 1020 | 62.40% |
| 70 ~ 74 岁 | 1124 | 330 | 29.40% | 771 | 68.70% |
| 75 ~ 79 岁 | 700 | 221 | 31.60% | 484 | 69.70% |
| 80 ~ 85 岁 | 332 | 91 | 27.40% | 228 | 68.70% |
| >85 岁 | 175 | 48 | 27.40% | 91 | 52.00% |
| 合计 | 4811 | 1498 | 31.14% | 3436 | 71.42% |

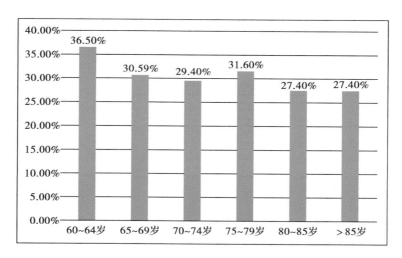

图2-27　60岁以上老年人不同年龄组两周患病率（%）

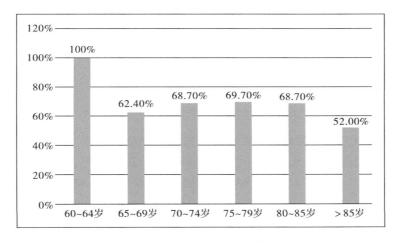

图 2-28　60 岁以上老年人不同年龄组慢性病患病率（%）

60 岁以上老年人所患慢性病前五位疾病顺位为高血压、糖尿病、脑血管病、其他类型心脏病和类风湿关节病。这五种疾病的患病人数占总患病人数的 70.6%，具体结果见表 2-52。

表 2-52　60 岁以上老年人慢性病患病率疾病顺位及构成

| 顺位 | 疾病名称 | 患病人数 | 患病率（‰） | 构成比（%） |
|---|---|---|---|---|
| 1 | 高血压 | 1802 | 533.3 | 53.3 |
| 2 | 糖尿病 | 170 | 50.31 | 5.0 |
| 3 | 脑血管病 | 160 | 47.35 | 4.7 |
| 4 | 其他类型心脏病 | 133 | 39.36 | 3.9 |
| 5 | 类风湿关节病 | 125 | 36.99 | 3.7 |

**4. 老年人卫生服务利用**

60 岁以上老年人两周就诊人数为 491 人，两周就诊率为 59.7%，住院人数为 1224 人，住院率为 36.22%，具体结果见表 2-53。

表 2-53　60 岁以上老年人不同年龄组两周就诊率和住院率

| 年龄分组 | 两周就诊人数 | 两周就诊率 | 住院人数 | 住院率 |
|---|---|---|---|---|
| 60～64 岁 | 128 | 58.70% | 271 | 32.19% |
| 65～69 岁 | 210 | 61.90% | 452 | 27.59% |
| 70～74 岁 | 125 | 60.10% | 347 | 30.87% |
| 75～79 岁 | 80 | 55.20% | 249 | 35.57% |

**续表**

| 年龄分组 | 两周就诊人数 | 两周就诊率 | 住院人数 | 住院率 |
|---|---|---|---|---|
| 80~85 岁 | 36 | 58.10% | 115 | 34.63% |
| >85 岁 | 18 | 62.10% | 50 | 29% |
| 合计 | 491 | 59.70% | 1224 | 36.22% |

**5.55 岁及以上中老年人日常生活能力量表(ADL)分析**

本次共调查 55 岁及以上中老年人 5899 人,其中男性 3081 人(52.2%);女性 2818 人(47.8%)。55~64 岁 2768 人(46.9%),65~74 岁 2227 人(37.8%),75~84 岁 788 人(13.4%),85 岁及以上 116 人(1.9%)。婚姻状况中未婚 65 人(1.1%),在婚 5005 人(84.8%),离婚或丧偶 829 人(14.1%)。文化程度中没上过学的 2934 人(49.8%),小学 1800 人(30.5%),初中 886 人(15.0%),高中及以上 279 人(4.7%)。具体结果见表 2-54。

**表 2-54 55 岁及以上中老年人的人口学特征**

| | 变量 | 调查人数 | 构成比(%) |
|---|---|---|---|
| 性别 | 男 | 3081 | 52.2 |
| | 女 | 2818 | 47.8 |
| 年龄 | 55~64 岁 | 2768 | 46.9 |
| | 65~74 岁 | 2227 | 37.8 |
| | 75~84 岁 | 788 | 13.4 |
| | ≥85 岁 | 116 | 1.9 |
| 婚姻状况 | 未婚 | 65 | 1.1 |
| | 在婚 | 5005 | 84.8 |
| | 离婚或丧偶 | 829 | 14.1 |
| 文化程度 | 没上过学 | 2934 | 49.8 |
| | 小学 | 1800 | 30.5 |
| | 初中 | 886 | 15.0 |
| | 高中及以上 | 279 | 4.7 |

日常生活能力量表(ADL)里 6 项中任何一项回答为需要部分帮助或无法自行完成均会被判断为 ADL 依赖。本次调查的 5899 位 55 岁及以上中老年人中,有 846 人存在 ADL 依赖,ADL 依赖率为 14.3%。单项 ADL 依赖率从高到低依次是洗澡(12.9%)、穿衣(8.5%)、上厕所(8.1%)、室内活动

（9.2%）、大小便（5.6%）、吃饭（5.3%），具体结果见表2-55。

表2-55　55岁及以上中老年人单项ADL依赖情况[（n）%]

| 评价项目 | 完全自理 | 不能完全自理 | 排序 |
|---|---|---|---|
| 洗澡 | 5139（87.1） | 760（12.9） | 1 |
| 穿衣 | 5399（91.5） | 500（8.5） | 2 |
| 上厕所 | 5424（91.9） | 475（8.1） | 3 |
| 室内活动 | 5400（90.8） | 499（9.2） | 4 |
| 大小便 | 5568（94.4） | 331（5.6） | 5 |
| 吃饭 | 5587（94.7） | 312（5.3） | 6 |

本次调查的中老年人中，男性ADL依赖率为12.1%，女性为16.7%，女性ADL依赖率高于男性，差异具有统计学意义（$\chi^2 = 25.468$，$P < 0.0001$）；不同年龄组中老年人ADL依赖率差异具有统计学意义（$\chi^2 = 402.503$，$P < 0.0001$），且年龄越大的老年人，ADL依赖率越高，其中85岁及以上老年人ADL依赖率为48.2%；不同婚姻状况老年人ADL依赖率差异具有统计学意义（$\chi^2 = 79.866$，$P < 0.0001$），丧偶的老年人ADL依赖率最高；文化程度高的老年人ADL依赖率较低，不同文化程度中老年人ADL依赖率差异具有统计学意义（$\chi^2 = 85.667$，$P < 0.0001$）。具体结果见表2-56。

表2-56　不同人口学特征中老年人ADL依赖情况

| 变量 | | 调查人数 | ADL依赖人数 | ADL依赖率（%） | $\chi^2$值 | $P$值 |
|---|---|---|---|---|---|---|
| 性别 | 男 | 3081 | 374 | 12.1 | 25.468 | <0.0001 |
| | 女 | 2818 | 472 | 16.7 | | |
| 年龄 | 55~64岁 | 2768 | 204 | 7.4 | 402.503 | <0.0001 |
| | 65~74岁 | 2227 | 340 | 15.3 | | |
| | 75~84岁 | 788 | 246 | 31.2 | | |
| | ≥85岁 | 116 | 56 | 48.2 | | |
| 婚姻状况 | 未婚 | 65 | 13 | 20 | 79.866 | <0.0001 |
| | 在婚 | 5005 | 632 | 12.6 | | |
| | 离婚或丧偶 | 829 | 201 | 24.2 | | |
| 文化程度 | 没上过学 | 2934 | 532 | 18.1 | 85.667 | <0.0001 |
| | 小学 | 1800 | 229 | 12.7 | | |
| | 初中 | 886 | 68 | 7.7 | | |
| | 高中及以上 | 279 | 17 | 6.1 | | |

以 ADL 是否依赖作为因变量，以单因素分析结果有意义的作为协变量，即以性别、年龄、婚姻状况、文化程度为协变量进行多因素 logistic 回归分析。研究发现性别、年龄、文化程度是中老年人 ADL 依赖的影响因素，具体结果见表 2-57。

表 2-57　中老年人 ADL 依赖的多因素 logistic 分析

| 因素 | B | S. E. | wald | Sig. | Exp(B) | 95% CI | |
|---|---|---|---|---|---|---|---|
| | | | | | | 下限 | 上限 |
| 婚姻 | -0.022 | 0.052 | 0.180 | 0.671 | 0.978 | 0.884 | 1.083 |
| 文化程度 | -0.201 | 0.054 | 13.652 | 0.000 | 0.818 | 0.736 | 0.910 |
| 性别 | 0.356 | 0.083 | 18.595 | 0.000 | 1.428 | 1.215 | 1.679 |
| 年龄 | 0.088 | 0.005 | 277.615 | 0.000 | 1.092 | 1.081 | 1.104 |

## 八、疾病经济负担

### 1. 不同县区居民疾病经济负担

所谓疾病经济负担(economic burden of disease)是指由于疾病及疾病所造成的失能和早死，从而给患者、家庭及社会所带来的经济损失。根据疾病对人群与社会的影响可分为：直接疾病经济负担、间接疾病经济负担和疾病无形经济负担。

本文用自付医疗费用来衡量居民的直接疾病经济负担，包括门诊自付费用、住院自付费用和总费用，总费用=门诊自付费用×26+住院自付费用。分析结果显示，海原县和平罗县门诊自付费用最高(800 元)，中宁县门诊自付费用中位数最低(275 元)，平罗县住院费用最高(3000 元)，彭阳县住院费用最低(1000 元)。

### 2. 灾难性卫生支出

灾难性卫生支出测量与分析是以家庭为基本研究单位，当一个家庭必须通过降低生活水平以支付医疗费用，重新换取健康时，就认为该家庭发生了灾难性卫生支出。灾难性卫生支出被定义为家庭现金支付的医疗费用(Out of Pocket，简称 OOP)，占家庭支付能力的比例超过一定的界定标准。世界卫生组织把这一标准界定为 40%。研究灾难性卫生支出需要两个重要的变量，即家庭自付的医疗费用和家庭支付能力，而支付能力为家庭可支配收入减去生存必需的支出(通常用食物支出来代替)。

灾难性卫生支出：当家庭自付医疗费用/家庭非食品性消费支出(家庭可

支配收入减去食物支出）>40%时，即认为这个家庭发生了灾难性卫生支出。

灾难性卫生支出发生率（Catastrophic Health Expenditure Headcount）：描述发生灾难性卫生支出家庭的频数占家庭总数的比例。

结果分析显示，永宁县灾难性卫生支出发生率最高（5.6%），其次为平罗县（3.8%），盐池县、西吉县灾难性卫生支出发生率最低（2.6%）。具体结果见表2-58。

表2-58 不同县（区）发生灾难性卫生支出的家庭数及发生率

| 调查地区 | 家庭数（n） | 发生率（%） |
|---|---|---|
| 盐池县 | 105 | 2.6 |
| 海原县 | 368 | 3.6 |
| 彭阳县 | 95 | 3.5 |
| 平罗县 | 38 | 3.8 |
| 西吉县 | 152 | 2.6 |
| 永宁县 | 51 | 5.6 |
| 原州区 | 32 | 2.8 |
| 中宁县 | 43 | 3.3 |
| 西夏区 | — | — |
| 合计 | 896 | 3.3 |

# 第四节 主要结果及发现

2009至2019年间，宁夏居民卫生服务需求增加，高血压病、糖尿病、脑血管疾病等慢性非传染性疾病是威胁居民健康的主要问题。医改十年来，宁夏医疗卫生服务体系进一步完善，医疗保障体系覆盖面扩大，保障力度增强，居民的卫生服务需要得到充分释放，居民卫生服务利用显著增加，卫生服务利用公平性得到改善。

## 一、基层卫生服务地理可及性较好，城市地区初级卫生保健优于农村地区

卫生服务地理可及性一定程度上反映了医疗资源分配的情况，也是卫生服务均等化的重要体现。调查结果发现，城市居民到达最近的社区医疗机构的距离主要集中在1～2km，所需时间中位数为8分钟；农村居民到达最近的

村卫生室的距离主要集中在 0 ~ 2km，所需时间中位数为 9 分钟。调查结果从侧面反映了宁夏深化基层医疗供给侧改革取得了较好的成效。

农村饮用水安全和使用无害化厕所是衡量社会进步、经济发展和居民生活质量的重要标志。农村改水目的是改善饮水条件，保障饮水卫生。因此，有效防控水源污染尤为重要。调查显示城市地区自来水使用比例达到了98.40%，农村自来水使用比例仅为 79.58%，农村自来水的使用比例低于城市 18.82 个百分点。改厕不仅能从根源上改善农村环境卫生，有效控制肠道传染病的发生和流行，而且对保障农村居民健康，推进农村经济可持续发展有重大的现实意义。现场调查显示，农村地区旱厕的使用比例仍然较高，占79.97%，可见普及卫生厕所需要社会各部门积极引导，并提供扶持政策，全面推进农村改厕步伐。

## 二、城乡居民卫生服务需要量增加，疾病谱以慢性非传染性疾病为主

两周患病率和慢性病患病率是反映居民卫生服务需求的重要指标。由调查结果可以看出，盐池县、永宁县、海原县和彭阳县两周患病率均高于城乡居民两周患病率（143.8‰）。其中盐池县与海原县是创新制度项目实施县，普通门诊及慢性病门诊报销比例提高，报销程序简化，加上政府对卫生服务政策的宣传力度增加，使农村居民的看病就医观念发生了改变，患者的健康意识提高了，对健康重视程度也不断增加，患病农村居民就诊意识增强，居民卫生服务需求增加。另一方面可能是调查人群中老年人口的持续上升导致。随着年龄的增长，机体功能有所下降，农村居民慢性病患病率会随年龄的增长而上升，导致卫生服务需要量增加。本次调查显示，农村居民慢性病患病率较 2009 年上升了 13.2 个百分点，城市居民门诊就诊疾病前三位为高血压病、糖尿病、普通感冒；农村居民门诊疾病谱顺位前三位的疾病为普通感冒、高血压病、流行性感冒。居民住院疾病谱以慢性非传染性疾病为主，城市居民住院前三位疾病为高血压病、脑血管疾病、糖尿病；农村居民住院前三位疾病为高血压病、脑血管疾病、椎间盘疾病。门诊卫生服务需求多因素logistics 回归分析结果显示，性别、年龄、文化程度、婚姻状况和是否患慢性病是影响居民两周患病率的显著因素。

## 三、居民卫生服务利用水平显著提高

居民两周就诊率、住院率等指标能够反映居民卫生服务利用水平。调查显示，宁夏城乡居民两周就诊率为 45.3%，农村居民两周就诊率（47.7%）高

于城市居民（25.4%）。不同县（区）两周就诊率结果显示，海原县两周就诊率最高（52.8%），门诊卫生服务利用率高；其次为彭阳县（45.7%）；原州区两周就诊率最低（36.4%）。按调查地区住院率来分析，彭阳县住院率最高，未住院率最低，永宁县住院率最低，未住院率最高。农村居民住院率（11.8%）远高于2009年农村卫生调查平均水平（7.0%），居民住院卫生服务利用有了显著提高。一方面这表明，医改十年来，宁夏医疗卫生服务体系进一步完善，医疗保障体系覆盖面扩大，保障力度增强，居民的卫生服务需要得到充分释放；另一方面也需认识到，过去十年卫生服务需要量的增加，必然导致卫生服务利用的提高。采用二分类的非条件 logistics 回归分析影响居民卫生服务利用的因素，结果显示对居民就诊有影响的因素包括：收入水平和有无慢性病；对居民住院有影响的因素包括：性别、年龄、婚姻状况、文化程度和有无慢性病。

调查发现西吉县的住院率最高，拥有城乡统筹医疗保险的居民，住院率要高于拥有其他形式的保险的居民；出院原因中农村居民选择"经济困难"的人数居多，而城市居民则选择"久病不愈"的人数居多。城乡统筹医疗保险的基本全覆盖，虽然缓解了大部分人群的就医看病难题，但同时也带来了医疗资源过度利用的风险，贫困人口不能充分利用医疗资源，而相对富裕的人群则出现"小病大看"的现象。特别是在农村地区，贫富差距较为明显，部分人群仍存在由于"经济困难"而无法充分享受到医疗资源的问题。另外城乡住院居民均存在因"久病不愈"等原因出院的人群，这进一步说明医疗技术的不断进步和医疗人才的引进仍是解决疑难杂症的重要途径之一。

## 四、卫生服务利用公平性得到改善

卫生服务利用水平公平主要是指不论患者的社会经济地位如何，有相同的卫生服务需要应该获得相同的卫生服务利用。调查结果显示，2009年不同收入组人群两周患病率集中指数 $CI$ 为正值，说明门诊卫生服务需求略微倾向于高收入组人群；2019年不同收入组人群两周患病率集中指数 $CI$ 为负值，说明低收入人群有较高的门诊卫生服务需求，侧面反映了低收入人群的健康状态可能低于高收入人群，居民卫生服务公平性与2009年相比得到进一步的改善，集中指数更趋近于绝对公平线。其原因可能是因为新医改实施后，由于基本药物制度的实施和医疗保障制度的完善，居民特别是低收入人群的保障待遇提高，一定程度上降低了居民门诊医疗费用，减轻了低收入者的经济负担，以至于居民能够更加公平地利用门诊卫生服务。

从门诊和住院卫生服务应利用而未利用的角度看，居民门诊卫生服务利用公平性优于住院卫生服务利用。同门诊卫生服务利用公平性的改善相比较，住院服务利用公平性需要引起重视。在这种情况下，考虑到住院治疗费用高等原因，个人自感病轻的情况下部分居民会选择用门诊服务来替代住院服务，若疾病严重必须住院，但由于能够提供优质住院医疗服务的高等级医院的住院费用相对较高，一定程度上会限制低收入人群对住院医疗服务的利用。

## 五、居民就医满意度整体上较好

患者满意度是指患者在就医过程中，根据客观的经济条件，结合主观感受，对医疗服务做出的综合评价。随着经济社会的快速发展与生活水平的不断提升，居民对医疗卫生服务的质量需求也越来越高。医疗卫生服务满意度不仅能在一定程度上反映农民潜在的医疗需求，更是评价医疗卫生服务质量的重要标准。患者作为医疗卫生服务的直接受益者，对其满意度的评价关系到资源配置是否最优、政府供给与居民需求是否匹配、政府供给效率高低等问题，关系到医疗卫生制度今后的发展方向。

调查显示，城乡居民对卫生系统满意度较高，但是也存在不满意的部分，需要改善卫生服务，提高满意度。结果显示门诊患者就诊最不满意的原因是设备条件差，住院患者不满意的原因构成中技术水平、服务态度均占较大比例，说明医疗机构的硬件设施、技术水平及服务态度仍有待提高。

## 六、妇幼保健工作取得一定成效

妇科检查主要项目有全身、腹部以及盆腔检查，其作用是对部分妇科疾病做出早预防、早诊断和早治疗。本次研究结果显示已婚育龄妇女一年内做过妇科检查的人数占调查总人数的 45.5%，较 2009 年已婚育龄妇女 34.9% 的检查率有所提高。产前检查是妊娠妇女产前保健的主要内容，对于预防孕期并发症、改善出生结局从而提高新生人口质量具有重大意义。本次研究中育龄妇女产前检查率为 98.4%，说明政府对孕妇大力推行和实施的免费孕前优生健康检查政策起到明显的推动作用。总的来说，宁夏地区从 2009 年开展的"四免一救助"到 2014 年的"七免一救助"对于妇幼卫生工作取得成效有一定作用。

## 七、老年人卫生服务需求较高

60 岁以上老年人两周患病率为 31.14%，慢性病患病率为 71.42%，慢性病前五位疾病顺位为高血压病、糖尿病、脑血管病、其他类型心脏病和类风湿关节病。老年人自评健康平均得分为 61.33 分，自评状况最差的维度是疼痛或不适，占 40.2%；其次是行动方面，有问题的占 28.1%；自我照顾、焦虑或抑郁、日常活动方面有问题的分别为 15.1%、23.2%、23.9%。

　　基本日常生活活动能力（activity of daily living scale，ADL）既是躯体健康的外在表达，也是评价个体生命质量最基本的组成部分和重要指标。老年人日常生活能力是影响其生命质量的主要因素，生活活动能力的丧失是老年人最主要的健康问题。老年人失能后，生命质量下降，不仅给家庭造成负担，也会产生一系列的社会问题。分析结果显示，性别、年龄、文化程度是 55 岁以上中老年人 ADL 依赖的影响因素。男性 ADL 依赖率为 12.1%，女性为 16.7%，女性 ADL 依赖率高于男性；且年龄越大的老年人，ADL 依赖率越高；丧偶的老年人 ADL 依赖率最高；文化程度高的老年人 ADL 依赖率较低。

　　随着年龄的增长，机体各种机能逐渐衰退，加之疾病的影响，老年人日常生活活动能力呈下降趋势，直接影响到个体的生命质量。因此，维护老年人的日常生活活动能力，不仅能够助其延长健康寿命，提高生活质量，而且能够减轻家庭成员的身心负担和经济负担，促进家庭健康和社会和谐。所以，在社会日益老龄化的进程中，社会和家庭都应关注老年人的日常生活活动能力，乡镇卫生院和社区在开展老年卫生服务以及家庭照护时，应注重培养和维护老年人的日常生活活动能力。

### 八、关注居民疾病经济负担

　　世界上任何一个国家和地区，不论社会经济发展状态好坏，灾难性卫生支出都会给个人和家庭带来沉重的负担。长期以来，农村贫困问题一直是影响中国社会和谐发展的重点问题，而近年来巨额的医疗费用支出成为限制农村居民经济发展的重要原因。相较于门诊患者，住院患者因服务项目多、就医时间久、病情复杂等原因，有更大额度的医疗费用支出。因此，对于农村家庭来说，住院患者不但需要支付高昂的住院费用，还可能会因为住院误工、误农，从而导致家庭经济收入的减少，加剧家庭灾难性卫生支出的发生，更加凸显农民"看病难、看病贵"的问题。

# 第五节　政策及建议

### 一、顶层政策设计基于公平性导向，切实关注健康追求全过程

　　健康公平是社会主义制度的本质要求，也是卫生事业发展的必然追求。卫生政策必然要把促进健康公平放在更加突出的位置。长期以来，我国对卫

生实行的是"效率优先、兼顾公平"的发展原则，但是随着经济条件的改善、居民健康需求的持续增加，公平已经成为政策制定者需要考虑的问题。

健康公平的实现过程是一个由卫生服务的筹资公平、卫生服务的提供公平与卫生服务的利用公平等组成的连续性过程。任何一个环节的不公平均可成为影响健康公平实现的关键性因素，所以追求健康公平不仅要关注健康结果的公平性，也要留意其过程的公平性。政府应在指导思想上树立保障公民健康权的责任意识，把公平正义的理念作为医疗卫生体制改革的价值导向，在卫生筹资、卫生服务提供、卫生资源配置等各环节发挥主导作用，按照健康需求进行配置和疏导，才不失为真正实现健康公平的有效途径。

在政策设计时，将不同人群的差异问题摆在重要位置，着重向农村、社区、贫困人群和脆弱居民倾斜，着力改变医疗卫生服务分布的不均衡性，努力实现城乡、地区、不同经济支付能力，甚至个体之间的均衡，将有效的资源投向更需要的人群，保证人人都能享受到所需的卫生服务和健康。

## 二、常态化宣传普及健康管理理念，突出健康保障的个体责任

由于对慢性病缺乏有效治愈手段，因此应以加强慢性病防控为主要出发点。一方面，要多举并进地推进慢性病防控体系建设，将健康融入所有政策，在更大范围内形成各级疾病预防控制机构、健康教育机构、医疗机构以及与其他部门的联动机制，共同防控慢性病。另一方面，要进一步加强相关主体健康宣教和健康促进活动的开展，切实提高居民健康意识，养成良好的生活习惯，控制危险因素，遏制和扭转慢性病对居民健康的危害。早期的健康危险因素识别和生活方式管理能够有效地降低医疗费用。相对于环境、医疗资源和社会支持等外界因素，个人的就医意识和就医行为才是影响健康状态的绝对主要因素，因此提高个人进行自我健康管理的认知和实施能力对提高居民健康状态具有至关重要的意义。

在居民中开展健康管理知识的教育和推广，强化健康保障的个人责任，使居民意识到自己的健康需要自己保护，懂得促进健康的权利掌握在自己手上，所谓的健康管理其管理主体和关键环节一定是居民自己。鼓励居民依靠自己拓展健康维护的知识，通过动态地了解自己的健康状况，坚持健康的生活方式和行为习惯，并采取积极的行动来降低个人患病的可能性。患病后选择有效的就医方式，并持之以恒地使自己处于健康的主动地位，从而最大效度地改善个人健康。进而避免不必要的费用，将节省的资源用于提高生活质量。同时，在家庭里普及健康管理理念，可以实现健康管理计划的彼此监督、促进个人健康管理的互促互进，增强家人自我管理的积极性。但是个人开展

自我健康管理需要具备一定的健康知识。随着健康意识和知识的提高，自我健康管理的自觉性和能力都会随之增高，个人健康管理才能有更高的可操作性和人群普及性。有研究指出，教育对健康具有决定性的作用，受教育程度高的人群在健康状态上表现更好，而且能较少地利用医疗服务，所以推广健康管理的理念在很大程度上需要首先提高居民的受教育水平。

### 三、立足社区守好疾病预防核心圈，常态化开展居民健康管理

新医改要求在疾病的防治工作中做到重心下移（即将防病工作的重点放在社区、农村和家庭）和关口前移（即对疾病发病因素进行控制），并从以患者为中心转向以健康和亚健康人群为中心，为在社区中开展健康管理工作提供了优厚的政策环境。社区卫生服务注重公平、可及、有效、适宜和及时，以妇女、儿童、老人、慢性病患者和残疾人为服务重点，是居民健康的"守门人"。社区健康管理通过利用社区的医疗服务资源，通过健康体检的开展和健康档案的建立，能全面了解和监控社区人群的健康状态。通过健康风险评价，能够筛选高危人群和疾病人群。健康干预能针对不同人群的健康状况和疾病负担，对健康计划和资源分配的重点做出调整，降低居民疾病风险，提高居民生活质量，也能有效降低医疗费用。健康管理还针对不同人群采用不同的策略，对健康人群以提供健康监测和生活方式指导为核心；对高危人群以提供健康危险因素的干预服务为核心；对疾病人群以提供就诊和转诊的信息指导以及治疗过程的监督为核心，对社区中慢性病管理、重大疾病管理和残疾人健康管理可以发挥重要作用。另外，在社区卫生服务中开展以人群为基础的健康管理是控制医疗费用增长，提高医疗服务效率，适应我国卫生改革的有效途径。

### 四、营造社会氛围加强慢性病防控，将人群健康改善落于日常

随着人们生活水平的不断提升，居民生活方式也在发生着质的变化，慢性非传染性疾病排在了疾病谱的前列，故在医疗制度的完善过程中，更应该关注大病医保、慢性病的持久性诊疗的问题，从制度和政策层面保障和改善居民，特别是慢性病居民的生活质量和健康状况。

居民门诊和住院主要以高血压病、糖尿病和脑血管疾病等慢性病为主，慢性病患病率不断上升，已成为威胁居民生命健康的主要杀手，也是影响居民卫生服务利用和卫生总费用的重要因素，慢性病防控工作任重而道远。为提高居民健康水平，减轻疾病负担，降低卫生费用，我们一定要加强慢性病的防治，借鉴国内外成功的慢性病防治经验，探索富有宁夏特色的慢性病防

治办法。通过建立以社区为平台、专业站(所)为指导、综合医院为技术支撑的慢性病防治管理网络,搭建社区、医院和疾控中心可以共享共用的综合信息系统,运用网络、电视、报纸、手机等传媒和微信、微博等公共社交网络服务平台,动员学校、企事业单位、社区、有关行业协会、志愿者等各方力量积极参与健康促进,加强吸烟、饮酒、缺少运动等慢性病危险因素的干预,针对高血压病、糖尿病等常见慢性病实施患者自我管理和群组管理等办法,切实控制慢性病的发病率,提高居民健康水平。

## 五、推进多层次医疗保障体系建设,优化基层医疗资源配比度

完善的基层医疗保障体系需要建立在齐全的硬件及软件设施的基础之上,全面保障基层医疗机构的设施配套能够让基层医疗机构更加充分地发挥自身的优势。特别是偏远地区、医疗条件较差的山区的基层医疗机构,更应该关注其医疗设施的配套情况。有了较为完善的诊疗设备,才能将居民就医流向锁定在基层医疗机构,这不仅有助于建立健全基层医疗机构的诊疗机制,同时对缓解上级医疗机构的就诊压力也可以起到重要的作用。

加大农村卫生资源、人力、经费、设备等投入力度,并做到逐级分配,细化分工,责任到人,将医疗资源及卫生费用的流向及分配比例做到最大化的透明式管理,将有限的资源做到充分的利用,避免医疗资源的过度浪费,使农村居民在卫生服务的充分利用等方面处于有利地位。

优化农村卫生资源配置、提高管理效能和基层服务能力,大力发展基层卫生服务,着手加强基层医疗人才队伍建设,对现有医务人员开展定期培训学习,并适当提高农村贫困地区医务人员待遇,引荐医学毕业生服务农村,引导高技术人才等优质资源下沉,从而更好地服务基层。同时,应明确定位各级医疗机构的职能,积极响应国家"分级诊疗"号召,重视全科医生培养,推动基层家庭医生签约制,缓解基层卫生资源不足现状,带动基层医务人员服务能力和技术水平的提升。

## 六、严格把控医疗卫生服务质量关,多措并举提升患者满意度

随着农村经济社会的发展,农民收入水平不断提升,其对医疗卫生服务的需求逐渐呈现出高标准化和多样化的特征,因此,对于农村医疗卫生服务的供给,不能使用"一刀切"的模式,而是需要更好地了解农民对医疗卫生服务需求的真实想法,采取"自下而上"的供给模式,以满足不同农民对医疗卫生服务的需求。第二,通过提高报销比例、控制医药费用等多项措施来减少农民医疗费用的支出,从而减轻农民的经济负担,缓解农民"看病难、看病

贵"的问题。对于经济水平高的地区，可以提供更为优质的医疗服务，包括医疗技术更好的医护人员、齐全的储备药品、先进的医疗设备，以及舒适优美的医疗环境。然而经济水平低的地区所提供的医疗服务并不能满足居民的需求。因此，进一步加强和改善针对经济水平较低的地区的农村基本医疗卫生服务，是提升基本医疗卫生服务均等化水平的关键。

在医疗服务过程中应体现以人为本的思想，尊重患者、关爱患者、方便患者、服务患者。要切实改变"见病不见人"的单纯技术服务理念，加强医患沟通是构建医患之间信任的有效途径。医护人员在观念上要尊重患者，在思想上要重视患者，在行为上要关心患者，站在患者的立场，想患者之所想，为患者提供爱心、温馨、细心、耐心的服务，为不同职业的患者提供个性化的服务，从而构建和谐的医患关系，提高患者满意度。

### 七、加强特殊群体老年人关爱服务，对标实现老有所医主目标

应重视农村中老年居民健康状况，改变传统的"轻预防、轻基层"局面。加强基层医疗服务建设，重视基层疾病预防工作，对农村居民定期开展健康教育，加大健康教育和健康促进的宣传力度，采取综合性预防措施，同时倡导健康的生活方式，以预防慢性病的发生，积极提高居民的健康水平；建立健康档案、定期随访，从而降低居民慢性病的患病率、及时控制疾病发展、提高生命质量。慢性病的防控需要全社会共同参与，基层卫生服务机构要把慢性病防治作为工作重点，注重慢性病的控制和老年人护理。同时动员老年人树立现代健康观念，加强体育锻炼，养成健康生活方式并定期到医院就诊。

老年人两周患病率和慢性病发病率明显高于其他年龄人群。随着年龄的增长，患病率提高，这是自然规律，不是政策或其他人为因素所致，故这种差别不应被认为不公平。但老年人的健康需要远高于年轻人是客观存在的，在制定卫生服务改革政策时，决策者应充分考虑这一点。一是根据老年人的疾病特点，加强老年病医院、护理院、老年康复医院和综合医院老年病科建设，培养从事老年卫生服务的专业人员和骨干队伍；二是根据老年人身体功能弱化、行动不便的特点，完善家庭病床的开设，探索制定居家护理、长期护理的支持政策等；三是加大社区卫生服务站的建设，为老年人提供方便、经济、人性化的医疗卫生服务，为 65 岁以上老年人提供免费健康咨询指导；四是提高老年人医疗保险费用支付比例，严格控制自费药品的使用，减轻老年人的医疗费用负担，使老年居民真正实现"老有所医"的目标。

## 八、深化医疗保障制度个性化探索，走好有地方特色的医改路

积极探索、学习国内医改成功案例，在全国医改的大背景下，不断调整、制定适合宁夏本地区的个性化的医疗保障政策。坚持以本地居民健康需求为导向，以居民就医便利最大化为宗旨，以提升居民就医效率和效果为目标，不断优化、调整现行的医疗保障制度。必要时，可根据每个地区的差异性，在总体医疗制度的大背景下，实施"一地一制，因地制宜"等策略。

政府应当进一步优化调整城乡居民医疗保险的制度设计，增强家庭抵御疾病经济风险的能力，不断提高农村居民的保健意识，从而减少农村家庭灾难性卫生支出的发生。一方面应进一步优化调整城乡居民医疗保险的制度设计，加大对门诊、住院、慢性病、老年人等脆弱人群的关注，扩大医改项目覆盖范围并逐步提高实际报销比例，以增强慢性病家庭抵御疾病经济风险的能力；另一方面，应当全方位、多渠道地向农村居民宣传健康保健知识，减少农村居民"小病拖，大病扛"现象的发生，降低慢性病的患病率，减少农村家庭灾难性卫生支出的发生。

# 第三章　卫生服务利用公平性专题研究

专题研究利用宁夏"创新支付制度，提高卫生效益"医改项目样本县（海原县、盐池县、彭阳县和西吉县）2009 年基线调查数据、2012 年追踪随访数据以及 2015 年国家自然科学基金项目"新农合方案调整对宁夏项目县农村居民受益分布及疾病经济负担的影响研究"和 2019 年国家自然科学基金项目"宁夏医改试点县农村居民卫生服务利用、费用负担及公平性的动态研究与医保补偿政策的关系研究"的调查数据，采用试点前（2009 年）、试点中（2012 年）、试点结束（2015 年）及后续可持续期（2019 年）四个时间节点的非平衡面板数据进行分析，形成以下五个专题研究。

## 第一节　宁夏山区农村慢性病家庭灾难性 卫生支出及公平性研究

随着近些年社会经济的快速发展、生活模式的转变等多因素的影响，国内外疾病谱发生了明显的改变，由传染性疾病转变为慢性非传染性疾病。与此同时，全球慢性病患者逐年递增，我国的慢性病患者人数也已接近 3 亿，患病率也在持续上升。慢性病给家庭造成严重的疾病负担，尤其是农村地区情况更为严重，这也导致了家庭自付卫生支出越来越高。而对于我国大多数农村家庭来说，卫生支出是一个沉重的经济负担，尤其灾难性卫生支出会导致一些家庭因病致贫和返贫。与此同时，我国农村居民贫困问题长期以来一直都是影响家庭、社会，乃至国家和谐健康发展的关键因素，而近年来逐年上涨的居民卫生支出，已成为限制农村经济发展的重要因素。有研究显示，我国人均医疗卫生费用支出随着年份增长而有所增加，甚至有部分家庭因此发生了灾难性卫生支出。有不少研究证明了这一现象，农村慢性病家庭中灾难性卫生支出发生率高于农村一般家庭灾难性卫生支出发生率。

回顾我国新型农村合作医疗制度（以下简称"新农合"）改革之路，从 2002 年建立新农合，2003 年在全国部分县（市）开始试点，2008 年基本实现我国全覆盖，到 2009 年推行新医改，新农合政策在不断调整，2010 年新农合基本覆盖了全国农村居民，同年宁夏也开始实施"创新支付制度，提高卫生效益"医改项目。同时，有不少学者在研究降低灾难性卫生支出发生率的影响因素，有研究认为在实施新医改之后灾难性卫生支出发生率有所降低；也有研究认为新医改对缓解农村老年人群发生灾难性卫生支出的作用并不明显；更有研究认为新农合虽在一定程度上降低了灾难性卫生支出的发生率，但是并没有从根本上降低样本县家庭可能发生灾难性卫生支出的风险。

通过这些调查研究可知，现在大多研究只是分析是否参加新农合或新农合的实施效果对慢性病家庭灾难性卫生支出的影响，缺乏对新医改实施前后的关键时间段的分析研究；研究数据也大多都是横截面或者混合横截面数据，很少有研究采用家庭或村庄层面的面板数据进行分析。总的来说，缺少医保政策（起付线、报销比、封顶线）及其变化在家庭面板数据上如何影响灾难性卫生支出及其公平性的研究。

医保补偿政策的调整究竟对宁夏十年医改中的农村慢性病家庭灾难性卫生支出及其公平性产生了怎样的影响，这是本次研究关注的主要问题。因此，本研究采用宁夏医改样本县（海原县、盐池县、彭阳县和西吉县）的试点前（2009 年）、试点中（2012 年）、试点结束（2015 年）及后续可持续期（2019 年）四个时间节点的慢性病家庭非平衡面板数据进行分析，针对相同的样本人群，不同的医保补偿政策，将政策变化剥离出来，了解宁夏农村慢性病家庭发生灾难性卫生支出的现状，分析医保政策调整对于慢性病家庭灾难性卫生支出发生的影响，并利用集中指数及其分解法研究其对慢性病家庭灾难性卫生支出及其公平性的影响，为完善医保政策和促进医保制度持续发展提供需方的数据支持和科学的理论依据。

## 一、样本人群基本情况和医保补偿政策调整情况

### 1. 样本人群家庭户情况

本研究所使用的是样本县（海原县、盐池县、彭阳县和西吉县）四次调查（2009 年、2012 年、2015 年和 2019 年）的家庭水平非平衡面板数据，2009 年、2012 年、2015 年和 2019 年调查慢性病家庭户分别为 2089 户、2449 户、2492 户和 3113 户。其中，慢性病患者分别为 2723 例、3244 例、3427 例、4783 例；发生灾难性卫生支出的家庭户分别为 288 户、255 户、190 户、396 户（表 3-1）。

表 3-1　调查样本县农村慢性病患者家庭户

| 变量 | 2009 年 | 2012 年 | 2015 年 | 2019 年 |
|---|---|---|---|---|
| 总人口（例） | 9451 | 10903 | 10603 | 13865 |
| 调查户（户） | 2089 | 2449 | 2492 | 3113 |
| 慢性病患者（例） | 2723 | 3244 | 3427 | 4783 |
| 发生灾难性卫生支出家庭（户） | 288 | 255 | 190 | 396 |

**2. 样本人群慢性病患者患病情况**

慢性病患者所患疾病中，常见的高血压、糖尿病、类风湿关节炎所占比例均呈逐年上升趋势。其中，在四次调查中，高血压上升速度最快，且所占比例最大，分别为 22.0%、26.5%、35.9%、42.8%（表 3-2）。

表 3-2　慢性病患者中常见慢性病的患病情况（%）

| 所患疾病 | 2009 年 | 2012 年 | 2015 年 | 2019 年 |
|---|---|---|---|---|
| 高血压 | 22.0 | 26.5 | 35.9 | 42.8 |
| 糖尿病 | 2.3 | 2.7 | 3.3 | 4.1 |
| 类风湿关节炎 | 4.0 | 6.3 | 7.6 | 6.1 |

**3. 样本人群家庭户的基本特征**

家庭人口规模呈逐年下降趋势；家中 65 岁以上人口数逐年增加，且在同一年份中，家中只有一个 65 岁以上人口数所占比例最高；家中慢性病患者人数和家中慢性病患者所患疾病种类数逐年增加，所占比例也呈逐年上升趋势（表 3-3）。

表 3-3　样本人群家庭户的基本特征[n(%)]

| 变量 | | 2009 年 | 2012 年 | 2015 年 | 2019 年 |
|---|---|---|---|---|---|
| 家庭 | 1~3 人 | 659(31.6) | 796(32.5) | 1061(42.6) | 1448(46.5) |
| 人口 | 4~6 人 | 1246(59.6) | 1407(57.5) | 1179(47.3) | 1391(44.7) |
| 规模 | ≥7 人 | 184(8.8) | 246(10.0) | 252(10.1) | 274(8.8) |
| 家中 | 0 人 | 1503(71.9) | 1597(65.2) | 1543(62.0) | 1758(56.5) |
| >65 岁 | 1 人 | 367(17.6) | 484(19.8) | 512(20.5) | 700(22.5) |
| 人口数 | ≥2 人 | 219(10.5) | 368(15.0) | 437(17.5) | 655(21.0) |

续表

| 变量 | | 2009 年 | 2012 年 | 2015 年 | 2019 年 |
|---|---|---|---|---|---|
| 家中 <5 岁 人口数 | 0 人 | 1592(76.2) | 1918(78.3) | 1931(77.5) | 2560(82.2) |
| | 1 人 | 388(18.6) | 393(16.1) | 386(15.5) | 330(10.6) |
| | ≥2 人 | 109(5.2) | 138(5.6) | 175(7.0) | 223(7.2) |
| 家庭 人均 年收入 | 低收入组 | 418(20.0) | 490(20.0) | 498(20.0) | 622(20.0) |
| | 中低收入组 | 418(20.0) | 490(20.0) | 500(20.1) | 623(20.0) |
| | 中等收入组 | 419(20.1) | 490(20.0) | 497(19.9) | 623(20.0) |
| | 中高收入组 | 415(19.8) | 489(20.0) | 499(20.0) | 623(20.0) |
| | 高收入组 | 419(20.1) | 490(20.0) | 498(20.0) | 622(20.0) |
| 家中慢性病 患者人数 | 1 人 | 1552(74.3) | 1731(70.7) | 1654(66.3) | 1825(58.6) |
| | 2 人 | 456(21.8) | 649(26.5) | 754(30.3) | 1056(33.9) |
| | ≥3 人 | 81(3.9) | 69(2.8) | 84(3.4) | 232(7.5) |
| 家中患者 所患疾病 种数 | 1 种 | 1317(63.1) | 1479(60.4) | 1308(52.5) | 1355(43.5) |
| | 2 种 | 533(25.5) | 663(27.1) | 735(29.5) | 938(30.2) |
| | ≥3 种 | 239(11.4) | 307(12.5) | 449(18.0) | 820(26.3) |

### 4. 样本人群户主的基本人口学特征

在年龄分组中，40~60 岁人口在不同年份中始终最多，且所占比例均保持在 50% 以上；在性别和婚姻状况中，女性、非在婚状况占比呈缓慢上升趋势，但仍是男性、在婚状况占主要构成部分，在 90% 以上。在文化程度和职业中，高中及以上学历、非农民占比呈逐年上升趋势。户主为慢性病患者所占比例呈缓慢下降趋势（表 3-4）。

表 3-4　样本人群户主的基本人口学特征[ n(%)]

| 变量 | | 2009 年 | 2012 年 | 2015 年 | 2019 年 |
|---|---|---|---|---|---|
| 户主年龄 分组 | 20~39 岁 | 532(25.5) | 488(19.9) | 307(12.3) | 288(9.3) |
| | 40~60 岁 | 1119(53.5) | 1314(53.7) | 1334(53.5) | 1600(51.3) |
| | >60 岁 | 438(21.0) | 647(26.4) | 851(34.2) | 1225(39.4) |
| 户主性别 | 男 | 1969(94.3) | 2304(94.1) | 2262(90.8) | 2855(91.7) |
| | 女 | 120(5.7) | 145(5.9) | 230(9.2) | 258(8.3) |
| 户主婚姻 状况 | 在婚 | 1967(94.2) | 2314(94.5) | 2299(92.3) | 2818(90.5) |
| | 非在婚 | 122(5.8) | 135(5.5) | 193(7.7) | 295(9.5) |

| 变量 | | 2009 年 | 2012 年 | 2015 年 | 2019 年 |
|---|---|---|---|---|---|
| 户主<br>文化<br>程度 | 文盲 | 660(31.6) | 667(27.2) | 748(30.0) | 995(32.0) |
| | 小学 | 832(39.8) | 997(40.8) | 1016(40.8) | 1184(38.0) |
| | 初中 | 480(23.0) | 632(25.8) | 581(23.3) | 731(23.5) |
| | 高中及以上 | 117(5.6) | 153(6.2) | 147(5.9) | 203(6.5) |
| 户主<br>职业 | 农民 | 1733(83.0) | 1804(73.7) | 1855(74.4) | 2130(68.4) |
| | 非农民 | 356(17.0) | 645(26.3) | 637(25.6) | 983(31.6) |
| 户主是否为<br>慢性病患者 | 是 | 953(45.6) | 1125(45.9) | 1050(42.1) | 1144(36.7) |
| | 否 | 1136(54.4) | 1324(54.1) | 1442(57.9) | 1969(63.3) |

**5. 医保补偿政策调整情况**

在"创新支付制度,提高卫生效益"医改项目实施期间,样本县的门诊慢性病政策在不同时期有着调整和发展。自 2002 年我国建立并实施新农合,到 2008 年基本实现全覆盖,再到 2010 年宁夏将"农村居民的新型农村合作医疗"与"城镇居民的医疗保险"合并为"宁夏统筹城乡居民医疗保险",2014 年政策筹资标准实行"一制三档",居民在缴费档次上可以有多种选择。门诊慢性病报销比在同一年间随着档次升高而呈增加的趋势;同级医疗机构中起付线、封顶线、报销比基本呈上升趋势。总的来说,宁夏医改项目自实施以来,医保补偿政策中门诊慢性病政策的起付线、封顶线、报销比在不断调整(表 3-5,表 3-6)。

表 3-5 项目县医保补偿政策标准调整

| 医保补偿政策 | | 2009 年 | 2012 年 | 2015 年 | | | 2019 年 |
|---|---|---|---|---|---|---|---|
| | | | | 一档 | 二档 | 三档 | |
| 起付线 | | — | 0 | 300 | 300 | 300 | 500 |
| 报销比 | 县内 | — | 65% | 75% | 80% | 85% | 60% |
| | 县外 | — | 55% | 65% | 70% | 75% | |
| 封顶线<br>(元/年/人,1/2/2 种<br>及以上慢性病) | | — | 1000 | | | | |
| | | — | 1500 | 1.5 万 | 1.7 万 | 1.9 万 | 13 万 |
| | | — | 2000 | | | | |

表 3-6　对照县医保补偿政策标准调整

| 医保补偿政策 | 2009 年 | 2012 年 | 2015 年 | | | 2019 年 |
| --- | --- | --- | --- | --- | --- | --- |
| | | | 一档 | 二档 | 三档 | |
| 起付线 | — | 300 | 400 | 400 | 400 | 500 |
| 报销比 | — | 35% | 50% | 60% | 65% | 60% |
| 封顶线 | — | | | | | |
| （元/年/人， | — | 1500 | | 1.9 万 | | 13 万 |
| 1/2/2 种及以上慢性病） | — | | | | | |

## 二、灾难性卫生支出的发生情况

### 1. 灾难性卫生支出基线调查的发生情况

2009 年基线调查结果显示：灾难性卫生支出发生率和平均差距随着阈值的升高而降低，相对差距随着阈值的升高而升高。其中，在 40% 阈值下，灾难性卫生支出发生率、平均差距和相对差距分别为 13.79%、11.30%、81.96%（表 3-7）。

表 3-7　2009 年基线调查灾难性卫生支出的发生情况（%）

| 指标 | 20% | 30% | 40% | 50% | 60% |
| --- | --- | --- | --- | --- | --- |
| 灾难性卫生支出发生率 | 22.88 | 17.19 | 13.79 | 11.63 | 9.19 |
| 灾难性卫生支出平均差距 | 14.78 | 12.81 | 11.30 | 10.06 | 8.41 |
| 灾难性卫生支出相对差距 | 64.58 | 74.53 | 81.96 | 86.45 | 91.49 |

### 2. 灾难性卫生支出的发生率

后续的三次随访调查中，政策报销前后的调查结果显示：在医保政策报销前后，灾难性卫生支出发生率均随着阈值的升高而降低。在不同阈值下，三次随访调查报销后的灾难性卫生支出发生率均低于报销前，且报销后的灾难性卫生支出发生率呈现下降又升高的趋势，其中，在 40% 阈值下，2015 年最低，为 7.62%。在灾难性卫生支出发生率的下降率方面，其下降率基本呈下降趋势（表 3-8）。

表 3-8　政策报销前后因慢性病患者费用导致灾难性卫生支出发生率（％）

| 阈值 | 报销前（a） | | | 报销后（b） | | | 下降率（a-b）/a | | |
| --- | --- | --- | --- | --- | --- | --- | --- | --- | --- |
| | 2012 年 | 2015 年 | 2019 年 | 2012 年 | 2015 年 | 2019 年 | 2012 年 | 2015 年 | 2019 年 |
| 20% | 19.64 | 16.13 | 24.90 | 16.90 | 13.48 | 22.10 | 13.95 | 16.43 | 11.24 |
| 30% | 16.58 | 12.52 | 18.92 | 13.23 | 9.47 | 16.06 | 20.21 | 24.36 | 15.12 |
| 40% | 14.45 | 9.67 | 15.03 | 10.41 | 7.62 | 12.72 | 27.96 | 21.20 | 15.37 |
| 50% | 12.74 | 7.98 | 12.91 | 8.45 | 6.22 | 9.86 | 33.67 | 22.06 | 23.63 |
| 60% | 10.45 | 7.02 | 11.05 | 6.98 | 5.38 | 7.93 | 33.21 | 23.36 | 28.24 |

### 3. 灾难性卫生支出的平均差距

后续的三次随访调查中，政策报销前后的调查结果显示：在医保政策报销前后，平均差距均随着阈值的升高而降低，其中，在不同阈值下，三次随访调查报销后的平均差距均低于报销前，且报销后的平均差距呈现下降又略升高的趋势，在 40% 阈值下，2015 年最低，为 6.41%。在平均差距的下降率方面，2015 年相比 2012 年有所降低，但 2019 年又呈缓慢上升趋势（表 3-9）。

表 3-9　政策报销前后因慢性病患者费用导致灾难性卫生支出平均差距（％）

| 阈值 | 报销前（a） | | | 报销后（b） | | | 下降率（a-b）/a | | |
| --- | --- | --- | --- | --- | --- | --- | --- | --- | --- |
| | 2012 年 | 2015 年 | 2019 年 | 2012 年 | 2015 年 | 2019 年 | 2012 年 | 2015 年 | 2019 年 |
| 20% | 21.24 | 12.58 | 20.36 | 10.99 | 8.36 | 13.65 | 48.26 | 33.55 | 32.96 |
| 30% | 19.46 | 11.17 | 18.22 | 9.52 | 7.24 | 11.80 | 51.08 | 35.18 | 35.24 |
| 40% | 17.94 | 10.08 | 16.55 | 8.36 | 6.41 | 10.37 | 53.40 | 36.41 | 37.34 |
| 50% | 16.59 | 9.22 | 15.19 | 7.43 | 5.73 | 9.28 | 55.21 | 37.85 | 38.91 |
| 60% | 15.43 | 8.46 | 14.01 | 6.68 | 5.15 | 8.42 | 56.71 | 39.13 | 39.90 |

### 4. 灾难性卫生支出的相对差距

后续的三次随访调查中，政策报销前后的调查结果显示：在医保政策报销前后，相对差距均呈升高趋势，其中，在不同阈值下，三次随访调查报销后的相对差距均低于报销前，且在 40% 阈值下报销后的相对差距呈现上升又下降的趋势。在相对差距的下降率方面，2015 年相比 2012 年有所降低，但2019 年相比 2015 年又呈上升趋势（表 3-10）。

表 3-10　政策报销前后因慢性病患者费用导致灾难性卫生支出相对差距(%)

| 阈值 | 报销前(a) | | | 报销后(b) | | | 下降率(a-b)/a | | |
|------|---------|---------|---------|---------|---------|---------|---------|---------|---------|
| | 2012 年 | 2015 年 | 2019 年 | 2012 年 | 2015 年 | 2019 年 | 2012 年 | 2015 年 | 2019 年 |
| 20% | 108.16 | 77.80 | 81.76 | 65.00 | 62.03 | 61.76 | 39.90 | 20.27 | 24.46 |
| 30% | 117.38 | 89.22 | 96.28 | 71.99 | 76.51 | 73.44 | 38.67 | 14.25 | 23.72 |
| 40% | 124.08 | 104.29 | 110.12 | 80.24 | 84.04 | 81.54 | 35.33 | 19.42 | 25.95 |
| 50% | 130.20 | 115.41 | 117.60 | 87.87 | 92.09 | 94.11 | 32.51 | 20.21 | 19.97 |
| 60% | 147.62 | 120.55 | 126.79 | 95.68 | 95.78 | 106.06 | 35.18 | 20.55 | 16.35 |

### 三、灾难性卫生支出发生的影响因素

#### 1. 影响灾难性卫生支出发生的单因素分析

(1)家庭收入　四次调查中,不同收入组之间的灾难性卫生支出发生率的差异均有统计学意义。2009 年基线调查中,低收入组最高,达到 18.7%。2012年、2015 年和 2019 年中,发生率随着收入升高而呈下降趋势。其中,在不同收入组中,发生率随着年份升高基本呈下降趋势,2019 年又略有升高。总的来说,四次调查中,灾难性卫生支出发生率多集中在低收入组家庭(表 3-11)。

表 3-11　不同人均年收入家庭的灾难性卫生支出发生率(%)

| 变量 | 2009 年 | 2012 年 | 2015 年 | 2019 年 |
|------|---------|---------|---------|---------|
| 低收入组 | 18.7[*] | 13.3[*] | 11.6[**] | 23.2[**] |
| 中低收入组 | 13.4 | 10.0 | 8.0 | 15.1 |
| 中等收入组 | 13.4 | 11.6 | 7.8 | 11.7 |
| 中高收入组 | 13.0 | 10.2 | 7.2 | 7.9 |
| 高收入组 | 10.5 | 6.9 | 3.4 | 5.8 |

注: *P<0.05; * *P<0.001。

(2)家庭信息　研究结果显示:在四次调查中,除 2012 年外,不同家庭人口规模、家中 65 岁以上人口数和家中 5 岁以下人口数家庭的灾难性卫生支出发生率的差异有统计学意义,其中在同一年份中,家庭人口规模越大,家中 65 岁以上人口数和 5 岁以下人口数越少,灾难性卫生支出发生率越小。四次调查中,家中不同慢性病患者人数和慢性病患者所患疾病种类数的灾难性卫生支出发生率的差异有统计学意义,且在相同年份中,随着家中慢性病患

病人数增多、慢性病患者所患疾病种类数增加，灾难性卫生支出发生率均升高。总的来说，灾难性卫生支出发生率均随着年份升高基本呈下降趋势，但2019年相比2015年又略有升高（表3-12）。

表3-12　不同情况家庭的灾难性卫生支出发生率（%）

| 变量 | | 2009 年 | 2012 年 | 2015 年 | 2019 年 |
|---|---|---|---|---|---|
| 家庭人口规模 | 1~3 人 | 17.0* | 12.2 | 10.1** | 17.1** |
| | 4~6 人 | 12.4 | 9.9 | 5.8 | 9.0 |
| | ≥7 人 | 11.4 | 7.7 | 6.0 | 8.4 |
| 家中>65 岁人口数 | 0 人 | 12.6* | 10.5 | 6.6* | 9.7** |
| | 1 人 | 16.1 | 9.5 | 8.0 | 14.4 |
| | ≥2 人 | 18.3 | 11.4 | 10.8 | 19.1 |
| 家中<5 岁人口数 | 0 人 | 14.9* | 10.3 | 7.9* | 13.3* |
| | 1 人 | 8.0 | 10.7 | 4.9 | 8.2 |
| | ≥2 人 | 17.4 | 10.9 | 10.9 | 13.0 |
| 家中慢性病患者人数 | 1 人 | 11.4** | 8.5** | 5.7** | 8.2** |
| | 2 人 | 20.2 | 15.4 | 11.1 | 17.7 |
| | ≥3 人 | 23.5 | 11.6 | 13.1 | 25.4 |
| 家中慢性病患者所患疾病种类数 | 1 种 | 10.6** | 7.2** | 5.4** | 6.6** |
| | 2 种 | 18.0 | 13.0 | 8.0 | 13.6 |
| | ≥3 种 | 22.2 | 20.2 | 13.4 | 21.8 |

注：*P<0.05；**P<0.001。

（3）户主信息　研究结果显示：在四次调查中，户主为女性的家庭比户主为男性的家庭灾难性卫生支出发生率高；户主文化程度为文盲的家庭相比其他家庭灾难性卫生支出发生率最高，且都是除2015年外，2009、2012、2019年的差异均有统计学意义。户主不同年龄分组中，户主年龄在60岁以上时，其所在的家庭灾难性卫生支出发生率最高；其次为户主在20~39岁时的家庭；灾难性卫生支出发生率最低的家庭是户主年龄为40~59岁的家庭，且四次调查的差异均有统计学意义。户主的婚姻状况中，在婚比非在婚的家庭灾难性卫生支出发生率均低，但仅在2019年有统计学意义。户主职业中，户主为农民的家庭相比非农民家庭，灾难性卫生支出发生率均较低，且在2009年和2019年的差异有统计学意义。户主是慢性病患者比户主不是慢性病患者家庭的灾难性卫生支出发生率明显升高，且四次调查的差异均有统计学意义（表3-13）。

表 3-13　不同户主情况的家庭的灾难性卫生支出发生率(%)

| 变量 | | 2009 年 | 2012 年 | 2015 年 | 2019 年 |
|---|---|---|---|---|---|
| 户主性别 | 男 | 13.3* | 10.0* | 7.8 | 12.2* |
| | 女 | 21.7 | 17.2 | 6.1 | 18.6 |
| 户主年龄分组 | 20~39 岁 | 11.3* | 10.7* | 8.1* | 9.0** |
| | 40~59 岁 | 13.0 | 8.5 | 6.1 | 9.5 |
| | ≥60 岁 | 18.7 | 14.1 | 9.8 | 17.8 |
| 户主婚姻状况 | 在婚 | 13.7 | 10.2 | 7.5 | 11.7** |
| | 非在婚 | 15.6 | 14.1 | 9.3 | 22.4 |
| 户主文化程度 | 文盲 | 17.0* | 12.6* | 8.6 | 15.9* |
| | 小学 | 13.1 | 10.3 | 7.6 | 12.1 |
| | 初中 | 10.6 | 7.9 | 6.4 | 10.8 |
| | 高中及以上 | 13.7 | 11.8 | 8.2 | 7.9 |
| 户主职业 | 农民 | 12.8* | 10.4 | 7.1 | 11.5* |
| | 非农民 | 18.5 | 10.5 | 9.1 | 15.4 |
| 户主是否为慢性病患者 | 是 | 15.9* | 11.8* | 9.5** | 14.8** |
| | 否 | 12.0 | 9.2 | 5.0 | 9.1 |

注：* P<0.05；* * P<0.001。

(4)慢性病患者信息　研究结果显示：在四次调查中，患者所患疾病为高血压的家庭，相比未患高血压病的家庭，其灾难性卫生支出发生率较低；患者所患疾病为糖尿病的家庭，相比其他家庭，其灾难性卫生支出发生率较高。差异都仅在 2009 年和 2012 年有统计学意义。患者所患疾病为类风湿关节炎的家庭，相比其他家庭，其灾难性卫生支出发生率较高，但四次调查的差异均无统计学意义。患者就诊和就诊次数高的家庭相比不就诊和就诊次数低的家庭，其灾难性卫生支出发生率较高，且四次调查的差异均有统计学意义(表 3-14)。

表 3-14　不同慢性病患者情况的家庭的灾难性卫生支出发生率(%)

| 变量 | | 2009 年 | 2012 年 | 2015 年 | 2019 年 |
|---|---|---|---|---|---|
| 所患疾病是否为高血压病 | 是 | 10.3* | 7.7* | 6.8 | 12.5 |
| | 否 | 15.1 | 11.7 | 8.3 | 13.0 |
| 所患疾病是否为糖尿病 | 是 | 22.6* | 13.3 | 8.3 | 18.7* |
| | 否 | 13.5 | 10.3 | 7.6 | 12.3 |

| 变量 | | 2009 年 | 2012 年 | 2015 年 | 2019 年 |
|---|---|---|---|---|---|
| 所患疾病是否为 | 是 | 16.5 | 13.2 | 7.6 | 13.0 |
| 类风湿关节炎 | 否 | 13.6 | 10.2 | 7.6 | 12.7 |
| 是否 | 是 | 29.1** | 31.3** | 21.7** | 28.4** |
| 就诊 | 否 | 0.4 | 0.0 | 0.0 | 4.7 |
| 就诊 | 0 次 | 0.4** | 0.0** | 0.0** | 4.7** |
| 次数 | 1 次 | 20.5 | 26.2 | 18.4 | 29.1 |
| | ≥2 次 | 78.7 | 26.2 | 24.8 | 27.5 |

注：＊P<0.05；＊＊P<0.001。

### 2. 影响灾难性卫生支出发生的多因素分析

本次研究以宁夏农村慢性病家庭是否发生灾难性卫生支出为因变量，建立 logistic 回归模型分析其影响因素，结果显示：家庭因素中，家庭人口规模、家庭人均年收入、家中 5 岁以下人口数、家中慢性病患者人数、慢性病患者所患疾病种类数均是主要影响因素。户主因素中，户主的婚姻状况及职业是主要影响因素。慢性病患者因素中，患者所患疾病为高血压病、糖尿病及是否就诊是主要影响因素。医保补偿政策关键要素中，起付线和报销比是主要影响因素（表 3-15）。

表 3-15 多因素 logistic 回归结果分析

| 变量 | 系数 | 标准误 | P 值 | Exp(B) | 95% 置信区间 | |
|---|---|---|---|---|---|---|
| | | | | | 下限 | 上限 |
| 家庭人口规模（>4 人） | 0.853 | 0.090 | 0.000 | 2.346 | 1.967 | 2.798 |
| 家中>65 岁人口数 | | | 0.466 | | | |
| 1 人 | -0.139 | 0.113 | 0.218 | 0.870 | 0.697 | 1.086 |
| ≥2 人 | -0.100 | 0.120 | 0.405 | 0.905 | 0.714 | 1.145 |
| 家中<5 岁人口数 | | | 0.000 | | | |
| 1 人 | -0.274 | 0.151 | 0.069 | 0.760 | 0.566 | 1.022 |
| ≥2 人 | -0.643 | 0.175 | 0.000 | 0.526 | 0.373 | 0.741 |
| 家中慢性病患者人数 | | | 0.006 | | | |
| 2 人 | -0.614 | 0.195 | 0.002 | 0.541 | 0.370 | 0.793 |
| ≥3 人 | -0.338 | 0.162 | 0.037 | 0.713 | 0.519 | 0.980 |

续表

| 变量 | 系数 | 标准误 | P 值 | Exp(B) | 95% 置信区间 | |
|------|------|--------|------|--------|------|------|
| | | | | | 下限 | 上限 |
| 家中慢性病患者所患疾病种类数 | | | 0.003 | | | |
| 2 种 | -0.466 | 0.142 | 0.001 | 0.627 | 0.475 | 0.829 |
| ≥3 种 | -0.279 | 0.107 | 0.009 | 0.757 | 0.613 | 0.934 |
| 家庭人均年收入 | | | 0.000 | | | |
| 中低收入组 | 1.879 | 0.131 | 0.000 | 6.550 | 5.068 | 8.464 |
| 中等收入组 | 1.193 | .130 | 0.000 | 3.297 | 2.553 | 4.257 |
| 中高收入组 | 1.028 | .130 | 0.000 | 2.795 | 2.165 | 3.608 |
| 高收入组 | 0.608 | 0.130 | 0.000 | 1.837 | 1.423 | 2.371 |
| 户主是否为慢性病患者(是) | -0.001 | 0.094 | 0.995 | 0.999 | 0.832 | 1.201 |
| 户主性别(男) | 0.263 | 0.146 | 0.072 | 1.301 | 0.977 | 1.731 |
| 户主年龄分组 | | | 0.348 | | | |
| 40~60 岁 | -0.109 | 0.136 | 0.421 | 0.896 | 0.687 | 1.170 |
| >60 岁 | -0.148 | 0.102 | 0.146 | 0.862 | 0.706 | 1.053 |
| 户主婚姻状况(在婚) | 0.402 | 0.147 | 0.006 | 1.495 | 1.120 | 1.994 |
| 户主文化程度 | | | 0.192 | | | |
| 小学 | 0.077 | 0.172 | 0.653 | 1.080 | 0.771 | 1.513 |
| 初中 | 0.000 | 0.168 | 0.999 | 1.000 | 0.720 | 1.389 |
| 高中及以上 | -0.158 | 0.175 | 0.367 | 0.854 | 0.606 | 1.203 |
| 户主职业(农民) | 0.264 | 0.085 | 0.002 | 1.302 | 1.103 | 1.537 |
| 慢性病患者所患疾病为高血压病 | 0.485 | 0.083 | 0.000 | 1.624 | 1.380 | 1.911 |
| 慢性病患者所患疾病为糖尿病 | -0.566 | 0.166 | 0.001 | 0.568 | 0.410 | 0.786 |
| 慢性病患者所患疾病为类风湿关节炎 | 0.022 | 0.137 | 0.875 | 1.022 | 0.781 | 1.336 |
| 慢性病患者是否就诊(是) | -3.409 | 0.113 | 0.000 | 0.033 | 0.027 | 0.041 |
| 起付线(有) | -0.713 | 0.198 | 0.000 | 0.490 | 0.332 | 0.722 |
| 封顶线 | 0.041 | 0.117 | 0.723 | 1.042 | 0.829 | 1.310 |
| 报销比 | -0.501 | 0.094 | 0.000 | 0.606 | 0.504 | 0.728 |
| 常量 | -0.011 | 0.410 | 0.978 | 0.989 | | |

### 四、灾难性卫生支出的公平性分析

#### 1. 灾难性卫生支出的总体分布情况

本研究对 2009 年基线调查和 2012 年、2015 年、2019 年三次随访调查报销后的灾难性卫生支出发生率的集中指数进行分解。结果表明：2009 年基线调查时慢性病家庭灾难性卫生支出发生率的集中指数为 $-0.0372$；2012 年、2015 年、2019 年三次随访调查的集中指数分别为 $-0.0389$、$-0.0600$、$-0.0308$。四次调查的集中指数均为负值，表明存在亲穷人的不平等性，但集中指数绝对值总体呈现上升又下降的趋势，说明灾难性卫生支出公平性虽有好转，但仍有向低收入家庭转移的倾向（表3-16，图3-1）。

表 3-16　不同年份灾难性卫生支出发生率的集中指数

| 指标 | 2009 年 | 2012 年 | 2015 年 | 2019 年 |
|---|---|---|---|---|
| CI | $-0.0372$ | $-0.0389$ | $-0.0600$ | $-0.0308$ |

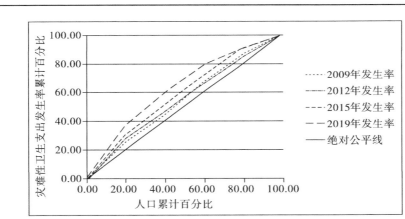

图 3-1　灾难性卫生支出发生率集中曲线

#### 2. 灾难性卫生支出不公平的贡献分析

（1）2009 年基线调查灾难性卫生支出发生的公平性分解　研究结果表明：家庭经济状况为影响灾难性卫生支出发生不公平性的主要因素，贡献率为 28.16%；贡献为正，增加了有利于高收入组的灾难性卫生支出发生不平等性；弹性为正，对于灾难性卫生支出发生起到正向的作用。

其他变量中，家庭人口规模 4 人及以上对灾难性卫生支出发生的贡献程度较大，贡献率为 5.92%；贡献为正，增加了有利于高收入组的灾难性卫生支出发生不平等性；弹性为负，对于灾难性卫生支出发生起到负向的作用。家中是否有 5 岁以下人口数的贡献率为 1.73%；贡献、集中指数均为正，弹性为负。家中是否有 65 岁以上人口数的贡献率为 0.71%；贡献、集中指数和弹性均为负。户主为 40 ~ 60 岁的贡献率为 0.77%，贡献、弹性均为正，集中指数为负(表 3-17)。

表 3-17　2009 年灾难性卫生支出发生的公平性的集中指数分解

| 变量 | 边际效应 | 均值 | 弹性 | 集中指数 | 贡献 | 贡献率(%) |
|---|---|---|---|---|---|---|
| 经济状况 | -1.809 | 3.5568 | 0.0225 | -0.4663 | -0.0105 | 28.16 |
| 家庭人口规模(≥4 人) | 0.778 | 0.6850 | -0.0570 | 0.0386 | -0.0022 | 5.92 |
| 家中>65 岁人口数 | -0.266 | 0.2810 | -0.0488 | -0.0054 | 0.0003 | -0.71 |
| 家中<5 岁人口数 | 0.454 | 0.2380 | -0.0820 | 0.0078 | -0.0006 | 1.73 |
| 家中慢性病患者人数 | | | | | 0.0000 | 0.00 |
| 2 人 | -0.415 | 0.2180 | 0.0051 | -0.0066 | 0.0000 | 0.09 |
| ≥3 人 | -0.18 | 0.0390 | -0.0287 | -0.0005 | 0.0000 | -0.04 |
| 家中患者所患疾病种类数 | | | | | | |
| 2 种 | -0.193 | 0.2550 | 0.0155 | -0.0036 | -0.0001 | 0.15 |
| ≥3 种 | -0.032 | 0.1140 | 0.0025 | -0.0003 | 0.0000 | 0.00 |
| 户主性别(男) | 0.533 | 0.9430 | -0.0028 | 0.0364 | -0.0001 | 0.27 |
| 户主年龄分组 | | | | | | |
| 40 ~ 60 岁 | -0.222 | 0.5360 | 0.0334 | -0.0086 | -0.0003 | 0.77 |
| >60 岁 | -0.125 | 0.2100 | -0.0276 | -0.0019 | 0.0001 | -0.14 |
| 户主婚姻状况(在婚) | -0.251 | 0.9420 | -0.0009 | -0.0171 | 0.0000 | -0.04 |
| 户主文化程度 | | | | | | |
| 小学 | 0.328 | 0.3980 | 0.0060 | 0.0095 | 0.0001 | -0.15 |
| 初中 | 0.073 | 0.2300 | 0.0278 | 0.0012 | 0.0000 | -0.09 |
| 高中及以上 | -0.1 | 0.0560 | 0.0200 | 0.0023 | 0.0000 | -0.12 |
| 户主职业(农民) | 0.563 | 0.8300 | 0.0021 | -0.0033 | 0.0000 | 0.02 |
| 户主是慢性病患者 | -0.055 | 0.4560 | 0.0039 | -0.0033 | 0.0000 | 0.03 |
| 慢性病患者所患疾病是高血压 | 0.725 | 0.2660 | 0.0099 | 0.0140 | 0.0001 | -0.37 |
| 慢性病患者所患疾病是糖尿病 | 0.03 | 0.0400 | 0.0326 | 0.0001 | 0.0000 | -0.01 |
| 慢性病患者所患疾病是类风湿关节炎 | -0.118 | 0.0490 | 0.0637 | -0.0004 | 0.0000 | 0.07 |
| 慢性病患者是否就诊(是) | -5.126 | 0.4670 | 0.0254 | 0.0000 | 0.0000 | 0.00 |
| 起付线 | — | — | — | — | — | (—) |
| 报销比 | — | — | — | — | — | (—) |
| 封顶线 | — | — | — | — | — | (—) |

　　(2)2012 年灾难性卫生支出发生的公平性分解　　研究结果表明：家庭经济状况为影响灾难性卫生支出发生不公平性的主要因素，贡献率为 38.39%；贡献为正，促使高收入人群发生更多的灾难性卫生支出；弹性为正，对于灾难性卫生支出发生起到正向的作用。

　　其次，在医保补偿政策的关键要素里，报销比的贡献率为 50.19%；贡献为正，促使高收入人群发生更多的灾难性卫生支出；弹性为正，对于灾难性卫生支出发生起到正向的作用。起付线的贡献率为 48.05%；贡献为负，说明降低了高收入人群发生灾难性卫生支出的不公平性；弹性为负，对于灾难性卫生支出发生起到负向的作用。

　　其他变量中，家庭人口规模 4 人及以上的贡献率为 2.51%；贡献为正，增加了有利于高收入组的灾难性卫生支出发生的不公平性；弹性为负，对于灾难性卫生支出发生起到负向的作用。慢性病患者所患疾病是类风湿关节炎的贡献率为 4.04%；贡献为负，降低了高收入人群发生灾难性卫生支出的不公平性；弹性为正，对于灾难性卫生支出发生起到正向的作用。户主年龄 40 ~ 60 岁的贡献率为 2.60%；贡献、弹性为正，集中指数为负；户主年龄 60 岁以上的贡献率为 1.55%，贡献、弹性和集中指数均为负。详见表 3-18。

表 3-18　2012 年灾难性卫生支出发生的公平性的集中指数分解

| 变量 | 边际效应 | 均值 | 弹性 | 集中指数 | 贡献 | 贡献率(%) |
|---|---|---|---|---|---|---|
| 经济状况 | -1.938 | 3.7185 | 0.0216 | -0.6929 | -0.0149 | 38.39 |
| 家庭人口规模(≥4 人) | 0.4 | 0.6750 | -0.0376 | 0.0260 | -0.0010 | 2.51 |
| 家中>65 岁人口数 | 0.203 | 0.3480 | -0.0486 | 0.0068 | -0.0003 | 0.85 |
| 家中<5 岁人口数 | 0.084 | 0.2170 | -0.0632 | 0.0018 | -0.0001 | 0.28 |
| 家中慢性病患者人数 | | | | | 0.0000 | 0.00 |
| 2 人 | 0.813 | 0.2650 | -0.0023 | 0.0207 | 0.0000 | 0.12 |
| ≥3 人 | 0.625 | 0.0280 | -0.0343 | 0.0017 | -0.0001 | 0.15 |
| 家中患者所患疾病种类数 | | | | | | |
| 2 种 | -1.021 | 0.2710 | -0.0001 | -0.0266 | 0.0000 | -0.01 |
| ≥3 种 | -0.396 | 0.1250 | -0.0074 | -0.0048 | 0.0000 | -0.09 |
| 户主性别(男) | 0.631 | 0.9400 | 0.0006 | 0.0570 | 0.0000 | -0.09 |
| 户主年龄分组 | | | | | | |
| 40 ~ 60 岁 | -0.42 | 0.5370 | 0.0466 | -0.0217 | -0.0010 | 2.60 |

续表

| 变量 | 边际效应 | 均值 | 弹性 | 集中指数 | 贡献 | 贡献率（%） |
|------|------|------|------|------|------|------|
| >60 岁 | -0.666 | 0.2640 | -0.0358 | -0.0169 | 0.0006 | -1.55 |
| 户主婚姻状况（在婚） | 0.479 | 0.9450 | 0.0030 | 0.0435 | 0.0001 | -0.33 |
| 户主文化程度 | | | | | | |
| 小学 | -0.343 | 0.4070 | 0.0142 | -0.0134 | -0.0002 | 0.49 |
| 初中 | -0.335 | 0.2580 | 0.0512 | -0.0083 | -0.0004 | 1.09 |
| 高中及以上 | -0.687 | 0.0620 | -0.0265 | -0.0001 | 0.0000 | -0.01 |
| 户主职业（农民） | -0.017 | 0.7370 | 0.0054 | 0.0169 | 0.0001 | -0.24 |
| 户主是慢性病患者 | 0.238 | 0.4590 | 0.0056 | -0.0303 | -0.0002 | 0.43 |
| 慢性病患者是否就诊（是） | 0.707 | 0.3130 | -0.0098 | 0.0213 | -0.0002 | 0.54 |
| 慢性病患者所患疾病是高血压 | -0.43 | 0.0340 | 0.0553 | -0.0014 | -0.0001 | 0.20 |
| 慢性病患者所患疾病是糖尿病 | -0.143 | 0.0800 | 0.0440 | -0.0011 | 0.0000 | 0.12 |
| 慢性病患者所患疾病是类风湿关节炎 | -21.065 | 0.3330 | 0.0335 | 0.0469 | 0.0016 | -4.04 |
| 起付线 | 1.465 | 0.3480 | -0.0949 | -0.1969 | 0.0187 | -48.05 |
| 报销比 | -5.884 | 0.5424 | 0.0178 | -1.0986 | -0.0195 | 50.19 |
| 封顶线 | -0.048 | 3.1145 | -0.0009 | 0.4387 | -0.0004 | 1.07 |

（3）2015 年灾难性卫生支出发生的公平性分解　研究结果表明：家庭经济状况为影响灾难性卫生支出发生不公平性的主要因素，贡献率为 37.46%；贡献为正，促使高收入人群发生更多的灾难性卫生支出；弹性为正，对于灾难性卫生支出发生起到正向的作用。

其次，在医保补偿政策的关键要素里，报销比的贡献率为 18.04%；贡献为正，促使高收入人群发生更多的灾难性卫生支出；弹性为正，对于灾难性卫生支出发生起到正向的作用。封顶线的贡献率为 2.06%；贡献为正，促使高收入人群发生更多的灾难性卫生支出；弹性为负，对于灾难性卫生支出发生起到负向的作用。

其他变量中，家庭人口规模 4 人及以上的贡献率为 4.88%；贡献为正，增加了有利于高收入组的灾难性卫生支出发生的不平等性；弹性为负，对于灾难性卫生支出发生起到负向的作用。慢性病患者所患疾病是类风湿关节炎的贡献率为 16.41%；贡献为负，促使低收入人群更容易发生灾难性卫生支出；弹性为正，对于灾难性卫生支出发生起到正向的作用。户主年龄 40 ~ 60

岁的贡献率为 3.07%；贡献为负，集中指数、弹性为正；户主家中有 65 岁以上人口数的贡献率为 1.25%，贡献、弹性和集中指数均为负。详见表 3-19。

表 3-19　2015 年灾难性卫生支出发生的公平性的集中指数分解

| 变量 | 边际效应 | 均值 | 弹性 | 集中指数 | 贡献 | 贡献率（%） |
|---|---|---|---|---|---|---|
| 经济状况 | -1.734 | 3.9471 | 0.0250 | -0.9006 | -0.0225 | 37.46 |
| 家庭人口规模（≥4 人） | 0.965 | 0.5740 | -0.0402 | 0.0729 | -0.0029 | 4.88 |
| 家中>65 岁人口数 | -0.303 | 0.3810 | -0.0496 | -0.0152 | 0.0008 | -1.25 |
| 家中<5 岁人口数 | 0.005 | 0.2250 | -0.0508 | 0.0001 | 0.0000 | 0.01 |
| 家中慢性病患者人数 | | | | | 0.0000 | 0.00 |
| 2 人 | -0.508 | 0.3030 | 0.0054 | -0.0203 | -0.0001 | 0.18 |
| ≥3 人 | -0.163 | 0.0340 | 0.0141 | -0.0007 | 0.0000 | 0.02 |
| 家中患者所患疾病种类数 | | | | | | |
| 2 种 | 0.038 | 0.2950 | 0.0026 | 0.0015 | 0.0000 | -0.01 |
| ≥3 种 | -0.059 | 0.1800 | 0.0136 | -0.0014 | 0.0000 | 0.03 |
| 户主性别（男） | -0.338 | 0.9080 | 0.0033 | -0.0404 | -0.0001 | 0.23 |
| 户主年龄分组 | | | | | | |
| 40~60 岁 | 0.577 | 0.5350 | 0.0454 | 0.0406 | 0.0018 | -3.07 |
| >60 岁 | 0.193 | 0.3410 | -0.0460 | 0.0087 | -0.0004 | 0.66 |
| 户主婚姻状况（在婚） | 0.136 | 0.9230 | 0.0032 | 0.0165 | 0.0001 | -0.09 |
| 户主文化程度 | | | | | | |
| 小学 | -0.384 | 0.4080 | 0.0062 | -0.0206 | -0.0001 | 0.21 |
| 初中 | -0.366 | 0.2330 | 0.0247 | -0.0112 | -0.0003 | 0.46 |
| 高中及以上 | -0.379 | 0.0590 | 0.0454 | 0.0013 | 0.0001 | -0.10 |
| 户主职业（农民） | 0.173 | 0.7470 | 0.0068 | -0.0513 | -0.0003 | 0.58 |
| 户主是慢性病患者 | -0.522 | 0.5790 | -0.0003 | -0.0289 | 0.0000 | -0.01 |
| 慢性病患者是否就诊（是） | 0.462 | 0.4320 | -0.0195 | 0.0263 | -0.0005 | 0.86 |
| 慢性病患者所患疾病是高血压 | -0.335 | 0.0430 | 0.0326 | -0.0019 | -0.0001 | 0.10 |
| 慢性病患者所患疾病是糖尿病 | 0.31 | 0.1010 | 0.0238 | 0.0041 | 0.0001 | -0.16 |
| 慢性病患者所患疾病是类风湿关节炎 | -21.18 | 0.3520 | 0.0233 | 0.4226 | 0.0098 | -16.41 |
| 起付线 | 9.124 | 2.5106 | -0.0007 | 0.5979 | -0.0004 | 0.69 |
| 报销比 | 1.81 | 0.6869 | 0.0057 | -1.9143 | -0.0108 | 18.04 |
| 封顶线 | -4.521 | 4.2063 | -0.0002 | 5.0498 | -0.0012 | 2.06 |

（4）2019 年灾难性卫生支出发生的公平性分解　研究结果表明：家庭经济状况为影响灾难性卫生支出发生不公平性的主要因素，贡献率为 64.68%；贡献为正，增加了有利于高收入组的灾难性卫生支出发生不平等性；弹性为正，对于灾难性卫生支出发生起到正向的作用。

其他变量中，家庭人口规模 4 人及以上对于灾难性卫生支出发生的贡献程度较大，贡献率为 7.83%；贡献为正，增加了有利于高收入组的灾难性卫生支出发生的不平等性；弹性为负，对于灾难性卫生支出发生起到负向的作用。慢性病患者就诊的贡献率为 0.86%，贡献、集中指数为正，弹性为负；家中有 2 个慢性病患者人数的贡献率为 0.70%，贡献、弹性为正，集中指数为负；户主年龄为 40 ~ 60 岁的贡献率为 0.60%，贡献、弹性为正，集中指数为负。详见表 3-20。

表 3-20　2019 年灾难性卫生支出发生的公平性的集中指数分解

| 变量 | 边际效应 | 均值 | 弹性 | 集中指数 | 贡献 | 贡献率（%） |
|---|---|---|---|---|---|---|
| 经济状况 | -2.599 | 4.0765 | 0.0239 | -0.8342 | -0.0199 | 64.68 |
| 家庭人口规模（≥4 人） | 1.164 | 0.5350 | -0.0492 | 0.0490 | -0.0024 | 7.83 |
| 家中>65 岁人口数 | 0.014 | 0.4350 | -0.0427 | 0.0005 | 0.0000 | 0.07 |
| 家中<5 岁人口数 | 0.042 | 0.1780 | -0.0598 | 0.0006 | 0.0000 | 0.11 |
| 家中慢性病患者人数 | | | | | 0.0000 | 0.00 |
| 2 人 | -1.163 | 0.3390 | 0.0070 | -0.0310 | -0.0002 | 0.70 |
| ≥3 人 | -0.63 | 0.0750 | -0.0197 | -0.0037 | 0.0001 | -0.24 |
| 家中患者所患疾病种类数 | | | | | | |
| 2 种 | -0.596 | 0.3010 | -0.0047 | -0.0141 | 0.0001 | -0.21 |
| ≥3 种 | -0.387 | 0.2630 | 0.0067 | -0.0080 | -0.0001 | 0.17 |
| 户主性别（男） | 0.394 | 0.9170 | -0.0008 | 0.0284 | 0.0000 | 0.08 |
| 户主年龄分组 | | | | | | |
| 40 ~ 60 岁 | -0.117 | 0.5140 | 0.0392 | -0.0047 | -0.0002 | 0.60 |
| >60 岁 | -0.056 | 0.3940 | -0.0356 | -0.0017 | 0.0001 | -0.20 |
| 户主婚姻状况（在婚） | 0.629 | 0.9050 | 0.0027 | 0.0448 | 0.0001 | -0.39 |
| 户主文化程度 | | | | | | |
| 小学 | 0.384 | 0.3800 | 0.0062 | 0.0115 | 0.0001 | -0.23 |
| 初中 | 0.298 | 0.2350 | 0.0346 | 0.0055 | 0.0002 | -0.62 |

| 变量 | 边际效应 | 均值 | 弹性 | 集中指数 | 贡献 | 贡献率（%） |
|---|---|---|---|---|---|---|
| 高中及以上 | 0.27 | 0.0650 | 0.0609 | 0.0011 | 0.0001 | -0.22 |
| 户主职业（农民） | 0.213 | 0.6840 | 0.0123 | 0.0135 | 0.0002 | -0.54 |
| 户主是慢性病患者 | 0.25 | 0.6330 | 0.0050 | 0.0135 | 0.0001 | -0.22 |
| 慢性病患者是否就诊（是） | 0.371 | 0.5270 | -0.0172 | 0.0154 | -0.0003 | 0.86 |
| 慢性病患者所患疾病是高血压 | -0.429 | 0.0600 | 0.0100 | -0.0020 | 0.0000 | 0.07 |
| 慢性病患者所患疾病是糖尿病 | -0.032 | 0.0790 | 0.0197 | -0.0002 | 0.0000 | 0.01 |
| 慢性病患者所患疾病是类风湿关节炎 | -2.29 | 0.3390 | 0.0127 | 0.0000 | 0.0000 | 0.00 |
| 起付线 | — | — | — | — | — | — |
| 报销比 | — | — | — | — | — | — |
| 封顶线 | — | — | — | — | — | — |

## 五、主要结果及发现

**1. 医保补偿政策调整在一定程度上降低了宁夏农村慢性病患者家庭的灾难性卫生支出发生率及发生强度，但仍有局限性**

由调查结果可以看出，在 2009 年基线和 2012 年、2015 年、2019 年三个年度的随访调查中，在 40% 标准下，灾难性卫生支出发生率总体呈下降趋势，其中 2019 年相较 2012 年、2015 年又略有升高。至 2019 年，宁夏农村慢性病家庭灾难性卫生支出发生率为 12.72%；在后续三个年度的随访调查中，灾难性卫生支出发生率的下降率略呈下降趋势，且在 40% 的阈值下，下降率在 2019 年最低，为 15.37%。在 2009 年基线和 2012 年、2015 年、2019 年三个年度的随访调查中，在 40% 标准下，灾难性卫生支出发生强度总体呈现下降趋势。至 2019 年，平均差距和相对差距分别为 10.37%、81.54%；在三个年度的随访调查中，医保政策报销后的灾难性卫生支出发生率均低于报销前，且其下降率基本呈下降又上升的趋势。在 40% 的标准下，平均差距和相对差距的下降率在 2015 年最低，分别为 36.41%、19.42%。总的来说，在十年医改期间，宁夏农村慢性病家庭灾难性卫生支出发生率有所降低；而三次随访调查中报销前的灾难性卫生支出发生强度都相对较高，而报销后相对较低。

**2. 医保补偿政策中的起付线和报销比、家庭人均年收入、家庭人口规模、家中 65 岁以上人口数、家中 5 岁以下人口数、家中慢性病患者人数、家中慢性病患者所患疾病种类数、户主社会人口学特征及患病情况、所患疾病是否为糖尿病、是否就诊是影响家庭是否发生灾难性卫生支出的主要因素**

由调查结果可以看出，医保补偿政策中起付线和报销比是灾难性卫生支出发生的主要影响因素。即设置起付线，该家庭相对不容易发生灾难性卫生支出；补偿比越高，该家庭越不容易发生灾难性卫生支出。其他因素对灾难性卫生支出的影响中，从家庭方面来说，灾难性卫生支出发生率随着收入增高而呈下降趋势，且四年中灾难性卫生支出发生率多集中在低收入组家庭中；在不同收入组中，灾难性卫生支出发生率随着年份增加基本呈下降趋势，2019 年又略有升高。家庭人口规模与灾难性卫生支出发生成反比，家中 65 岁以上人口数、5 岁以下人口数、慢性病患者人数和慢性病患者所患疾病种类数与灾难性卫生支出发生成正比。其中在同一年份中，家庭人口规模越大，家中 65 岁以上人口数和 5 岁以下人口数越少，灾难性卫生支出发生率越小；其次，从户主方面来说，分析结果显示：户主性别、户主年龄分组、户主是否为慢性病患者、户主文化程度、户主婚姻状况和户主职业是家庭发生灾难性卫生支出的影响因素；从慢性病患者方面来说，当患者所患疾病为高血压病时相比未患高血压病的家庭，其灾难性卫生支出发生率相对略高，当慢性病患者所患疾病为糖尿病时，其所在家庭灾难性卫生支出发生率升高，且在 2009 年和 2019 年有统计学意义；慢性病患者就诊及就诊次数越多时，其家庭灾难性卫生支出发生率越高。

**3. 四次调查中灾难性卫生支出发生总体虽呈现亲穷人的不平等，但公平性相比 2009 年基线调查时有所好转；医保补偿政策关键要素中的起付线和报销比、家庭人口规模、家庭经济状况是影响灾难性卫生支出公平性的最主要因素**

由调查结果可以看出，在 40% 标准下，2009 年基线调查和 2012 年、2015 年、2019 年三次随访调查报销后的灾难性卫生支出发生率的集中指数均为负值，说明灾难性卫生支出多集中在低收入家庭；其绝对值呈增大又下降的趋势；其中起付线在 2012 年的贡献为负，促使低收入人群更容易发生灾难性卫生支出，2015 年起付线的贡献为正，促使高收入人群发生更多的灾难性卫生支出，弹性均为负；报销比在 2012 年对公平性的贡献率为 50.19%，2015 年的贡献率为 18.04%，贡献、弹性均为正；其他相关变量中，家庭经济状况对公平性的贡献均为正，增加了高收入组灾难性卫生支出发生的不平等性；弹性均为正，对于灾难性卫生支出发生起到正向的作用。家庭人口规模对公平性的贡献均为正，增加了有利于高收入组的灾难性卫生支出发生的不平等性；弹性均为负，对于灾难性卫生支出发生起到负向的作用。另外除了共性问题之外，2009 年的分解结果显示家中 5 岁以下人口数对公平性有一定的贡献，贡献为负；2012 年的分解结果显示户主年龄、慢性病患者所患疾病是类风湿关节炎对公平性有一定的贡献，户主年龄为 40~60 岁贡献为正，户主年龄为 60 岁以上和慢性病患者所患疾病是类风湿关节炎贡献为负；2015 年的分解结果显示家中 65 岁以上人口数、户主年龄、慢性病患者所患疾病是类风湿关节炎对公平性有一定的贡献，贡献均为负。

## 六、政策及建议

### 1. 加强慢性病知识宣传教育，提升居民健康水平

农村居民对于慢性病防治知识的掌握在一定程度上可以缓解部分慢性病患者及其家庭对医疗卫生服务的利用情况，且当地健康居民通过培养良好的饮食习惯等生活方式可以降低高血压病、糖尿病等慢性病的患病率，从而有效控制家庭关于慢性病的卫生支出。由于农村居民的文化程度普遍较低，间接导致其对慢性病相关防治知识的了解和获取能力有限，同时因地理位置和经济水平的限制，导致当地缺乏各种宣传教育方式和渠道，间接导致居民健康意识淡薄。因此，当地政府及相关部门应通过多样化的宣传方式和渠道，如加大电视、广播等多媒体对慢性病防治知识的宣传力度；合理分配具备防治知识的专业医务人员和书籍报刊等资料于当地的乡镇卫生院或村卫生室，并通过基层医务人员走村入户以聊天或讲座等方式进行健康宣讲，并在乡村醒目地方悬挂相关的标语或横幅，以加强慢性病健康宣传教育，提高农村居民对于慢性病的预防和保健意识，减少"小病拖，大病扛"现象的发生，真正提升居民自身的健康水平，从而降低慢性病的患病率，减少农村家庭因慢性病而发生的灾难性卫生支出。

### 2. 重点关注社会弱势群体，健全救助扶贫制度

针对低收入、慢性病患者和老年人等弱势群体的家庭，开展具体化服务。首先，可对低收入家庭进行一定的经济救助，切实缓解他们的经济负担，从而有针对性地降低低收入家庭的医疗费用。其次，尝试在当地建立和健全有关慢性病的救助基金，使其对于低收入的老年慢性病家庭的医疗救助发挥帮扶作用。有研究表明，老年慢性病人群灾难性卫生支出风险较高说明医保的功能发挥并不完善，虽然目前医保的覆盖面较广，但覆盖深度仍然有限，其重点并没有放到老年慢性病等弱势人群。应当进一步优化调整医保制度，向老年慢性病等弱势人群倾斜，即继续完善慢性病门诊补偿机制，提高报销比例。最后，当地政府应当加大对低收入慢性病家庭的财政救助和福利补贴，并结合居民医疗保障制度，以加强弱势群体对抗疾病经济风险的能力，缓解

因慢性病导致的家庭灾难性卫生支出极其不平等的趋势。

**3. 继续完善医疗保障制度，减轻群众就医负担**

医保补偿政策中起付线的设置、报销比例等都会对参保人群产生一定影响，因此政府应继续健全和完善医疗保障制度。首先，统一医保缴费档次，并简化报销方式和程序等，以保证充分发挥医疗保障制度的功能，确保农村居民能及时获得高效、优质的医疗卫生服务。其次，通过适当降低起付线、提高封顶线及报销比等方式来逐步扩大门诊报销范围，以提高医保政策的保障作用和水平，增强低收入人群抵御疾病负担的能力。最后，尤其是可以通过扩大慢性病门诊统筹和基本药物类别的报销比例和范围，针对各种慢性病可能出现的不同并发症，将更多的慢性病药品和服务纳入医保的报销范围内，以加强医保对门诊费用的补偿作用。

# 第二节　宁夏农村老年人卫生服务利用及公平性研究

公平性是评价卫生政策的重要指标之一，而卫生服务公平性更是实现公平性的基础。实现卫生服务公平性不仅仅取决于卫生资源投入的总体水平、配置效率和卫生机构的管理效能，更关键的是居民对卫生服务的有效利用，即卫生服务利用公平性。卫生服务利用公平性是指人们无论收入、社会地位如何，其服务需求都应该有均等的机会获得同等程度的满足。居民在有卫生服务需求时因种种原因而无法享受到卫生资源就会导致卫生服务利用不公平。

2002 年中央提出以大病统筹为主的农民医疗互助共济制度，即新型农村合作医疗制度（新农合），2003 年新农合在全国部分县（市）开始试点，2008年新农合基本实现全覆盖，2009 年国家又推行了新医改，逐步覆盖全国农村居民。2010 年宁夏开始实施"创新支付制度，提高卫生效益"项目。该项目利用医保补偿资金，科学设计报销方案，实行大小病兼顾。推行门诊统筹制度，报销普通门诊、慢性病门诊及大病门诊费用，并且根据医疗卫生机构的级别设置报销比例，越到基层医疗机构报销比例越高，从而引导医疗卫生服务下沉，吸引患者合理选择医疗卫生服务机构。新农合作为农村社会医疗保障的重要组成部分，目的就是要减轻农村居民的医疗负担，实现社会公平。随着医保补偿政策的不断调整，补偿机制的不断更新，报销比例的不断增大，覆盖范围的不断扩大，农村居民的卫生服务利用得到了明显改善。

近年来，人口老龄化问题日益凸显，对现有的医疗卫生服务体系、医疗保险保障体系和医养结合体系都提出了新的挑战。2010 年第六次人口普查的数据显示：60 岁及以上人口为 1.78 亿人，占总人口数量的 13.3%；国家统计局数据显示，截至 2019 年 60 岁及以上人口为 2.54 亿人，占总人口数量的 18.1%，不到 10 年的时间，我国 60 岁及以上人口从 13.3% 上升到了 18.1%。人类寿命的普遍延长、生育率的降低致使老年人口占比增加，而农村由于大量的青壮年劳动力外流使其老年人口总数、老龄化程度及速度均远高于城市。农村老年人由于薄弱的社会保障，较低的生活水平以及经济收入来源单一，疾病的经济负担重，更易发生卫生服务利用不公平。除了老年人口的增多、慢性病患病率的增加、经济差距的增大等影响着这部分"脆弱"人群的卫生服务利用公平性以外，医保补偿政策也成为主要的影响因素。医保补偿政策的初衷是帮助居民规避医疗经济风险，因此，医保补偿政策成为提高农村老年人卫生服务利用公平性的重要保障。那么在人口老龄化的背景下，医保补偿政策的不断调整是否会满足老年人的卫生服务需求，其卫生服务利用公平性能否得到提高，这是本次研究关注的主要问题。这对促进健康老龄化和实现"健康中国 2030"战略目标有重要意义。

本研究结合新医改项目在宁夏的试点实施，利用宁夏南部山区（海原县、盐池县、彭阳县、西吉县）2009 年、2012 年、2015 年和 2019 年的非平衡面板数据，了解老年人卫生服务利用现状，分析医保补偿政策（起付线、封顶线、补偿比等）对老年人卫生服务利用的影响，评价老年人卫生服务利用公平性的情况，并利用集中指数分解法进一步分析医保补偿政策对老年人卫生服务利用不公平的贡献程度，为当地政府继续完善医疗体制改革提供一定的理论参考依据。

## 一、样本县老年人基本情况

2009 年共调查老年人 2427 人，其中海原县 966 人（41.0%），盐池县 606 人（25.0%），彭阳县 276 人（11.4%），西吉县 549 人（22.6%）；2012 年共调查老年人 2840 人，其中海原县 1163 人（41.0%），盐池县 729 人（25.6%），彭阳县 324 人（11.4%），西吉县 624 人（22.0%）；2015 年共调查老年人 3125 人，其中海原县 1339 人（42.8%），盐池县 774 人（24.8%），彭阳县 361 人（11.6%），西吉县 651 人（20.8%）；2019 年共调查老年人 3883 人，其中海原县 1476 人（38.0%），盐池县 1005 人（25.9%），彭阳县 451 人（11.6%），西吉县 951 人（24.5%）。详见表 3-21。

表 3-21　基线及三次追踪随访年样本县基本情况［n(%)］

| 变量 | 2009 年 | 2012 年 | 2015 年 | 2019 年 |
|---|---|---|---|---|
| 海原县 | 996(41.0) | 1163(41.0) | 1339(42.8) | 1476(38.0) |
| 盐池县 | 606(25.0) | 729(25.6) | 774(24.8) | 1005(25.9) |
| 彭阳县 | 276(11.4) | 324(11.4) | 361(11.6) | 451(11.6) |
| 西吉县 | 549(22.6) | 624(22.0) | 651(20.8) | 951(24.5) |
| 合计 | 2427(100.0) | 2840(100.0) | 3125(100.0) | 3883(100.0) |

老年人性别比例基本均衡,60~69 岁老年人占比在 60% 以上,文化程度以没上过学居多,婚姻状况以有配偶居多,职业以务农居多。详见表 3-22。

表 3-22　基线及三次追踪随访年老年人一般人口学特征描述［n(%)］

| 变量 | | 2009 年 | 2012 年 | 2015 年 | 2019 年 |
|---|---|---|---|---|---|
| 性别 | 男 | 1243(51.2) | 1451(51.1) | 1613(51.6) | 2034(52.4) |
| | 女 | 1184(48.8) | 1389(48.9) | 1512(48.4) | 1849(47.6) |
| 年龄 | 60~69 岁 | 1655(68.2) | 1858(65.4) | 2044(65.4) | 2431(62.6) |
| | 70~80 岁 | 620(25.5) | 778(27.4) | 840(26.9) | 1115(28.7) |
| | >80 岁 | 152(6.3) | 204(7.2) | 241(7.7) | 337(8.7) |
| 文化程度 | 没上过学 | 1703(70.2) | 1708(60.1) | 1869(59.8) | 2370(61.0) |
| | 小学 | 602(24.8) | 942(33.2) | 1009(32.3) | 1165(30.0) |
| | 初中 | 91(3.7) | 162(5.7) | 190(6.1) | 247(6.4) |
| | 高中及以上 | 31(1.3) | 28(1.0) | 57(1.8) | 101(2.6) |
| 婚姻状况 | 有配偶 | 1791(73.8) | 2232(78.6) | 2472(79.1) | 3109(80.1) |
| | 无配偶 | 636(26.2) | 608(21.4) | 653(20.9) | 774(19.9) |
| 职业 | 务农 | 1640(67.6) | 1967(69.3) | 2186(70.0) | 2404(61.9) |
| | 非务农 | 787(32.4) | 873(30.7) | 939(30.0) | 1479(38.1) |

老年人家庭经济情况:基线及三次追踪随访年家庭人均收入中位数分别为 3051.0 元、4179.8 元、7596.7 元、9960.0 元。详见表 3-23。

表 3-23　基线及三次追踪随访年家庭经济特征描述（元）

| 经济收入分组 | 2009 年 | | 2012 年 | | 2015 年 | | 2019 年 | |
|---|---|---|---|---|---|---|---|---|
| | 人数 | 中位数 | 人数 | 中位数 | 人数 | 中位数 | 人数 | 中位数 |
| Ⅰ | 486 | 1350.7 | 568 | 1776.7 | 625 | 2757.5 | 849 | 4140.0 |
| Ⅱ | 485 | 2221.3 | 568 | 3042.5 | 626 | 5090.0 | 779 | 7062.9 |
| Ⅲ | 485 | 3051.0 | 568 | 4179.8 | 623 | 7596.7 | 762 | 10224.5 |
| Ⅳ | 487 | 4231.8 | 569 | 5951.0 | 627 | 11400.0 | 730 | 15906.4 |
| Ⅴ | 484 | 7291.9 | 567 | 10638.6 | 624 | 22035.0 | 763 | 31287.5 |
| 合计 | 2427 | 3051.0 | 2840 | 4179.8 | 3125 | 7596.7 | 3883 | 9960.0 |

老年人健康状况描述：基线及三次追踪随访年老年人慢性病患病率分别为 36.2%、41.9%、47.6%、62.7%；从健康自感状况来看：基线及三次追踪随访年老年人健康自感状况均为"一般"的人数居多，分别占 40.6%、37.7%、37.5%、36.9%。基线及三次追踪随访年老年人慢性病排在首位的均是高血压。详见表 3-24，表 3-25。

表 3-24　基线及三次追踪随访年老年人健康状况描述[ n(%) ]

| 变量 | | 2009 年 | 2012 年 | 2015 年 | 2019 年 |
|---|---|---|---|---|---|
| 慢性病 | 是 | 879(36.2) | 1189(41.9) | 1489(47.6) | 2434(62.7) |
| | 否 | 1548(63.8) | 1651(58.1) | 1636(52.4) | 1449(37.3) |
| 健康自感状况 | 非常好 | 13(0.9) | 19(1.1) | 38(1.8) | 39(1.4) |
| | 很好 | 53(3.8) | 77(4.3) | 145(7.0) | 244(9.1) |
| | 好 | 267(19.3) | 365(20.6) | 464(22.5) | 617(22.9) |
| | 一般 | 563(40.6) | 668(37.7) | 775(37.5) | 994(36.9) |
| | 差 | 490(35.4) | 644(36.3) | 644(31.2) | 799(29.7) |

表 3-25　基线及三次追踪随访年老年人常见慢性病顺位[ n( % ) ]

| 变量 | 2009 年 | 2012 年 | 2015 年 | 2019 年 |
|---|---|---|---|---|
| 高血压病 | 293(33.3) | 451(37.9) | 688(46.5) | 1259(52.5) |
| 类风湿关节炎 | 21(2.4) | 45(3.8) | 69(4.7) | 103(4.3) |
| 糖尿病 | 34(3.9) | 43(3.6) | 117(7.9) | 203(8.4) |
| 肺气肿 | 34(3.9) | 41(3.4) | 31(2.1) | 62(2.6) |
| 慢性肝病和肝硬变 | 9(1.0) | 13(1.1) | 29(2.0) | 19(0.8) |
| 胃病 | 44(5.0) | 61(5.1) | 17(1.1) | 59(2.5) |
| 肺源性心脏病 | 12(1.4) | 13(1.1) | 15(1.0) | 13(0.5) |
| 哮喘 | 2(0.2) | 9(0.8) | 13(0.8) | 9(0.4) |
| 其他 | 430(48.9) | 513(43.2) | 502(33.9) | 670(28.0) |

## 二、老年人卫生服务利用情况及影响因素分析

### 1. 老年人门诊卫生服务利用

基线及三次追踪随访年老年人两周就诊率分别为 16.6%、16.1%、14.8%、19.8%。不同年份间两周就诊率不同。老年人未就诊的主要原因均是经济困难、自感病轻。老年人选择就诊机构均以县医院、乡镇卫生院和村卫生室为主，选择县医院就诊的占比均最高。老年人选择就诊机构的原因主要是距离近或方便、技术水平高(表 3-26 ~ 3-28，图 3-2)。

表 3-26　基线及三次追踪随访年老年人两周就诊率[ n( % ) ]

| 变量 | 2009 年 | 2012 年 | 2015 年 | 2019 年 |
|---|---|---|---|---|
| 两周就诊率 | 402(16.6) | 456(16.1) | 462(14.8) | 770(19.8) |
| 两周需就诊未就诊率 | 308(12.7) | 335(11.8) | 313(10.0) | 552(14.3) |

表 3-27　老年人需就诊未就诊的原因( % )

| 未就诊原因 | 2009 年 | 2012 年 | 2015 年 | 2019 年 |
|---|---|---|---|---|
| 自感病轻 | 19.80 | 29.82 | 30.53 | 37.23 |
| 经济困难 | 52.79 | 46.49 | 28.24 | 15.43 |
| 无时间 | 2.54 | 4.39 | 4.58 | 8.51 |
| 交通不便 | 2.03 | 5.26 | 2.29 | 5.32 |
| 无有效措施 | 12.18 | 7.89 | 21.37 | 13.83 |
| 其他 | 10.66 | 6.15 | 12.99 | 19.68 |

表 3-28 老年人选择就诊机构的原因（%）

| 变量 | 2009 年 | 2012 年 | 2015 年 | 2019 年 |
| --- | --- | --- | --- | --- |
| 距离近或方便 | 52.69 | 62.94 | 57.36 | 58.19 |
| 收费合理 | 3.59 | 4.50 | 6.44 | 2.85 |
| 技术水平高 | 26.65 | 4.50 | 23.93 | 27.76 |
| 设备条件好 | 3.59 | 4.50 | 2.15 | 2.67 |
| 药品丰富 | 1.50 | 4.50 | 2.15 | 1.60 |
| 服务态度好 | 1.50 | 1.00 | 0.31 | 0.53 |
| 定点单位 | 2.40 | 4.50 | 0.61 | 0.53 |
| 有熟人 | 3.89 | 4.50 | 2.76 | 0.89 |
| 有信赖的医生 | 1.50 | 4.50 | 2.45 | 2.49 |
| 转诊 | 2.69 | 0.06 | 0.31 | 0.36 |
| 其他 | 0.00 | 4.50 | 1.53 | 2.13 |

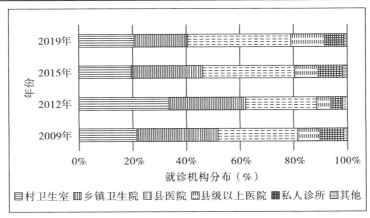

图 3-2 老年人选择就诊机构分布

**2. 老年人住院卫生服务利用**

基线及三次追踪随访年老年人住院率分别为 17.0%、18.2%、24.8%、30.5%。不同年份间住院率不同。老年人未住院的主要原因均是经济困难。老年人选择住院机构均以县医院、乡镇卫生院和县级以上医院为主，选择县医院住院的占比均最高。选择县级以上住院机构的原因主要是技术水平高（表 3-29 ~ 3-31，图 3-3）。

表3-29 基线及三次追踪随访年老年人住院率[n(%)]

| 变量 | | 2009年 | 2012年 | 2015年 | 2019年 |
|---|---|---|---|---|---|
| 住院 | 是 | 413(17.0) | 518(18.2) | 774(24.8) | 1186(30.5) |
| | 否 | 44(1.8) | 28(1.0) | 23(0.7) | 26(0.6) |

表3-30 基线及三次追踪随访年老年人未住院的原因(%)

| 未住院原因 | 2009年 | 2012年 | 2015年 | 2019年 |
|---|---|---|---|---|
| 没必要 | 6.45 | 7.50 | 10.26 | 24.66 |
| 没时间 | 6.45 | 2.50 | 12.82 | 13.70 |
| 经济困难 | 78.49 | 75.00 | 71.79 | 41.10 |
| 服务差 | 1.08 | 0.00 | 0.00 | 1.37 |
| 价格太高 | 3.23 | 10.00 | 0.00 | 2.74 |
| 没床位 | 3.23 | 0.00 | 2.56 | 5.48 |
| 其他 | 1.07 | 5.00 | 2.57 | 10.95 |

表3-31 老年人选择县级以上住院机构的原因(%)

| 变量 | 2009年 | 2012年 | 2015年 | 2019年 |
|---|---|---|---|---|
| 环境条件好 | 6.36 | 8.91 | 9.32 | 8.03 |
| 技术水平高 | 50.21 | 55.45 | 49.69 | 57.43 |
| 病情重 | 8.98 | 11.88 | 7.45 | 8.03 |
| 设备条件好 | 3.21 | 3.96 | 3.11 | 1.80 |
| 药品种类多 | 0.21 | 0.00 | 2.48 | 2.41 |
| 医生推荐 | 1.33 | 1.98 | 3.73 | 4.86 |
| 距离近 | 20.23 | 15.84 | 19.25 | 8.72 |
| 其他 | 9.47 | 1.98 | 4.97 | 8.72 |

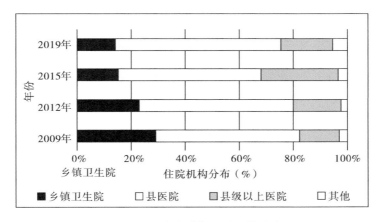

图 3-3  老年人选择住院机构分布

**3. 老年人卫生服务利用次数及影响因素的 Tobit 模型分析**

基线及三次追踪随访年平均门诊就诊次数分别为 1.50 次、1.35 次、1.15 次、0.77 次；基线及三次追踪随访年平均住院次数分别为 1.33 次、1.41 次、1.51 次、1.49 次。详见表 3-32。

表 3-32  基线及三次追踪随访年老年人的卫生服务利用次数情况（$\overline{X}\pm S$）

| 变量 | 2009 年 | 2012 年 | 2015 年 | 2019 年 |
| --- | --- | --- | --- | --- |
| 就诊次数（$\overline{X}\pm S$） | 1.50±0.84 | 1.35±0.78 | 1.15±0.92 | 0.77±0.99 |
| 住院次数（$\overline{X}\pm S$） | 1.33±0.96 | 1.41±1.11 | 1.51±1.01 | 1.49±0.95 |

（1）老年人就诊次数影响因素的 Tobit 模型分析    以就诊次数作为因变量，以一般人口学特征变量中性别、年龄、文化程度、婚姻状况、职业和家庭规模，以及是否患慢性病、自感健康状况、经济收入、医保补偿政策（起付线、封顶线、补偿比）指标作为自变量进行 Tobit 回归分析。

结果表明：影响两周就诊次数的因素有年龄（70 ~ 79 岁、80 岁及以上）、文化程度（小学）、职业、经济收入（中收入）、补偿比。

从年龄因素上看，与 60 ~ 69 岁组老年人相比，70 ~ 79 岁、80 岁及以上老年人两周就诊次数高，分别高 0.218 次、0.261 次；从文化程度因素上看，与没上过学的老年人相比，小学文化程度的老年人两周就诊次数高，高 0.189 次；从职业因素上看，与务农组相比，非务农组老年人两周就诊次数高，高 0.111 次；从经济收入因素上看，与低收入组老年人相比，中收入组老年人两周就诊次数高，高 0.339 次；从门诊补偿比因素上看，门诊补偿比高的老年人相对于门诊补偿比低的老年人，其两周就诊次数高 0.361 次（表 3-33）。

表 3-33　就诊次数 Tobit 模型分析结果

| 变量(对照组) | 回归系数 | 标准误 | t 值 | P 值 | 边际效应 |
|---|---|---|---|---|---|
| 家庭规模(≤3 人) | | | | | |
| 4~5 人 | -0.078 | 0.101 | -0.770 | 0.441 | -0.059 |
| ≥6 人 | -0.096 | 0.102 | -0.940 | 0.347 | -0.073 |
| 性别(男) | -0.010 | 0.081 | -0.120 | 0.901 | -0.008 |
| 年龄(60~69 岁) | | | | | |
| 70~79 岁 | 0.293 | 0.093 | -3.150 | 0.002** | 0.218 |
| ≥80 岁 | 0.355 | 0.171 | -2.080 | 0.038** | 0.261 |
| 文化程度(未上过学) | | | | | |
| 小学 | 0.245 | 0.086 | 2.860 | 0.004** | 0.189 |
| 初中 | 0.056 | 0.154 | 0.370 | 0.714 | 0.042 |
| 高中及以上 | -0.244 | 0.337 | -0.720 | 0.470 | -0.170 |
| 婚姻状况(有配偶) | -0.051 | 0.111 | -0.460 | 0.649 | -0.038 |
| 职业(务农) | 0.147 | 0.089 | 1.650 | 0.099* | 0.111 |
| 患慢性病(是) | -0.072 | 0.082 | -0.880 | 0.378 | -0.055 |
| 自感健康状况(非常好) | | | | | |
| 很好 | 0.506 | 0.495 | 1.020 | 0.307 | 0.357 |
| 好 | 0.370 | 0.469 | 0.790 | 0.431 | 0.253 |
| 一般 | 0.396 | 0.467 | 0.850 | 0.397 | 0.273 |
| 差 | 0.472 | 0.466 | 1.010 | 0.311 | 0.331 |
| 收入分组(低收入组) | | | | | |
| 中低收入组 | 0.032 | 0.130 | 0.240 | 0.809 | 0.023 |
| 中收入组 | 0.433 | 0.126 | 3.430 | 0.001*** | 0.339 |
| 中高收入组 | 0.118 | 0.116 | 1.020 | 0.309 | 0.087 |
| 高收入组 | 0.087 | 0.127 | 0.680 | 0.494 | 0.064 |
| 补偿比 | 0.476 | 0.268 | 1.780 | 0.076* | 0.361 |
| 封顶线 | 0.532 | 0.438 | 1.220 | 0.225 | 0.403 |
| 常量 | -0.719 | 1.224 | -0.590 | 0.557 | |

注：* $P \leqslant 0.1$；＊＊$P \leqslant 0.05$；＊＊＊$P \leqslant 0.01$。

（2）老年人住院次数影响因素的 Tobit 模型分析　以住院次数作为因变量，以一般人口学特征变量中性别、年龄、文化程度、婚姻状况、职业和家庭规模，以及是否患慢性病、自感健康状况、家庭收入、医保补偿政策（起付线、封顶线、补偿比）指标作为自变量进行 Tobit 回归分析。

结果表明：影响住院次数的因素有文化程度（初中）、职业、慢性病、经济收入（中高收入、高收入）、补偿比、封顶线。

从文化程度因素上看，与没上过学的相比，初中文化程度的老年人住院次数高，高 0.188 次；从职业因素上看，与务农组相比，非务农组老年人住院次数高，高 0.099 次；从慢性病因素上看，与患慢性病老年人相比，不患慢性病老年人住院次数低，低 0.132 次；从经济收入因素上看，与低收入组老年人相比，中高收入组、高收入组老年人住院次数高，分别高 0.134 次、0.191 次；从医保补偿政策因素上看，补偿比高、封顶线高，其住院次数相应越高。详见表 3-34。

表 3-34　住院次数 Tobit 模型分析结果

| 变量（对照组） | 回归系数 | 标准误 | t 值 | P 值 | 边际效应 |
| --- | --- | --- | --- | --- | --- |
| 家庭规模（≤3 人） | | | | | |
| 　4～5 人 | -0.083 | 0.060 | -1.370 | 0.171 | -0.067 |
| 　≥6 人 | -0.050 | 0.055 | -0.910 | 0.360 | -0.041 |
| 性别（男） | -0.031 | 0.046 | -0.680 | 0.494 | -0.026 |
| 年龄（60～69 岁） | | | | | |
| 　70～79 岁 | 0.047 | 0.049 | 0.970 | 0.334 | 0.039 |
| 　≥80 岁 | -0.163 | 0.107 | -1.510 | 0.130 | -0.129 |
| 文化程度（未上过学） | | | | | |
| 　小学 | -0.045 | 0.049 | -0.920 | 0.355 | -0.037 |
| 　初中 | 0.237 | 0.092 | -2.570 | 0.010** | 0.188 |
| 　高中及以上 | 0.127 | 0.186 | 0.680 | 0.497 | 0.107 |
| 婚姻状况（有配偶） | 0.079 | 0.058 | 1.360 | 0.174 | 0.064 |
| 职业（务农） | 0.121 | 0.047 | 2.590 | 0.010** | 0.099 |
| 患慢性病（是） | -0.162 | 0.051 | -3.140 | 0.002** | -0.132 |

续表

| 变量(对照组) | 回归系数 | 标准误 | t 值 | P 值 | 边际效应 |
|---|---|---|---|---|---|
| 自感健康状况(非常好) | | | | | |
| 很好 | -0.167 | 0.301 | -0.560 | 0.578 | -0.125 |
| 好 | -0.074 | 0.281 | -0.260 | 0.791 | -0.057 |
| 一般 | 0.124 | 0.278 | 0.450 | 0.654 | 0.098 |
| 差 | 0.297 | 0.277 | 1.070 | 0.284 | 0.242 |
| 收入分组(低收入组) | | | | | |
| 中低收入组 | -0.003 | 0.073 | -0.040 | 0.966 | -0.002 |
| 中收入组 | 0.066 | 0.070 | 0.950 | 0.342 | 0.053 |
| 中高收入组 | 0.165 | 0.071 | 2.340 | 0.019** | 0.134 |
| 高收入组 | 0.233 | 0.070 | 3.320 | 0.001*** | 0.191 |
| 补偿比 | 0.228 | 0.133 | -1.720 | 0.086* | 0.187 |
| 封顶线 | 0.503 | 0.068 | 7.440 | 0.000*** | 0.411 |
| 起付线 | -0.064 | 0.064 | -1.000 | 0.319 | -0.052 |
| 常量 | -0.862 | 0.404 | -2.130 | 0.033 | |

注：* $P \leqslant 0.1$；* * $P \leqslant 0.05$；* * * $P \leqslant 0.01$。

## 三、老年人卫生服务利用公平性分析

### 1. 老年人两周就诊率公平性分析

基线及三次追踪随访年不同收入组老年人两周就诊率均呈逐渐上升趋势；不同年份两周就诊率差异有统计学意义；基线及三次追踪随访年老年人两周就诊率集中指数均为正值，说明老年人门诊服务利用倾向于家庭经济状况较好的人群，但其数值绝对值逐年下降，说明老年人门诊服务利用公平性逐渐提高。详见表3-35。

表3-35　基线及三次追踪随访年老年人两周就诊率的集中指数

| 收入分组 | 2009 年 | 2012 年 | 2015 年 | 2019 年 |
|---|---|---|---|---|
| 低收入 | 55(11.0) | 70(12.0) | 80(13.0) | 145(17.0) |
| 中低收入 | 63(13.0) | 83(15.0) | 74(12.0) | 148(19.0) |
| 中等收入 | 93(19.0) | 95(17.0) | 97(16.0) | 148(19.0) |
| 中高收入 | 91(19.0) | 105(18.0) | 107(17.0) | 164(22.0) |
| 高收入 | 100(21.0) | 103(18.0) | 104(17.0) | 165(22.0) |
| 合计 | 402(16.6) | 456(16.0) | 462(15.0) | 770(19.8) |
| CI | 0.0627 | 0.0375 | 0.0347 | 0.0263 |

通过绘制集中曲线发现：基线及三次追踪随访年两周就诊率的集中曲线主要位于绝对公平线的下方，说明门诊服务利用主要集中于家庭经济状况较好的人群。距离绝对公平线较近，也就说明门诊服务利用不公平程度较低（图 3-4）。

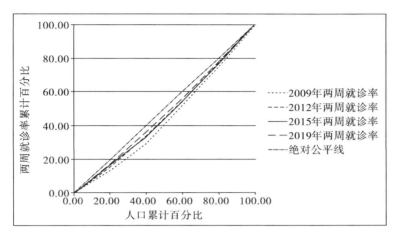

图 3-4　老年人两周就诊率集中曲线

### 2. 老年人住院率公平性分析

老年人住院率呈逐年上升趋势，从 2009 年至 2019 年上升了 15.60%；基线及三次追踪随访年不同收入组老年人住院率均呈逐渐上升趋势；不同年份住院率差异有统计学意义；基线及三次追踪随访年老年人住院率集中指数均为正值，说明老年人住院服务利用倾向于家庭经济状况较好的人群；2009 年至 2015 年其数值绝对值下降，说明老年人住院服务利用公平性有所提高，但 2015 年至 2019 年其数值绝对值又呈现上升趋势，说明老年人住院服务利用不公平性有所增加，但 2019 年相较于 2009 年和 2012 年住院服务利用公平性明显提高。详见表 3-36。

表 3-36　基线及三次追踪随访年老年人住院率的集中指数

| 收入分组 | 2009 年 | 2012 年 | 2015 年 | 2019 年 |
| --- | --- | --- | --- | --- |
| 低收入 | 56(12.0) | 81(14.0) | 137(22.0) | 233(27.0) |
| 中低收入 | 69(14.0) | 86(15.0) | 154(25.0) | 211(27.0) |
| 中等收入 | 89(18.0) | 97(17.0) | 159(26.0) | 252(33.0) |
| 中高收入 | 93(19.0) | 123(22.0) | 160(26.0) | 234(32.0) |
| 高收入 | 106(22.0) | 131(23.0) | 164(26.0) | 256(34.0) |
| 合计 | 413(15.0) | 518(18.2) | 774(25.0) | 1186(30.6) |
| CI | 0.0588 | 0.0549 | 0.0144 | 0.0248 |

通过绘制集中曲线发现：基线及三次追踪随访年住院率的集中曲线主要位于绝对公平线的下方，说明住院服务利用主要集中于家庭经济状况较好的人群。距离绝对公平线较近，也就说明住院服务利用不公平程度较低（图3-5）。

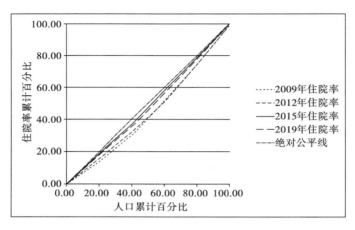

图3-5　老年人住院率集中曲线

## 四、老年人卫生服务利用公平性分解分析

### 1. 老年人两周就诊率公平性分解分析

2009年两周就诊率不公平影响因素的贡献率排在前三位的分别是经济收入、自感健康状况、慢性病，贡献率分别为58.28%、19.95%和9.11%；2012年两周就诊率不公平影响因素的贡献率排在前三位的分别是经济收入、慢性病和文化程度，贡献率分别为67.51%、23.69%和11.80%；2015年两周就诊率不公平影响因素的贡献率排在前三位的分别是经济收入、自感健康状况和文化程度，贡献率分别为89.45%、14.42%和12.17%；2019年两周就诊率不公平影响因素的贡献率排在前三位的分别是经济收入、家庭规模和慢性病，贡献率分别为72.01%、19.42%和14.79%。

从上述数据可以发现，经济收入一直是两周就诊率不公平的最主要影响因素，贡献率符号均为正，说明增加了高收入组的门诊服务利用不公平性；弹性均为正，说明对门诊服务利用程度起到正向的作用，收入的不公平会增加门诊服务利用程度的不公平性；CI为正，说明高收入组人群门诊服务利用更高，存在亲富人的门诊服务利用不公平。其次慢性病也是影响两周就诊率不公平的主要因素，贡献率符号均为负，说明增加了低收入组的门诊服务利用不公平性。另外，性别、婚姻状况在四次调查中对两周就诊率不公平的贡献程度均很小。详见表3-37。

**2. 老年人住院率公平性分解分析**

2009 年住院率不公平影响因素的贡献率排在前三位的分别是经济收入、自感健康状况和慢性病，贡献率分别为 60.61%、20.75% 和 9.47%；2012 年住院率不公平影响因素的贡献率排在前三位的分别是经济收入、慢性病和文化程度，贡献率分别为 77.44%、14.21% 和 7.08%；2015 年住院率不公平影响因素的贡献率排在前三位的分别是经济收入、自感健康状况和家庭规模，贡献率分别为 80.76%、37.91% 和 19.07%；2019 年住院率不公平影响因素的贡献率排在前三位的分别是经济收入、慢性病和家庭规模，贡献率分别为 71.19%、8.60% 和 8.19%。

从上述数据可以发现，经济收入一直是住院率不公平的最主要的影响因素，自感健康状况、慢性病也是影响住院率不公平的主要因素。详见表 3-38。

**3. 老年人两周就诊次数公平性分解分析**

2009 年两周就诊次数不公平影响因素的贡献率排在前三位的分别是经济收入、家庭规模和年龄，贡献率分别为 151.62%、47.19% 和 14.93%；2012 年两周就诊次数不公平影响因素的贡献率排在前三位的分别是经济收入、慢性病和补偿比，贡献率分别为 122.67%、30.62% 和 19.60%；2015 年两周就诊次数不公平影响因素的贡献率排在前三位的分别是经济收入、封顶线和补偿比，贡献率分别为 130.78%、3.53% 和 2.01%；2019 年两周就诊次数不公平影响因素的贡献率排在前三位的分别是经济收入、年龄和职业，贡献率分别 78.98%、33.65% 和 12.66%。

从上述数据可以发现，经济收入一直是两周就诊次数不公平的最主要的影响因素，门诊补偿比、年龄也是影响两周就诊次数不公平的主要因素。另外，性别在四次调查中对两周就诊次数不公平的贡献程度均很小。详见表 3-39。

**4. 老年人住院次数公平性分解分析**

2009 年住院次数不公平影响因素的贡献率排在前三位的分别是经济收入、慢性病和起付线，贡献率分别为 130.44%、62.61% 和 43.70%；2012 年住院次数不公平影响因素的贡献率排在前三位的分别是经济收入、补偿比和起付线，贡献率分别为 74.42%、67.96% 和 20.02%；2015 年住院次数不公平的影响因素的贡献率排在前三位的分别是经济收入、起付线和封顶线，贡献率分别为 130.70%、26.48% 和 9.78%；2019 年住院次数不公平影响因素的贡献率排在前三位的分别是经济收入、起付线和自感健康状况，贡献率分别为 142.76%、5.18% 和 5.13%。

从上述数据可以发现，经济收入一直是住院次数不公平的最主要的影响因素，补偿比、起付线和封顶线也是影响住院次数不公平性的因素。详见表 3-40。

表 3-37 两周就诊率公平性的集中指数分解结果分析

| 变量 | 2009 年 | | | 2012 年 | | | 2015 年 | | | 2019 年 | | |
|---|---|---|---|---|---|---|---|---|---|---|---|---|
| | CI | 弹性 | 贡献率(%) | CI | 弹性 | 贡献率(%) | CI | 弹性 | 贡献率(%) | CI | 弹性 | 贡献率(%) |
| 家庭规模 | -0.043 | 0.092 | -6.35 | -0.039 | -0.023 | 2.35 | -0.031 | 0.049 | -4.40 | -0.043 | -0.117 | 19.42 |
| 性别 | 0.004 | 0.361 | 2.43 | 0.004 | -0.547 | -6.16 | 0.001 | 0.974 | 3.48 | 0.002 | -0.468 | -3.13 |
| 年龄 | -0.030 | -0.071 | 3.40 | 0.004 | -0.010 | -0.11 | -0.024 | 0.037 | -2.57 | -0.046 | -0.205 | 6.14 |
| 文化程度 | 0.035 | 0.075 | 4.23 | 0.030 | 0.147 | 11.80 | 0.029 | 0.148 | 12.17 | 0.026 | 0.067 | 6.56 |
| 婚姻状况 | 0.004 | 0.587 | 3.50 | -0.004 | 0.147 | -1.60 | -0.004 | 0.211 | -2.25 | 0.000 | -0.490 | 0.65 |
| 职业 | 0.008 | -0.306 | -4.11 | 0.003 | 0.619 | 4.77 | 0.011 | 0.196 | 6.27 | 0.010 | 0.376 | 13.85 |
| 慢性病 | -0.008 | 0.686 | -9.11 | 0.030 | -0.301 | -23.69 | 0.006 | -0.626 | -10.15 | -0.003 | 1.294 | -14.79 |
| 自感健康状况 | 0.035 | 0.355 | 19.95 | 0.007 | -0.595 | -10.82 | 0.006 | -0.818 | -14.42 | 0.011 | -0.110 | -4.59 |
| 经济收入 | 0.174 | 0.210 | 58.28 | 0.179 | 0.142 | 67.51 | 0.182 | 0.170 | 89.45 | 0.222 | 0.085 | 72.01 |

表3-38　住院率公平性的集中指数分解结果分析

| 变量 | 2009年 | | | 2012年 | | | 2015年 | | | 2019年 | | |
|---|---|---|---|---|---|---|---|---|---|---|---|---|
| | CI | 弹性 | 贡献率（%） | CI | 弹性 | 贡献率（%） | CI | 弹性 | 贡献率（%） | CI | 弹性 | 贡献率（%） |
| 家庭规模 | -0.043 | 0.089 | -6.60 | -0.039 | -0.020 | 1.41 | -0.031 | 0.089 | -19.07 | -0.043 | -0.047 | 8.19 |
| 性别 | 0.004 | 0.352 | 2.53 | 0.004 | -0.481 | -3.69 | 0.001 | 0.502 | 4.32 | 0.002 | -0.258 | -1.82 |
| 年龄 | -0.030 | -0.069 | 3.54 | 0.004 | -0.008 | -0.06 | -0.024 | 0.065 | -10.91 | -0.046 | -0.113 | 2.02 |
| 文化程度 | 0.035 | 0.074 | 4.40 | 0.030 | 0.129 | 7.08 | 0.029 | 0.069 | 13.66 | 0.026 | 0.037 | 3.82 |
| 婚姻状况 | 0.004 | 0.573 | 3.64 | -0.004 | 0.130 | -0.96 | -0.004 | 1.066 | -7.33 | 0.000 | -0.270 | 0.38 |
| 职业 | 0.008 | -0.299 | -4.28 | 0.003 | 0.544 | 2.86 | 0.011 | 0.064 | 4.96 | 0.010 | 0.207 | 8.05 |
| 慢性病 | -0.008 | 0.670 | -9.47 | 0.030 | -0.265 | -14.21 | 0.006 | 0.375 | 14.67 | -0.003 | 0.712 | -8.60 |
| 自感健康状况 | 0.035 | 0.347 | 20.75 | 0.007 | -0.523 | -6.49 | 0.006 | -0.894 | -37.91 | 0.011 | -0.061 | -2.67 |
| 经济收入 | 0.174 | 0.205 | 60.61 | 0.179 | 0.238 | 77.44 | 0.182 | -0.064 | -80.76 | 0.222 | 0.080 | 71.19 |

表 3-39 两周就诊次数公平性的集中指数分解结果分析

| 变量 | 2009 年 | | | 2012 年 | | | 2015 年 | | | 2019 年 | | |
|---|---|---|---|---|---|---|---|---|---|---|---|---|
| | CI | 弹性 | 贡献率 (%) | CI | 弹性 | 贡献率 (%) | CI | 弹性 | 贡献率 (%) | CI | 弹性 | 贡献率 (%) |
| 家庭规模 | -0.043 | 0.061 | 47.19 | -0.039 | 0.001 | -8.78 | -0.031 | -0.015 | 1.71 | -0.043 | 0.013 | -3.89 |
| 性别 | 0.004 | -0.051 | 3.86 | 0.004 | -0.002 | -3.28 | 0.001 | 0.006 | 0.03 | 0.002 | -0.035 | -0.42 |
| 年龄 | -0.030 | -0.028 | -14.93 | 0.004 | -0.003 | -4.44 | -0.024 | -0.003 | 0.29 | -0.046 | -0.105 | 33.65 |
| 文化程度 | 0.035 | 0.000 | -0.10 | 0.030 | 0.001 | 8.53 | 0.029 | 0.018 | 1.88 | 0.026 | -0.030 | -5.31 |
| 婚姻状况 | 0.004 | -0.046 | 3.07 | -0.004 | 0.012 | -16.72 | -0.004 | -0.002 | 0.03 | 0.000 | -0.214 | 0.52 |
| 职业 | 0.008 | -0.075 | 11.20 | 0.003 | 0.008 | 8.00 | 0.011 | -0.004 | -0.16 | 0.010 | 0.188 | 12.66 |
| 慢性病 | -0.008 | -0.016 | -2.44 | 0.030 | -0.003 | -30.62 | 0.006 | -0.011 | -0.23 | -0.003 | -0.071 | 1.49 |
| 自感健康状况 | 0.035 | 0.010 | -6.06 | 0.007 | -0.004 | -8.47 | 0.006 | 0.022 | 0.48 | 0.011 | 0.020 | 1.50 |
| 经济收入 | 0.174 | 0.049 | -151.62 | 0.179 | -0.002 | -122.67 | 0.182 | 0.198 | 130.78 | 0.222 | 0.051 | 78.98 |
| 补偿比 | — | — | — | -0.056 | 0.001 | -19.60 | -0.005 | 0.111 | -2.01 | 0.002 | 0.201 | 2.79 |
| 起付线 | — | — | — | — | — | — | — | — | — | — | — | — |
| 封顶线 | — | — | — | — | — | — | 0.007 | -0.139 | -3.53 | — | — | — |

表 3-40 住院次数公平性的集中指数分解结果分析

| 变量 | 2009 年 | | | 2012 年 | | | 2015 年 | | | 2019 年 | | |
| --- | --- | --- | --- | --- | --- | --- | --- | --- | --- | --- | --- | --- |
| | CI | 弹性 | 贡献率（%） | CI | 弹性 | 贡献率（%） | CI | 弹性 | 贡献率（%） | CI | 弹性 | 贡献率（%） |
| 家庭规模 | -0.043 | 0.000 | 6.96 | -0.039 | -0.017 | 3.37 | -0.031 | -0.016 | 6.26 | -0.043 | -0.006 | 1.84 |
| 性别 | 0.004 | -0.006 | -8.78 | 0.004 | 0.012 | 0.27 | 0.001 | 0.018 | 0.29 | 0.002 | -0.012 | -0.15 |
| 年龄 | -0.030 | -0.001 | 7.78 | 0.004 | 0.039 | 0.85 | -0.024 | -0.001 | 0.18 | -0.046 | 0.009 | -2.99 |
| 文化程度 | 0.035 | -0.002 | -18.42 | 0.030 | -0.021 | -3.23 | 0.029 | -0.010 | -3.77 | 0.026 | 0.000 | -0.03 |
| 婚姻状况 | 0.004 | 0.013 | 15.77 | -0.004 | 0.032 | -0.68 | -0.004 | -0.029 | 1.36 | 0.000 | 0.007 | -0.02 |
| 职业 | 0.008 | -0.001 | -2.89 | 0.003 | 0.063 | 0.94 | 0.011 | 0.045 | 6.45 | 0.010 | 0.023 | 1.58 |
| 慢性病 | -0.008 | -0.023 | 62.61 | 0.030 | -0.039 | -6.01 | 0.006 | -0.015 | -1.06 | -0.003 | -0.093 | 2.00 |
| 自感健康状况 | 0.035 | 0.002 | 21.01 | 0.007 | 0.091 | 3.25 | 0.006 | 0.056 | 4.40 | 0.011 | 0.066 | 5.13 |
| 经济收入 | 0.174 | 0.002 | 130.44 | 0.179 | 0.080 | 74.42 | 0.182 | 0.056 | 130.70 | 0.222 | 0.090 | 142.76 |
| 补偿比 | -0.0064 | 0.0176 | 37.55 | -0.056 | 0.233 | -67.96 | -0.005 | -0.11 | 7.05 | 0.002 | 0.202 | 2.87 |
| 起付线 | 0.0015 | 0.0874 | -43.70 | -0.021 | 0.183 | -20.02 | 0.033 | 0.0626 | 26.48 | 0.001 | 0.73 | 5.18 |
| 封顶线 | — | — | — | — | — | — | 0.007 | -0.109 | -9.78 | — | — | — |

121

## 五、主要结果及发现

### 1. 适当提高补偿比及封顶线可以提高卫生服务利用

与 2009 年基线期相比，到 2019 年，老年人门诊和住院卫生服务利用水平有所提高。2009 年基线及三次追踪随访（2012 年、2015 年、2019 年）老年人慢性病的患病率分别为 36.2%、41.9%、47.6% 和 62.7%。慢性病患病率明显升高，四期调查位居首位的慢性病均是高血压。高血压是所有慢性病中最常见的，也是诱发很多心脑血管疾病发生的常见危险因素。老年人自感健康状况为"一般"的人数居多。老年人两周就诊率呈现先降低后升高的趋势，至 2019 年，老年人两周就诊率为 19.8%，高于第五次国家卫生服务调查的居民两周就诊率 13.0%，这说明老年人卫生服务利用水平较高。选择就诊机构均以县医院为主，老年人选择就诊或住院机构主要是因为技术水平高。

医保补偿政策相关变量中，门诊补偿比是门诊服务利用的影响因素，门诊补偿比越高，其就诊次数越高，住院补偿比越高，其住院次数相应越高，说明适当提高补偿比可以提高卫生服务利用。当医保报销比例增加，在总的医疗费用不变的情况下，患者自付的费用就会减少，因此这一政策能够有效地缓解患者因经济困难而造成的就医不及时现象，为患者看病就医提供本质上的保障。住院封顶线与住院服务利用成正比，这说明封顶线越高，住院服务利用越高。封顶线升高，患者可以得到更多的报销费用，为许多需要花费高额费用的严重疾病提供更好的医疗保障，一定程度上缓解了"看病难，看病贵"的问题。

### 2. 医改政策调整后老年人卫生服务利用公平性得到改善

老年人门诊和住院服务利用主要集中于经济收入水平较高的人群，但是卫生服务利用不公平程度在逐步降低。集中指数和集中曲线图结果显示，老年人门诊和住院服务利用均倾向于家庭经济状况较好的人群。两周就诊率集中指数绝对值均在 0.1 内，且数值绝对值逐渐减小，说明老年人门诊服务利用公平性逐渐提高。2019 年住院率集中指数有所增加，但相较于基线年住院服务利用公平性有所提高。自 2009 年宁夏实施新医改政策后，对医保补偿政策进行了几次调整，实施了一系列的惠民政策，如：不同医疗机构设置不同的报销比例，增加基层医疗保障政策，提供更多卫生服务保障，开展不同形式的健康教育，政策的覆盖范围不断扩大，缩小了不同收入群体之间的健康差异，为当地居民能够公平地利用医疗卫生资源提供了很好的保障，一定程度上能够降低卫生服务利用不公平。

**3. 医保补偿政策是老年人卫生服务利用公平性的影响因素**

医保补偿政策相关变量中，补偿比是卫生服务利用的影响因素，补偿比越高，其卫生服务利用次数越高；封顶线越高，住院服务利用次数越高。此外经济收入、家庭规模、性别、年龄、职业、慢性病、自感健康状况均是影响卫生服务利用的因素。

医保补偿政策调整期间，门诊和住院卫生服务利用不公平主要由经济收入不均衡所导致，慢性病和自感健康状况对卫生服务利用公平性的影响也较大，补偿比对门诊服务利用公平性起到积极作用，补偿比、起付线对住院服务利用公平性起到积极作用。

医保补偿政策为影响老年人门诊服务利用公平性的因素。2012年和2015年门诊补偿比集中指数均为负，说明存在着亲穷人的卫生服务利用不公平性；贡献率均为负，说明降低了低收入组的门诊服务利用不公平程度；弹性均为正，说明对降低这种不公平程度起到正向的推动作用，即降低门诊服务利用不公平作用逐渐增强。2019年集中指数为正，说明存在着亲富人的卫生服务利用不公平性；贡献率为正，说明增加了高收入组的门诊服务利用不公平程度；弹性为正，说明对增加这种不公平程度起到正向的推动作用，即增加门诊服务利用不公平作用逐渐增强。但到2019年门诊补偿比集中指数绝对值为0.002，显著小于2012年和2015年的数据，说明到2019年门诊卫生服务利用公平性得到改善。封顶线在2015年对门诊服务利用公平性有一定影响，集中指数为正，说明存在着亲富人的卫生服务利用不公平性；贡献率均为负，说明降低了高收入组的门诊服务利用不公平程度；弹性为负，说明对降低这种不公平程度起到负向的推动作用，即降低门诊服务利用不公平作用逐渐减弱。

医保补偿政策为影响老年人住院服务利用公平性的因素。2009年、2012年、2015年住院补偿比集中指数均为负，说明存在着亲穷人的卫生服务利用不公平性；除2012年，贡献率均为正，说明增加了低收入人群的住院服务利用不公平程度。2019年集中指数为正，说明存在着亲富人的卫生服务利用不公平性；贡献率为正，说明增加了高收入人群的住院服务利用不公平程度；弹性为正，说明对增加这种不公平程度起到正向的推动作用，即增加住院服务利用不公平作用逐渐增强。除2012年，其余3年调查起付线集中指数均为正，说明存在着亲富人的卫生服务利用不公平性；弹性均为正，说明起付线越高，越有利于亲富人的不公平性。2015年封顶线集中指数均为正，说明存在着亲富人的卫生服务利用不公平性；贡献率均为负，说明降低了有利于高收入人群的住院服务利用不公平程度；弹性为负，说明对降低这种不公平程度起到负向的推动作用，即降低住院服务利用不公平作用逐渐减弱。

## 六、政策及建议

### 1. 强化健康危险行为教育干预，着重抓好老年人慢性病防治工作

本次研究表明，从 2009 年至 2019 年，十年时间老年人慢性病患病率从 36.2% 升高到了 62.7%，而高血压病位居老年人慢性病首位。应从以下两方面入手加以改善：第一，加强老年人慢性病患病危险因素的宣传教育，尤其是常见慢性病，如高血压等，倡导老年人养成健康的生活习惯并鼓励其定期体检，让处于健康状态的老年人认识到慢性病所带来的危害，从根源上控制老年人慢性病的发病率；让患有慢性病的老年人的生活习惯得到约束和改善，鼓励其进行适当的锻炼，提高生活质量，减轻家庭和社会的负担。第二，政府相关部门应合理分配医疗卫生资源，加强基层医疗队伍建设，建立健康档案等。

老年群体是慢性病发病的主要群体，一方面政府相关部门应该完善相关政策措施，合理配置医疗、保健等资源，加强基层医疗卫生服务体系的建设；另一方面应加强对老年慢性病患者的健康关注度，提高其对慢性病患病危险因素的知晓率，为其普及相关健康知识，引导其保持健康的生活方式。

### 2. 推动优质医疗资源加快下沉，积极提升区域诊疗服务能力

有研究表明，老年人选择卫生服务机构的主要原因是医疗机构技术水平高。本次研究也表明，老年人就诊和住院均偏向于更高级别的医疗机构，其中选择的主要原因就是技术水平高，可能的原因是随着经济水平的提高和健康意识的提高，老年人对医疗机构卫生服务水平提出了更高的要求；以及目前仍然存在一些山区医疗机构分布不合理的情况。因此提示政府有关部门应根据不同县（区）的实际情况，合理规划基层医疗卫生机构的建设，更新硬件设备，加强基层医疗队伍建设，给医务人员提供更多外出培训学习的机会，从而提高卫生服务能力和质量，让基层医疗卫生机构真正发挥"守门员"的作用。医保补偿政策是越到基层报销比例越高，目的是引导患者尽可能回到基层就医，既节约医疗成本，减轻患者就医经济负担，又能使医保补偿资金发挥最大的效用。

### 3. 持续激发农村经济内生动力，促进卫生服务利用公平可及

经济困难仍然是制约卫生服务利用公平性的主要因素，只要有贫富差距的存在，就会出现较贫困人群卫生服务需求得不到满足的情况，建议政府有关部门应积极发展农村经济，提高山区居民经济收入，缩小贫富差距；此外应加大对低收入群体的扶持力度，尤其是针对重点人群，减轻其所在家庭的医疗负担。

**4. 健全完善医疗保障制度体系，提高重大疾病患者保障水平**

本次研究表明，起付线、封顶线、补偿比均对卫生服务利用公平性有一定影响，因此提示政府相关部门应根据实际需求，适当扩大医保报销范围、提高报销比例、简化报销程序，进一步完善医疗补偿保障制度，提高保障能力，进而提高卫生服务利用公平性。

# 第三节　宁夏山区农村孕产妇卫生服务利用公平性研究

育龄期妇女的健康是人类持续发展的基础和前提，妇幼卫生关乎着人口素质、家庭幸福，以及社会经济的发展，其中孕产妇保健是保障孕产妇健康、母婴安全的关键环节。孕产妇保健管理作为基本公共卫生服务的重要内容而日益受到重视，对保障育龄期妇女人人享有孕产妇保健服务，改善孕产妇健康状况以及促进基本公共卫生服务均等化，具有重大意义。

我国高度重视孕期保健服务，自中华人民共和国成立以来，孕产妇卫生服务从个别单项服务逐步发展到覆盖整个孕产期的全面服务，形成一整套包括产前检查、住院分娩和产后访视在内的系统的孕产期保健服务。截至 2017 年，我国孕产妇死亡率已由中华人民共和国成立初期的 1500/10 万下降至 19.6/10 万，婴儿死亡率由 200‰ 下降到 6.8‰，妇幼健康核心指标总体上优于中高收入国家平均水平。为了提升妇幼健康保障水平，改善出生人口素质，自 2009 年起，宁夏实行"四免一救助"政策、2012 年实施"六免一救助"政策、2014 年实施"七免一救助"政策，逐步健全妇幼卫生服务体系，开展妇幼公共卫生服务项目，孕产妇死亡率和婴儿死亡率显著降低。截至 2015 年婴儿死亡率为 7.46‰，孕产妇死亡率为 19.54/10 万，分别较 2010 年下降了 46.83%、34.21%，位居西部前列。到 2015 年，宁夏共有妇幼保健专业机构 22 个，住院分娩率达 99.91%、产前检查率达 99.32%、产后访视率达 98.68%、孕产妇系统管理率达 96.80%，孕产妇保健得到了较大的改善。

妇幼卫生政策的颁布与实施使孕产妇保健服务开始规范运作且取得了显著成效，而孕产妇作为社会弱势群体的重要组成部分，如何保障其卫生服务利用的公平性成为一个亟待解决的问题。2000 年，公平性被世界卫生组织列为卫生系统绩效评价的主要指标之一。大量研究表明，由于卫生服务利用不公平进而导致健康不公平的现象普遍存在。

国外研究发现经济状况好的家庭其孕产妇卫生服务利用普遍优于经济状况差的家庭，居住于城市地区、文化程度高的孕产妇其卫生服务利用程度更好。Rahman M. 研究结果显示：经济收入是影响妇女保健服务的主要原因，保障贫穷家庭的生殖健康服务利用，是改善瓦努阿图整体生殖保健利用率的关键。Limwattananon S. 采用集中指数对泰国的孕产妇和儿童健康保健利用的公平性进行分析，其结果显示：妇幼卫生服务利用不公平的关键是社会经济因素和母亲的文化程度，虽然城乡差距较小，但偏远地区女性健康局面不容乐观。

我国的研究也有类似的发现，李江红（2007 年）等所做研究结果显示：甘肃省贫困地区农村育龄妇女卫生服务利用公平性低于全国水平，且在健康、卫生服务利用等方面都存在不同程度的不公平性，影响其卫生服务公平性的主要因素包括文化程度、年龄、健康状况、家庭收入和就医距离。陈藜（2013年）等研究发现：不同经济收入组孕产妇的产前、产中和产后卫生服务利用的集中指数均大于 0，提示孕产妇各阶段卫生服务利用情况均倾向于富裕人群。造成产前保健和产后保健不公平的原因中，所占比重最大的是家庭人均年生活消费性支出，其次为母亲职业及中西部地区。住院分娩不公平的影响因素分别是母亲受教育程度、家庭人均年生活消费性支出和母亲产次。丁雪（2017年）等采用集中指数分解法对我国妇幼健康公平性分析的结果显示：孕产妇系统管理率、产前检查率和产后访视率的集中指数均为正值，提示我国孕产妇卫生服务利用集中于经济较发达的省份，孕产妇死亡率的集中指数为负值，提示孕产妇死亡集中于经济较为落后的省份。

综上所述，国内外孕产妇卫生服务利用不公平现象普遍存在。宁夏孕产妇卫生服务利用得到较大改善但缺乏卫生服务利用公平性及影响因素的研究。本文将通过集中指数和集中指数分解的方法，分析孕产妇在各个阶段不同经济收入、不同受教育程度人群的卫生服务利用的现况、公平性及其影响因素，为今后妇幼卫生政策的制定和实施提供理论依据。

## 一、孕产妇基本情况

2009、2012、2015、2019 年度孕产妇调查人数分别为 1206、188、496、448 人，平均年龄分别为（28.42±5.13）岁、（25.88±4.47）岁、（26.93±5.67）岁、（28.85±6.07）岁；调查人群总体文化程度较低，2009 年文化程度以文盲和小学为主，2012、2015、2019 年文化程度以小学和初中为主，文盲占比较2009 年有显著减少；职业以农民为主（2009 年为 83.67%、2012 年为79.79%、2015 年为 74.40%、2019 年为 56.90%）；在家庭人口构成方面，家庭成员数均以 5～8 人为主（2009 年为 57.80%、2012 年为 68.60%、2015年为 53.63%、2019 年为 70.80%），其次为 4 人及以下的家庭（表 3-41）。

表 3-41 孕产妇一般人口学特征

| 特征变量 | | 2009 年 | | 2012 年 | | 2015 年 | | 2019 年 | |
|---|---|---|---|---|---|---|---|---|---|
| | | n | % | n | % | n | % | n | % |
| 年龄 | <25 岁 | 278 | 23.05 | 73 | 38.83 | 190 | 38.30 | 119 | 26.56 |
| | 25~35 岁 | 808 | 67.00 | 111 | 59.04 | 271 | 54.60 | 266 | 59.38 |
| | >35 岁 | 120 | 9.95 | 4 | 2.13 | 35 | 7.10 | 63 | 14.06 |
| 文化程度 | 文盲 | 439 | 36.40 | 30 | 16.00 | 96 | 19.35 | 72 | 16.10 |
| | 小学 | 452 | 37.50 | 81 | 43.10 | 178 | 35.89 | 160 | 35.70 |
| | 初中 | 282 | 23.40 | 63 | 33.50 | 187 | 37.70 | 159 | 35.50 |
| | 高中及以上 | 33 | 2.70 | 14 | 7.40 | 35 | 7.06 | 57 | 12.70 |
| 职业 | 无业 | 38 | 3.15 | 11 | 5.85 | 69 | 13.90 | 111 | 24.80 |
| | 农民 | 1009 | 83.67 | 150 | 79.79 | 369 | 74.40 | 255 | 56.90 |
| | 在职 | 159 | 13.18 | 27 | 14.36 | 58 | 11.70 | 82 | 18.30 |
| 家庭成员数 | <5 人 | 499 | 41.40 | 44 | 23.40 | 202 | 40.73 | 56 | 12.50 |
| | 5~8 人 | 697 | 57.80 | 129 | 68.60 | 266 | 53.63 | 317 | 70.80 |
| | >8 人 | 10 | 0.80 | 15 | 8.00 | 28 | 5.65 | 75 | 16.70 |

参保险种选项分别为城乡统筹基本医疗保险、城镇职工医疗保险、商业医疗保险、其他和未参保五项。分析结果显示，2009—2019 年医疗保险参保率分别为 96.43%、97.33%、99.00% 和 97.99%，医疗保险参保率较高，但参加险种较为单一，均以新农合为主（表 3-42）。

表 3-42 孕产妇参保情况

| 项目 | 2009 年 | | 2012 年 | | 2015 年 | | 2019 年 | |
|---|---|---|---|---|---|---|---|---|
| | n | % | n | % | n | % | n | % |
| 城乡统筹基本医疗保险 | 1161 | 96.27 | 179 | 95.21 | 476 | 95.98 | 430 | 96.00 |
| 城镇职工医疗保险 | 1 | 0.08 | 0 | 0.00 | 2 | 0.40 | 3 | 0.67 |
| 商业医疗保险 | 1 | 0.08 | 2 | 1.06 | 5 | 1.01 | 3 | 0.67 |
| 其他 | 0 | 0.00 | 2 | 1.06 | 8 | 1.61 | 3 | 0.67 |
| 未参保 | 43 | 3.57 | 5 | 2.66 | 5 | 1.01 | 9 | 2.01 |
| 合计 | 1206 | 100.00 | 188 | 100.00 | 496 | 100.00 | 448 | 100.00 |

2009、2012、2015、2019 年度家庭人均等值消费分别为 6509.63 元、

10376.96元、16030.55元、22472.83元。各经济组收入差距较大(表3-43)。

表3-43　调查人群收入水平

| 经济分组 | 2009年 | | | 2012年 | | | 2015年 | | | 2019年 | | |
|---|---|---|---|---|---|---|---|---|---|---|---|---|
| | 家庭人均等值消费(元) | 人数(n) | 人数构成比(%) | 家庭人均等值消费(元) | 人数(n) | 人数构成比(%) | 家庭人均等值消费(元) | 人数(n) | 人数构成比(%) | 家庭人均等值消费(元) | 人数(n) | 人数构成比(%) |
| Ⅰ | 2347.94 | 241 | 19.98 | 3542.65 | 38 | 20.21 | 4364.71 | 99 | 19.96 | 5590.92 | 90 | 20.09 |
| Ⅱ | 3763.94 | 241 | 19.98 | 6131.38 | 38 | 20.21 | 7411.83 | 99 | 19.96 | 11060.55 | 90 | 20.09 |
| Ⅲ | 5077.35 | 241 | 19.98 | 8101.06 | 38 | 20.21 | 10908.88 | 99 | 19.96 | 15459.94 | 90 | 20.09 |
| Ⅳ | 7035.95 | 241 | 19.98 | 10907.12 | 38 | 20.21 | 17617.94 | 99 | 19.96 | 23606.95 | 90 | 20.09 |
| Ⅴ | 14322.96 | 242 | 20.08 | 23202.59 | 36 | 19.16 | 39849.38 | 100 | 20.16 | 56645.81 | 88 | 19.64 |
| 合计 | 6509.63 | 1206 | 100 | 10376.96 | 188 | 100 | 16030.55 | 496 | 100 | 22472.83 | 448 | 100 |

## 二、山区农村孕产妇卫生服务利用的影响因素分析

本研究以妇科检查率、孕早期检查率、产前检查率、住院分娩率和产后访视率为因变量,以年龄、民族、职业、文化程度、家庭人均等值消费、家庭规模、参保情况和调查年份为自变量,通过多因素logistic回归模型分析山区农村孕产妇卫生服务利用的影响因素。

### 1. 妇科检查率的多因素logistic回归分析

由回归结果可知,山区农村孕产妇妇科检查率的影响因素为文化程度、经济状况、家庭规模、是否参保和调查年份。其中文化程度为初中的孕产妇其妇科检查率是文盲的1.387倍;中高收入组和高收入组孕产妇妇科检查率分别是低收入组的1.311倍和1.316倍;中等家庭规模即5~8人组孕产妇的妇科检查率是小规模家庭组的0.67倍;参保孕产妇的妇科检查率是非参保孕产妇的0.4倍;与2009年相比,2012年妇科检查率较高(OR=1.503),但2015、2019年均较低。详情见表3-44。

表 3-44　妇科检查率的多因素 logistic 回归分析

| 特征变量（对照组） | β | P | OR | 95% 可信区间 | |
| --- | --- | --- | --- | --- | --- |
| | | | | 下限 | 上限 |
| 年龄分组（<25 岁） | | | | | |
| 25～35 岁 | −0.135 | 0.144 | 0.873 | 0.728 | 1.047 |
| >35 岁 | −0.005 | 0.975 | 0.995 | 0.72 | 1.375 |
| 职业（无业） | | | | | |
| 农民 | −0.203 | 0.087 | 0.816 | 0.647 | 1.03 |
| 在职 | −0.104 | 0.513 | 0.901 | 0.659 | 1.231 |
| 文化程度（文盲） | | | | | |
| 小学 | 0.069 | 0.515 | 1.072 | 0.87 | 1.321 |
| 初中 | 0.327 | 0.005 | 1.387 | 1.103 | 1.743 |
| 高中及以上 | 0.243 | 0.227 | 1.275 | 0.859 | 1.893 |
| 家庭人均等值消费（低收入组） | | | | | |
| 中低收入组 | 0.02 | 0.881 | 1.02 | 0.789 | 1.318 |
| 中等收入组 | −0.047 | 0.724 | 0.954 | 0.736 | 1.238 |
| 中高收入组 | 0.271 | 0.038 | 1.311 | 1.015 | 1.694 |
| 高收入组 | 0.274 | 0.038 | 1.316 | 1.015 | 1.705 |
| 家庭规模（<5 人） | | | | | |
| 5～8 人 | −0.4 | <0.001 | 0.67 | 0.562 | 0.801 |
| >8 人 | −0.041 | 0.844 | 0.96 | 0.642 | 1.437 |
| 医疗保险（非参保） | | | | | |
| 参保 | −0.917 | 0.003 | 0.4 | 0.217 | 0.735 |
| 调查年份（2009 年） | | | | | |
| 2012 年 | 0.407 | 0.012 | 1.503 | 1.093 | 2.067 |
| 2015 年 | −0.593 | <0.001 | 0.553 | 0.441 | 0.693 |
| 2019 年 | −0.315 | 0.015 | 0.73 | 0.566 | 0.941 |

**2. 孕早期检查率的多因素 logistic 回归分析**

由回归结果可知，孕早期检查率的影响因素为年龄、文化程度、家庭规模和调查年份。孕早期检查率随着年龄增加而减低，35 岁以上组孕产妇检查率接近 25 岁以下组的一半；孕产妇学历提升对孕早期检查率提高有明显的促进作用，文化程度为高中及以上组该项指标为文盲组的 3.532 倍；中等和大人口规模家庭组的孕产妇孕早期检查率分别是小规模家庭组的 0.669 倍、0.513 倍；自 2009 年以后居民孕早期检查率呈现逐年上升的趋势，2019 年检查率是基线水平的 8.784 倍。详见表 3-45。

表 3-45　孕早期检查率的多因素 logistic 回归分析

| 特征变量（对照组） | β | P | OR | 95% 可信区间 | |
| --- | --- | --- | --- | --- | --- |
| | | | | 下限 | 上限 |
| 年龄分组（<25 岁） | | | | | |
| 25~35 岁 | -0.351 | 0.001 | 0.704 | 0.568 | 0.872 |
| >35 岁 | -0.631 | 0.001 | 0.532 | 0.369 | 0.767 |
| 职业（无业） | | | | | |
| 农民 | -0.186 | 0.191 | 0.83 | 0.628 | 1.098 |
| 在职 | -0.286 | 0.133 | 0.751 | 0.517 | 1.091 |
| 文化程度（文盲） | | | | | |
| 小学 | 0.573 | <0.001 | 1.773 | 1.421 | 2.212 |
| 初中 | 1.234 | <0.001 | 3.436 | 2.647 | 4.46 |
| 高中及以上 | 1.262 | <0.001 | 3.532 | 2.096 | 5.95 |
| 家庭人均等值消费（低收入组） | | | | | |
| 中低收入组 | -0.032 | 0.828 | 0.969 | 0.727 | 1.291 |
| 中等收入组 | -0.055 | 0.707 | 0.946 | 0.708 | 1.264 |
| 中高收入组 | 0.092 | 0.536 | 1.097 | 0.819 | 1.468 |
| 高收入组 | 0.085 | 0.578 | 1.088 | 0.808 | 1.467 |
| 家庭规模（<5 人） | | | | | |
| 5~8 人 | -0.401 | <0.001 | 0.669 | 0.547 | 0.819 |
| >8 人 | -0.667 | 0.011 | 0.513 | 0.307 | 0.856 |
| 医疗保险（非参保） | | | | | |
| 参保 | -0.243 | 0.392 | 0.784 | 0.449 | 1.368 |
| 调查年份（2009 年） | | | | | |
| 2012 年 | 1.334 | <0.001 | 3.798 | 2.594 | 5.561 |
| 2015 年 | 1.476 | <0.001 | 4.375 | 3.37 | 5.681 |
| 2019 年 | 2.173 | <0.001 | 8.784 | 6.23 | 12.386 |

**3. 产前检查率的多因素 logistics 回归分析**

由回归结果可知，产前检查率的影响因素为年龄、职业、文化程度、经济状况和调查年份。25~35 岁组孕产妇产前检查率较低，是 25 岁以下组孕产妇的 0.667 倍；农民及在职组孕产妇产前检查率高于无业组；小学组产前检查率是文盲组的 2.298 倍，而初中、高中及以上组甚至达到 5~6 倍；与低收入组相比，中低收入组、中等收入组孕产妇产前检查率差异无统计学意义，但中高收入组、高收入组差异明显，其产前检查率分别是低收入组的 1.645倍和 1.876 倍；2012 年、2015 年、2019 年孕产妇产前检查率较高，分别是2009 年的 6.464 倍、4.901 倍和 21.381 倍。详见表 3-46。

表 3-46　产前检查率的多因素 logistic 回归分析

| 特征变量（对照组） | $\beta$ | $P$ | OR | 95% 可信区间 | |
| --- | --- | --- | --- | --- | --- |
| | | | | 下限 | 上限 |
| 年龄分组（<25 岁） | | | | | |
| 25~35 岁 | -0.406 | 0.01 | 0.667 | 0.49 | 0.906 |
| >35 岁 | -0.421 | 0.077 | 0.656 | 0.411 | 1.047 |
| 职业（无业） | | | | | |
| 农民 | 0.479 | 0.01 | 1.615 | 1.122 | 2.323 |
| 在职 | 0.607 | 0.019 | 1.836 | 1.105 | 3.05 |
| 文化程度（文盲） | | | | | |
| 小学 | 0.832 | <0.001 | 2.298 | 1.758 | 3.004 |
| 初中 | 1.873 | <0.001 | 6.508 | 4.292 | 9.867 |
| 高中及以上 | 1.655 | 0.001 | 5.233 | 2.047 | 13.379 |
| 家庭人均等值消费（低收入组） | | | | | |
| 中低收入组 | 0.313 | 0.086 | 1.367 | 0.957 | 1.954 |
| 中等收入组 | 0.274 | 0.135 | 1.315 | 0.918 | 1.884 |
| 中高收入组 | 0.498 | 0.009 | 1.645 | 1.129 | 2.396 |
| 高收入组 | 0.629 | 0.002 | 1.876 | 1.251 | 2.814 |
| 家庭规模（<5 人） | | | | | |
| 5~8 人 | -0.127 | 0.342 | 0.881 | 0.678 | 1.144 |
| >8 人 | -0.344 | 0.417 | 0.709 | 0.309 | 1.627 |
| 医疗保险（非参保） | | | | | |
| 参保 | -0.279 | 0.415 | 0.757 | 0.387 | 1.48 |
| 调查年份（2009 年） | | | | | |
| 2012 年 | 1.866 | <0.001 | 6.464 | 3.085 | 13.542 |
| 2015 年 | 1.589 | <0.001 | 4.901 | 3.242 | 7.407 |
| 2019 年 | 3.063 | <0.001 | 21.381 | 9.587 | 47.687 |

### 4. 住院分娩率的多因素 logistics 回归分析

由回归结果可知，住院分娩率的影响因素为年龄、文化程度、经济状况、家庭规模和调查年份。25～35 岁组孕产妇住院分娩率是 25 岁以下组的 0.618 倍；小学、初中、高中及以上组孕产妇住院分娩率分别是文盲组的 1.834 倍、5.419 倍和 4.035 倍；孕产妇住院分娩率在低收入组和中低收入组、中等收入组无统计学差异，而中高收入组和高收入组的住院分娩率是低收入组的 1.622 倍和 1.959 倍；中等人口规模（5～8）家庭组住院分娩率是小规模家庭组的 0.776 倍；2012 年、2015 年和 2019 年孕产妇住院分娩率和 2009 年比较有显著提升。详见表 3-47。

表 3-47　住院分娩率的多因素 logistics 回归分析

| 特征变量（对照组） | $\beta$ | $P$ | $OR$ | 95% 可信区间 | |
| --- | --- | --- | --- | --- | --- |
| | | | | 下限 | 上限 |
| 年龄分组（<25 岁） | | | | | |
| 25～35 岁 | -0.481 | 0.001 | 0.618 | 0.466 | 0.82 |
| >35 岁 | -0.441 | 0.051 | 0.643 | 0.414 | 1.001 |
| 职业（无业） | | | | | |
| 农民 | 0.105 | 0.563 | 1.11 | 0.779 | 1.582 |
| 在职 | 0.206 | 0.397 | 1.229 | 0.763 | 1.979 |
| 文化程度（文盲） | | | | | |
| 小学 | 0.607 | <0.001 | 1.834 | 1.424 | 2.363 |
| 初中 | 1.69 | <0.001 | 5.419 | 3.796 | 7.735 |
| 高中及以上 | 1.395 | 0.001 | 4.035 | 1.831 | 8.89 |
| 家庭人均等值消费（低收入组） | | | | | |
| 中低收入组 | 0.12 | 0.487 | 1.128 | 0.803 | 1.584 |
| 中等收入组 | 0.274 | 0.118 | 1.316 | 0.933 | 1.855 |
| 中高收入组 | 0.483 | 0.007 | 1.622 | 1.139 | 2.309 |
| 高收入组 | 0.672 | <0.001 | 1.959 | 1.347 | 2.849 |
| 家庭规模（<5 人） | | | | | |
| 5～8 人 | -0.254 | 0.04 | 0.776 | 0.609 | 0.988 |
| >8 人 | -0.368 | 0.415 | 0.692 | 0.286 | 1.676 |
| 医疗保险（非参保） | | | | | |
| 参保 | 0.009 | 0.979 | 1.009 | 0.524 | 1.941 |
| 调查年份（2009 年） | | | | | |
| 2012 年 | 2.831 | <0.001 | 16.965 | 7.352 | 39.149 |
| 2015 年 | 2.403 | <0.001 | 11.058 | 7.099 | 17.226 |
| 2019 年 | 3.792 | <0.001 | 44.346 | 19.024 | 103.376 |

### 5. 产后访视率的多因素 logistics 回归分析

由回归结果可知，产后访视率的影响因素为年龄、职业、文化程度、家庭规模和调查年份。35 岁以上组产后访视率是 25 岁以下组的 1.593 倍；农民和在职组产后访视率分别是无业组的 0.632 倍和 0.654 倍；小学组产后访视率低于文盲组，初中组尚不能认为有差异，而高中及以上组是文盲组的 1.531 倍；人口规模大的家庭组孕产妇产后访视率低于小规模家庭组；产后访视率在 2009—2012 年间无统计学差异，2015 年有所降低，但 2019 年有明显回升。详见表 3-48。

表 3-48　产后访视率的多因素 logistics 回归分析

| 特征变量（对照组） | $\beta$ | $P$ | $OR$ | 95% 可信区间 | |
| --- | --- | --- | --- | --- | --- |
| | | | | 下限 | 上限 |
| 年龄分组（<25 岁） | | | | | |
| 　25 ~ 35 岁 | -0.031 | 0.748 | 0.97 | 0.803 | 1.171 |
| 　>35 岁 | 0.466 | 0.005 | 1.593 | 1.151 | 2.205 |
| 职业（无业） | | | | | |
| 　农民 | -0.459 | <0.001 | 0.632 | 0.499 | 0.8 |
| 　在职 | -0.425 | 0.009 | 0.654 | 0.475 | 0.901 |
| 文化程度（文盲） | | | | | |
| 　小学 | -0.239 | 0.031 | 0.788 | 0.634 | 0.979 |
| 　初中 | 0.14 | 0.241 | 1.15 | 0.91 | 1.453 |
| 　高中及以上 | 0.426 | 0.035 | 1.531 | 1.031 | 2.273 |
| 家庭人均等值消费（低收入组） | | | | | |
| 　中低收入组 | -0.11 | 0.409 | 0.896 | 0.69 | 1.163 |
| 　中等收入组 | -0.236 | 0.084 | 0.79 | 0.604 | 1.032 |
| 　中高收入组 | -0.133 | 0.323 | 0.875 | 0.672 | 1.14 |
| 　高收入组 | -0.207 | 0.131 | 0.813 | 0.621 | 1.064 |
| 家庭规模（<5 人） | | | | | |
| 　5 ~ 8 人 | -0.36 | <0.001 | 0.698 | 0.58 | 0.84 |
| 　>8 人 | -0.565 | 0.009 | 0.569 | 0.373 | 0.866 |
| 医疗保险（非参保） | | | | | |
| 　参保 | 0.013 | 0.962 | 1.013 | 0.589 | 1.742 |
| 调查年份（2009 年） | | | | | |
| 　2012 年 | 0.165 | 0.336 | 1.18 | 0.842 | 1.653 |
| 　2015 年 | -0.247 | 0.04 | 0.781 | 0.617 | 0.989 |
| 　2019 年 | 0.807 | <0.001 | 2.242 | 1.741 | 2.887 |

### 三、山区农村孕产妇卫生服务利用的公平性

#### 1. 四次调查孕产妇妇科检查率公平性分析

结果显示：山区农村孕产妇妇科检查率呈波动态势，2012 年有所升高，但整体处于较低水平。2009 年、2012 年不同经济收入组间妇科检查率差异均有统计学意义；2009 年、2012 年、2019 年集中指数均为正值，说明山区农村孕产妇妇科检查利用倾向于富裕人群，但其数值逐年下降，说明妇科检查利用公平性逐渐提高。具体情况见表 3-49。

表 3-49　四次调查孕产妇妇科检查率公平性分析

| 经济分组 | 2009 年 | | | 2012 年 | | | 2015 年 | | | 2019 年 | | |
|---|---|---|---|---|---|---|---|---|---|---|---|---|
| | 调查人数 | 人数 $n$ | % | 调查人数 | 人数 $n$ | % | 调查人数 | 人数 $n$ | % | 调查人数 | 人数 $n$ | % |
| Ⅰ | 241 | 62 | 25.73 | 38 | 17 | 44.74 | 99 | 35 | 35.35 | 90 | 36 | 40.00 |
| Ⅱ | 241 | 94 | 39.00 | 38 | 22 | 57.89 | 99 | 30 | 30.30 | 90 | 29 | 32.22 |
| Ⅲ | 241 | 90 | 37.34 | 38 | 17 | 44.74 | 99 | 31 | 31.31 | 90 | 30 | 33.33 |
| Ⅳ | 241 | 118 | 48.96 | 38 | 17 | 44.74 | 99 | 34 | 34.34 | 90 | 36 | 40.00 |
| Ⅴ | 242 | 124 | 51.24 | 36 | 26 | 72.22 | 100 | 27 | 27.00 | 88 | 33 | 37.50 |
| 合计 | 1206 | 488 | 40.46 | 188 | 99 | 52.66 | 496 | 157 | 31.65 | 448 | 164 | 36.61 |
| $\chi^2$ | 27.747 | | | 8.815 | | | 2.047 | | | 2.084 | | |
| $P$ | <0.001 | | | 0.066 | | | 0.727 | | | 0.720 | | |
| CI | 0.060 | | | 0.032 | | | -0.016 | | | 0.003 | | |

注：四次调查孕产妇妇科检查率比较 $\chi^2 = 28.180$，$P<0.001$。

#### 2. 四次调查孕产妇孕早期检查率公平性分析

结果显示：山区农村孕产妇孕早期检查率呈逐年上升趋势，相较 2009 年上升了 53.25 个百分点；仅 2009 年不同经济收入组间孕早期检查率差异有统计学意义；2009 年、2015 年、2019 年集中指数为正值，说明山区农村孕产妇孕早期检查利用倾向于富裕人群，但绝对值逐渐逼近 0，说明孕早期检查利用公平性有所提高。具体情况见表 3-50。

表 3-50　四次调查孕产妇孕早期检查率公平性分析

| 经济分组 | 2009 年 | | | 2012 年 | | | 2015 年 | | | 2019 年 | | |
|---|---|---|---|---|---|---|---|---|---|---|---|---|
| | 调查人数 | 人数 $n$ | % | 调查人数 | 人数 $n$ | % | 调查人数 | 人数 $n$ | % | 调查人数 | 人数 $n$ | % |
| I | 241 | 92 | 38.17 | 38 | 31 | 81.58 | 99 | 76 | 76.77 | 90 | 81 | 90.00 |
| II | 241 | 104 | 43.15 | 38 | 33 | 86.84 | 99 | 76 | 76.77 | 90 | 79 | 98.89 |
| III | 241 | 105 | 43.57 | 38 | 23 | 60.53 | 99 | 84 | 84.85 | 90 | 78 | 97.78 |
| IV | 241 | 116 | 48.13 | 38 | 30 | 78.95 | 99 | 85 | 85.86 | 90 | 79 | 98.89 |
| V | 242 | 128 | 52.89 | 36 | 30 | 83.33 | 100 | 83 | 83.00 | 88 | 77 | 98.86 |
| 合计 | 1206 | 545 | 45.19 | 188 | 147 | 78.19 | 496 | 404 | 81.45 | 448 | 394 | 98.44 |
| $\chi^2$ | 547.901 | | | 9.448 | | | 5.063 | | | 0.518 | | |
| P | <0.001 | | | 0.520 | | | 0.290 | | | 0.974 | | |
| CI | 0.030 | | | -0.002 | | | 0.011 | | | 0.007 | | |

注：四次调查孕产妇孕早期检查率比较 $\chi^2 = 377.383$，$P < 0.001$。

**3. 四次调查孕产妇产前检查率公平性分析**

结果显示：山区农村孕产妇产前检查率自 2012 年起有了大幅提高，到 2019 年已上升了 98.44%；除 2009 年外，其他三次调查中不同经济收入组间产前检查率差异均无统计学意义；2009 年、2012 年、2019 年集中指数和差异指数均为正值，说明山区农村孕产妇产前检查利用倾向于富裕人群，但数值逐渐下降，说明产前检查利用公平性有所提高。具体情况见表 3-51。

表 3-51　四次调查孕产妇产前检查率公平性分析

| 经济分组 | 2009 年 | | | 2012 年 | | | 2015 年 | | | 2019 年 | | |
|---|---|---|---|---|---|---|---|---|---|---|---|---|
| | 调查人数 | 人数 $n$ | % | 调查人数 | 人数 $n$ | % | 调查人数 | 人数 $n$ | % | 调查人数 | 人数 $n$ | % |
| I | 241 | 156 | 64.73 | 38 | 36 | 94.74 | 99 | 95 | 95.96 | 90 | 88 | 97.78 |
| II | 241 | 174 | 72.20 | 38 | 35 | 92.11 | 99 | 93 | 93.94 | 90 | 89 | 98.89 |
| III | 241 | 176 | 73.03 | 38 | 36 | 94.74 | 99 | 93 | 93.94 | 90 | 88 | 97.78 |
| IV | 241 | 190 | 78.84 | 38 | 37 | 97.37 | 99 | 92 | 92.93 | 90 | 89 | 98.89 |
| V | 242 | 201 | 83.06 | 36 | 36 | 100.00 | 100 | 95 | 95.00 | 88 | 87 | 98.86 |
| 合计 | 1206 | 897 | 74.38 | 188 | 180 | 95.74 | 496 | 468 | 94.35 | 448 | 441 | 98.44 |
| $\chi^2$ | 24.684 | | | 3.248 | | | 0.999 | | | 1.163 | | |
| P | <0.001 | | | 0.642 | | | 0.900 | | | 1.000 | | |
| CI | 0.023 | | | 0.007 | | | -0.001 | | | 0.0009 | | |

注：四次调查孕产妇产前检查率比较 $\chi^2 = 220.554$，$P < 0.001$。

#### 4. 四次调查孕产妇住院分娩率公平性分析

结果显示：山区农村孕产妇住院分娩率呈逐年上升趋势，上升了 36.64 个百分点；2012 年、2015 年、2019 年不同经济收入组间孕产妇住院分娩率差异均无统计学意义；2009 年、2012 年集中指数均为正值，说明山区农村孕产妇住院分娩利用倾向于富裕人群。具体情况见表 3-52。

表 3-52　四次调查孕产妇住院分娩率公平性分析

| 经济分组 | 2009 年 | | | 2012 年 | | | 2015 年 | | | 2019 年 | | |
|---|---|---|---|---|---|---|---|---|---|---|---|---|
| | 调查人数 | 人数 $n$ | % | 调查人数 | 人数 $n$ | % | 调查人数 | 人数 $n$ | % | 调查人数 | 人数 $n$ | % |
| I | 241 | 123 | 51.04 | 38 | 35 | 92.11 | 99 | 98 | 98.99 | 90 | 90 | 100.00 |
| II | 241 | 135 | 56.02 | 38 | 37 | 97.37 | 99 | 92 | 92.93 | 90 | 88 | 97.78 |
| III | 241 | 147 | 61.00 | 38 | 38 | 100.00 | 99 | 92 | 92.93 | 90 | 88 | 97.78 |
| IV | 241 | 162 | 67.22 | 38 | 36 | 94.74 | 99 | 96 | 96.97 | 90 | 89 | 98.89 |
| V | 242 | 181 | 74.79 | 36 | 36 | 100.00 | 100 | 95 | 95.00 | 88 | 87 | 98.86 |
| 合计 | 1206 | 748 | 62.02 | 188 | 182 | 96.81 | 496 | 473 | 95.36 | 448 | 442 | 98.66 |
| $\chi^2$ | 35.666 | | | 4.711 | | | 6.512 | | | 2.479 | | |
| $P$ | <0.001 | | | 0.315 | | | 0.150 | | | 0.814 | | |
| CI | 0.038 | | | 0.005 | | | -0.002 | | | -0.0005 | | |

注：四次调查孕产妇住院分娩率比较 $\chi^2=428.581$，$P<0.001$。

#### 5. 四次调查孕产妇产后访视率公平性分析

结果显示：山区农村孕产妇产后访视率虽有逐年上升趋势，但整体仍处于较低水平；仅 2015 年不同经济收入组间孕产妇产后访视率差异有统计学意义；2012 年、2015 年、2019 年集中指数均为正值，说明山区农村孕产妇产后访视利用倾向于富裕人群。具体情况见表 3-53。

表 3-53　四次调查孕产妇产后访视率公平性分析

| 经济分组 | 2009 年 | | | 2012 年 | | | 2015 年 | | | 2019 年 | | |
|---|---|---|---|---|---|---|---|---|---|---|---|---|
| | 调查人数 | 人数 $n$ | % | 调查人数 | 人数 $n$ | % | 调查人数 | 人数 $n$ | % | 调查人数 | 人数 $n$ | % |
| I | 241 | 63 | 26.14 | 38 | 11 | 28.95 | 99 | 20 | 20.20 | 90 | 43 | 47.78 |
| II | 241 | 82 | 34.02 | 38 | 14 | 36.84 | 99 | 23 | 23.23 | 90 | 43 | 47.78 |
| III | 241 | 69 | 28.63 | 38 | 12 | 31.58 | 99 | 20 | 20.20 | 90 | 48 | 53.33 |
| IV | 241 | 70 | 29.05 | 38 | 9 | 23.68 | 99 | 36 | 36.36 | 90 | 49 | 54.44 |
| V | 242 | 59 | 24.38 | 36 | 16 | 44.44 | 100 | 38 | 38.00 | 88 | 46 | 52.27 |
| 合计 | 1206 | 343 | 28.44 | 188 | 62 | 32.98 | 496 | 137 | 27.62 | 448 | 229 | 51.12 |
| $\chi^2$ | 6.327 | | | 4.196 | | | 15.579 | | | 1.426 | | |
| $P$ | 0.182 | | | 0.391 | | | 0.002 | | | 0.849 | | |
| $CI$ | -0.012 | | | 0.022 | | | 0.071 | | | 0.012 | | |

注：四次调查孕产妇产后访视率比较 $\chi^2 = 84.356$，$P < 0.001$。

## 四、山区农村孕产妇卫生服务利用公平性的分解分析

### 1. 妇科检查公平性的集中指数分解

影响孕产妇妇科检查公平性的因素主要集中在文化程度、家庭规模和医疗保险上，其中医疗保险在四年中贡献率均为负，降低了农村孕产妇妇科检查的不公平性。从整体来看，文化程度贡献为正且贡献率较为显著，此外随着学历水平的提升，山区农村孕产妇妇科检查不公平性呈现逐渐增加的趋势。具体情况见表 3-54。

表 3-54　孕产妇妇科检查公平性的集中指数分解

| 变量 | | 2009 年 | | 2012 年 | | 2015 年 | | 2019 年 | |
|---|---|---|---|---|---|---|---|---|---|
| | | 贡献 | 贡献率（%） | 贡献 | 贡献率（%） | 贡献 | 贡献率（%） | 贡献 | 贡献率（%） |
| 年龄 | 25~35 岁 | 0.0015 | 2.5097 | 0.0000 | -0.0944 | 0.0028 | -17.2249 | 0.0046 | 150.2182 |
| | >35 岁 | 0.0000 | -0.0197 | 0.0000 | -0.1014 | -0.0001 | 0.3915 | -0.0001 | -2.7182 |
| 职业 | 农民 | 0.0014 | 2.2979 | 0.0032 | 10.2210 | -0.0027 | 16.9976 | -0.0040 | -130.6582 |
| | 在职 | -0.0009 | -1.4638 | -0.0005 | -1.6727 | -0.0004 | 2.2890 | 0.0003 | 8.6982 |

续表

| 变量 | | 2009 年 | | 2012 年 | | 2015 年 | | 2019 年 | |
|---|---|---|---|---|---|---|---|---|---|
| | | 贡献 | 贡献率（%） | 贡献 | 贡献率（%） | 贡献 | 贡献率（%） | 贡献 | 贡献率（%） |
| 文化程度 | 小学 | −0.0004 | −0.6437 | 0.0001 | 0.3378 | −0.0015 | 9.6842 | −0.0011 | −35.1273 |
| | 初中 | 0.0151 | 24.9764 | 0.0038 | 11.8909 | 0.0146 | −91.4244 | 0.0018 | 58.2655 |
| | 高中及以上 | 0.0011 | 1.8078 | 0.0045 | 14.2741 | 0.0009 | −5.5809 | 0.0070 | 231.9545 |
| 家庭规模 | 5~8 人 | 0.0089 | 14.7104 | −0.0031 | −9.7902 | 0.0061 | −38.2775 | −0.0150 | −495.2727 |
| | >8 人 | 0.0002 | 0.2790 | 0.0007 | 2.2937 | 0.0014 | −8.5204 | 0.0024 | 79.6891 |
| 医疗保险 | 参保 | −0.0053 | −8.7712 | −0.0071 | −22.4441 | 0.0023 | −14.6252 | −0.0066 | −218.4127 |

### 2. 孕早期检查公平性的集中指数分解

2009 年影响山区农村孕产妇孕早期检查公平性的主要因素是文化程度，其中"初中"贡献最为突出，为 167.0130%；家庭规模贡献值为正值，增大了孕早期检查的不公平性；保险类型贡献值为负值，降低了孕早期检查的不公平性。

2012 年山区农村孕产妇孕早期检查公平性的主要负向贡献来源于文化程度，降低了孕早期检查的不公平性；主要正向贡献来源于年龄，增加了孕早期检查的不公平性。

2015 年影响孕产妇孕早期检查公平性的主要因素与 2009 年较为类似，正向贡献值也来源于"初中"文化程度；职业因素的整体贡献值为负，降低了孕早期检查的不公平性。

2019 年家庭规模 8 人以上者成为影响孕产妇孕早期检查公平性的主要因素，其值为 203.1405%，增加了孕早期检查的不公平性。具体情况见表 3-55。

表 3-55  孕产妇孕早期检查公平性的集中指数分解

| 变量 | | 2009 年 | | 2012 年 | | 2015 年 | | 2019 年 | |
|---|---|---|---|---|---|---|---|---|---|
| | | 贡献 | 贡献率（%） | 贡献 | 贡献率（%） | 贡献 | 贡献率（%） | 贡献 | 贡献率（%） |
| 年龄 | 25～35 岁 | 0.0035 | 11.5624 | -0.0001 | 2.3400 | 0.0028 | 26.3168 | 0.0045 | 61.2000 |
| | >35 岁 | -0.0013 | -4.4012 | -0.0027 | 121.9933 | -0.0031 | -29.0366 | -0.0039 | -53.7519 |
| 职业 | 农民 | 0.0011 | 3.7307 | 0.0020 | -89.2800 | -0.0010 | -9.1518 | -0.0014 | -18.7590 |
| | 在职 | -0.0022 | -7.1329 | -0.0010 | 43.8533 | -0.0004 | -3.6990 | 0.0003 | 3.7481 |
| 文化程度 | 小学 | -0.0029 | -9.4720 | 0.0006 | -26.7400 | -0.0050 | -47.2577 | -0.0033 | -45.7094 |
| | 初中 | 0.0509 | 167.0130 | 0.0096 | -427.7867 | 0.0215 | 202.7368 | 0.0025 | 34.4536 |
| | 高中及以上 | 0.0051 | 16.6364 | 0.0158 | -706.7200 | 0.0018 | 17.0317 | 0.0138 | 188.7607 |
| 家庭规模 | 5～8 人 | 0.0080 | 26.1313 | -0.0021 | 93.5667 | 0.0024 | 22.5492 | -0.0057 | -77.8009 |
| | >8 人 | 0.0025 | 8.0417 | 0.0080 | -355.7333 | 0.0086 | 81.4528 | 0.0149 | 203.1405 |
| 医疗保险 | 参保 | -0.0013 | -4.1186 | -0.0013 | 56.7000 | 0.0002 | 2.2774 | -0.0007 | -9.0692 |

### 3. 产前检查公平性的集中指数分解

四次调查中，医疗保险的贡献值均为负，降低了山区农村孕产妇产前检查的不公平性。2009 年山区农村孕产妇产前检查公平性的主要影响因素是文化程度，此外家庭规模的整体贡献值为正，增加了产前检查的不公平性；2012 年的文化程度整体贡献值为正，增加了产前检查的不公平性；2015 年各影响因素的贡献率以负值居多，降低了产前检查的不公平性；2019 年正向贡献值主要在"高中及以上"文化程度，增加了产前检查的不公平性。具体情况见表 3-56。

表 3-56  孕产妇产前检查公平性的集中指数分解

| 变量 | | 2009 年 | | 2012 年 | | 2015 年 | | 2019 年 | |
|---|---|---|---|---|---|---|---|---|---|
| | | 贡献 | 贡献率（%） | 贡献 | 贡献率（%） | 贡献 | 贡献率（%） | 贡献 | 贡献率（%） |
| 年龄 | 25～35 岁 | 0.0025 | 10.6316 | 0.0000 | -0.7519 | 0.0028 | -224.0000 | 0.0051 | 577.8419 |
| | >35 岁 | -0.0005 | -2.3343 | -0.0015 | -22.6093 | -0.0018 | 142.5593 | -0.0026 | -292.7419 |
| 职业 | 农民 | -0.0018 | -7.6374 | -0.0042 | -63.8667 | 0.0022 | -173.4310 | 0.0035 | 394.3395 |
| | 在职 | 0.0028 | 12.0342 | 0.0017 | 25.8537 | 0.0007 | -57.7697 | -0.0006 | -64.9349 |

续表

| 变量 | | 2009 年 | | 2012 年 | | 2015 年 | | 2019 年 | |
|---|---|---|---|---|---|---|---|---|---|
| | | 贡献 | 贡献率 (%) | 贡献 | 贡献率 (%) | 贡献 | 贡献率 (%) | 贡献 | 贡献率 (%) |
| 文化 程度 | 小学 | -0.0025 | -10.9330 | 0.0007 | 10.7852 | -0.0063 | 504.9379 | -0.0048 | -541.7674 |
| | 初中 | 0.0469 | 201.5125 | 0.0119 | 180.3630 | 0.0281 | -2264.3924 | 0.0038 | 426.8698 |
| | 高中及以上 | 0.0040 | 17.3431 | 0.0170 | 257.4444 | 0.0020 | -164.3586 | 0.0178 | 2020.6395 |
| 家庭 规模 | 5~8 人 | 0.0015 | 6.5789 | -0.0005 | -8.2315 | 0.0007 | -52.5517 | -0.0018 | -201.1326 |
| | >8 人 | 0.0008 | 3.2970 | 0.0034 | 50.9630 | 0.0038 | -309.1255 | 0.0075 | 855.2000 |
| 医疗 保险 | 参保 | -0.0009 | -3.7590 | -0.0012 | -18.0833 | 0.0002 | -19.2414 | -0.0008 | -84.9977 |

## 4. 住院分娩公平性的集中指数分解

影响 2009 年、2012 年和 2015 年山区农村孕产妇住院分娩公平性的主要因素是文化程度。在 2019 年，年龄、文化程度和家庭规模的贡献率都较为突出，且以负值居多，降低了住院分娩的不公平性。具体情况见表 3-57。

表 3-57　孕产妇住院分娩公平性的集中指数分解

| 变量 | | 2009 年 | | 2012 年 | | 2015 年 | | 2019 年 | |
|---|---|---|---|---|---|---|---|---|---|
| | | 贡献 | 贡献率 (%) | 贡献 | 贡献率 (%) | 贡献 | 贡献率 (%) | 贡献 | 贡献率 (%) |
| 年龄 | 25~35 岁 | 0.0035 | 9.2874 | -0.0001 | -1.0689 | 0.0033 | -197.3333 | 0.0060 | -1279.8783 |
| | >35 岁 | -0.0007 | -1.8029 | -0.0015 | -28.4200 | -0.0018 | 111.0415 | -0.0027 | 573.3000 |
| 职业 | 农民 | -0.0005 | -1.2345 | -0.0009 | -16.8000 | 0.0005 | -28.2692 | 0.0008 | -161.6087 |
| | 在职 | 0.0011 | 3.0114 | 0.0006 | 10.5289 | 0.0002 | -14.5785 | -0.0002 | 41.2000 |
| 文化 程度 | 小学 | -0.0022 | -5.8814 | 0.0005 | 9.4422 | -0.0045 | 273.9282 | -0.0035 | 738.9565 |
| | 初中 | 0.0508 | 134.0689 | 0.0106 | 195.2889 | 0.0251 | -1519.2667 | 0.0034 | -720.0870 |
| | 高中及以上 | 0.0041 | 10.7790 | 0.0142 | 260.4000 | 0.0017 | -103.0154 | 0.0150 | -3184.2391 |
| 家庭 规模 | 5~8 人 | 0.0037 | 9.7019 | -0.0011 | -19.7556 | 0.0013 | -78.1538 | -0.0035 | 752.0609 |
| | >8 人 | 0.0010 | 2.6006 | 0.0036 | 65.4222 | 0.0041 | -245.8995 | 0.0081 | -1710.4000 |
| 医疗 保险 | 参保 | 0.0000 | 0.0894 | 0.0000 | 0.7000 | 0.0000 | 0.4615 | 0.0000 | -5.1261 |

## 5. 产后访视公平性的集中指数分解

四次调查中各影响因素的贡献率绝对值差异较为缓和。2009 年贡献率多为负值，文化程度和家庭规模的影响相对较大；2012 年贡献率多为正值，对山区农村孕产妇产后访视的不公平性起促进作用；2015 年职业、医疗保险贡献值为负，降低了产后访视的不公平性，年龄、文化程度和家庭规模贡献值为正，增加了产后访视的不公平性；2019 年家庭规模 8 人以上者贡献率最大，为 194.8339%，增加了产后访视的不公平性。具体情况见表 3-58。

表 3-58　孕产妇产后访视公平性的集中指数分解

| 变量 | | 2009 年 | | 2012 年 | | 2015 年 | | 2019 年 | |
| --- | --- | --- | --- | --- | --- | --- | --- | --- | --- |
| | | 贡献 | 贡献率（%） | 贡献 | 贡献率（%） | 贡献 | 贡献率（%） | 贡献 | 贡献率（%） |
| 年龄 | 25～35 岁 | 0.0005 | -4.1342 | 0.0000 | -0.0508 | 0.0007 | 1.0282 | 0.0007 | 6.1200 |
| | >35 岁 | 0.0016 | -13.1585 | 0.0048 | 22.1541 | 0.0067 | 9.4862 | 0.0055 | 44.9465 |
| 职业 | 农民 | 0.0045 | -37.2718 | 0.0117 | 54.1770 | -0.0071 | -9.9907 | -0.0064 | -52.4148 |
| | 在职 | -0.0051 | 42.9115 | -0.0035 | -16.0246 | -0.0017 | -2.4316 | 0.0008 | 6.3065 |
| 文化程度 | 小学 | 0.0019 | -15.9944 | -0.0006 | -2.7426 | 0.0062 | 8.7197 | 0.0026 | 21.5871 |
| | 初中 | 0.0092 | -76.7092 | 0.0026 | 11.9344 | 0.0072 | 10.1750 | 0.0005 | 4.4258 |
| | 高中及以上 | 0.0027 | -22.7349 | 0.0126 | 58.6623 | 0.0018 | 2.5433 | 0.0088 | 72.1452 |
| 家庭规模 | 5～8 人 | 0.0114 | -94.9738 | -0.0045 | -20.6557 | 0.0063 | 8.9552 | -0.0097 | -79.0839 |
| | >8 人 | 0.0033 | -27.5777 | 0.0160 | 74.0984 | 0.0216 | 30.5222 | 0.0239 | 194.8339 |
| 医疗保险 | 参保 | 0.0001 | -0.8920 | 0.0002 | 0.7459 | 0.0000 | -0.0539 | 0.0001 | 0.5494 |

## 五、主要结果及发现

### 1. 山区农村孕产妇卫生服务利用现况

孕产妇健康管理是我国基本公共卫生服务的重要组成内容，孕产期保健是以母婴共同作为监护对象，自怀孕到产后 42 天这一段时间进行定期系统的管理，从而达到保护孕产妇和新生儿健康的目的，具有投资小、收益大的特点。王佩英认为实施母婴健康工程项目可显著降低孕产妇死亡率及儿童死亡率，阮一华认为孕期卫生服务利用较好的孕产妇其新生儿并发症及产妇妊娠并发症的发生率均明显低于卫生服务利用较差的孕产妇。因此，加强孕产妇卫生服务利用，完善孕产妇保健系统的建设极为重要。

（1）妇科检查利用现况　妇科疾病普查是妇女保健工作的主要内容，是妇女发现妇科疾病的重要手段，也是提高妇女生殖健康水平的关键。我区参加城乡统筹基本医疗保险的农村育龄妇女每年可免费进行妇科检查。四次调查结果显示，我区农村孕产妇妇科检查率波动明显，且明显处于较低水平。分析原因，一方面可能是因为农村孕产妇文化程度普遍较低，缺乏生殖保健知识且自我保健意识较差，不了解妇科检查的重要性；另一方面，基层卫生服务机构宣传力度较弱也会对农村孕产妇妇科检查率产生影响。

（2）产前卫生服务利用现况　产前保健以预防为主，是降低母婴死亡率和提高婴儿出生质量的重要措施。产前保健卫生服务包括孕早期检查和产前检查两部分。孕早期检查即怀孕 12 周以内的第一次产前检查。在此阶段诊断、处理是否正确，对胎儿的生长发育和孕妇能否顺利度过妊娠和分娩起着关键的作用。四次调查结果显示，山区农村孕产妇孕早期检查率和产前检查率较2009 年增幅明显，到 2019 年均达到 98.44%。这两项指标逐年升高说明农村孕产妇孕期保健意识逐渐增强，妇幼卫生政策的实施在很大程度上增加了产前卫生服务利用。

（3）产中卫生服务利用现况　农村孕产妇免费住院分娩作为一项重点内容始终贯彻于宁夏妇幼卫生政策中。自 2010 年"四免一救助"政策实施到 2014年"七免一救助"政策推行，农村孕产妇住院分娩率大幅升高（36.64%），说明免费住院分娩项目极大地促进了山区农村孕产妇住院分娩，这与张小兰的研究结果一致。

（4）产后卫生服务利用现况　产后访视是孕产妇基本公共卫生服务的一项重要内容。山区农村孕产妇产后访视率逐年提升，但明显低于中国西部农村妇女产后访视水平。分析原因有以下两个方面：首先孕产妇和基层卫生专业人员对产后访视均没有足够的认识；其次目前我国大部分村医均为男性，农村妇女受传统思想影响较深，更增加了访视的难度。产后访视主要取决于供方，调查所得的产后访视率明显低于各乡镇上报率，分析原因主要是现场调查是针对孕产妇本人进行询问，而大部分村医在提供产后访视服务时多采用电话等方式，受访者不是孕产妇本人。

**2. 山区农村孕产妇卫生服务利用影响因素**

随着政府对妇幼保健工作的重视和推广，宁夏山区农村孕产妇保健工作取得了很大的成效，但仍低于宁夏平均水平。研究结果显示，孕产妇产前、产中和产后的卫生服务利用的影响因素基本相同，主要为年龄、民族、收入和文化程度，这与国内外大部分研究的结果相同。

（1）人口学因素　孕产妇卫生服务利用率与年龄密切相关，年龄越小其卫生服务利用率越高，这与陈音汁的研究结果一致。年龄较小的孕产妇多为经验较少的初产妇，因此对孕产期保健具有更完善的观念和更高的诉求。

（2）社会经济因素 经济状况是影响孕产妇产前卫生服务利用的主要原因之一，高收入组妇科检查率、产前检查率是低收入组的 1.387 倍和 1.876 倍。经济状况对妇科检查、产前检查和住院分娩也有一定影响，但仅高收入组和中高收入组与低收入组间有差别，孕早期检查利用情况与经济状况无关，说明政策干预对孕产妇卫生服务利用产生了积极作用，减轻了山区农村孕产妇住院分娩的经济负担，在一定程度上改善了贫困家庭孕产妇卫生服务利用低的情况。

文化程度也是影响山区农村孕产妇卫生服务利用的主要因素，这与张国荣等的研究结果一致。孕产妇文化程度越高，对孕产期保健具有更完善的观念和更高的诉求，同时对孕产期保健知识具有较强的接受能力。四年调查结果显示，山区农村孕产妇文化程度普遍较低，以小学和初中为主，孕产期保健知识的匮乏和较低的自我保健意识是导致山区农村孕产妇卫生服务利用低于宁夏平均水平的主要原因之一。

（3）调查年份 调查实施的年份在一定程度上反映了宁夏妇幼卫生政策的变化，将调查年份作为自变量纳入 logistic 回归模型，目的在于探讨宁夏妇幼卫生政策的不断调整对山区农村孕产妇卫生服务利用的影响。结果显示，与2009 年相比，2012 年、2015 年和 2019 年妇科检查率、孕早期检查率、产前检查率、住院分娩率和产后访视率均有不同程度的提高，其中以孕早期检查率和住院分娩率上升较为突出，分别增长了 53.25% 和 36.64%。分析原因为住院分娩作为一项基本政策要求始终贯彻于宁夏妇幼卫生政策中，与之相比，妇科检查和产后访视的重视程度和宣传力度较弱。

**3. 山区农村孕产妇卫生服务利用公平性及影响因素**

公平性是评价卫生政策的重要指标，它规定不同收入人群应享有同样或类似的卫生服务。孕产妇卫生服务利用作为深化医改的重点领域之一，对保障孕产妇人人享有同样的孕产期保健服务，改善孕产妇健康状况以及促进基本公共卫生服务均等化具有重大意义。

（1）宁夏山区农村孕产妇不同时期各阶段卫生服务利用存在不同程度的不公平性 四次调查中不同经济收入组山区农村孕产妇的妇科检查、孕早期检查、产前检查、住院分娩和产后访视的集中指数多为正值，表明山区农村孕产妇各项卫生服务利用情况倾向于富裕人群，但其数值均在 0.1 以内说明山区农村孕产妇卫生服务利用公平性总体状况良好。

不同时期集中指数的变化趋势走向不同，2009 年各项指标集中指数趋势：妇科检查>住院分娩>孕早期检查>产前检查；2012 年各项指标集中指数趋势：妇科检查>产后访视>产前检查>住院分娩；2015 年妇科检查、产前检查和住院分娩集中指数呈负值，提示该年度卫生服务利用情况倾向于富裕人群的常态被打破，甚至略有倾向贫困人群的势头；2019年各项指标绝对值都近乎为零，表明近年来山区农村孕产妇卫生服务利用趋于公平。

（2）文化程度是影响山区农村孕产妇各项卫生服务利用不平等的重要贡献因素　文化程度对各项指标的贡献值以正值居多，增大了山区农村孕产妇卫生服务利用的不公平性。文化程度低的孕产妇由于传统观念的束缚、孕产期保健意识的薄弱和经济能力的制约，导致其不能及时获得最完善的保健服务，甚至放弃孕期保健。

（3）参加医疗保险是改善山区农村孕产妇卫生服务利用不平等的主要因素　医疗保险作为社会保障的重要组成部分，在降低疾病经济负担，提高抵御疾病风险的能力方面发挥着至关重要的作用。分析结果显示，参加医疗保险对山区农村孕产妇各项卫生服务利用指标的负向贡献较为突出，降低了山区农村孕产妇卫生服务利用的不平等，尤其对妇科检查及产前检查的不平等改善效果明显。由此看来，参加医疗保险在很大程度上降低了贫困家庭孕产妇孕期保健的经济负担。因此，合理设计医疗保险对不同人群的补偿力度可改善山区农村孕产妇卫生服务利用的不平等。

**4. 主要结论**

（1）宁夏妇幼卫生政策的实施促进了山区农村孕产妇卫生服务利用，但与宁夏平均水平相比仍存在一定差距。各阶段卫生服务利用情况不同，住院分娩、产前检查利用率较高，但妇科检查和产后访视利用率较低。

（2）高龄、低经济收入和低文化程度是制约山区农村孕产妇卫生服务利用的主要因素，应着重关注以上重点人群卫生服务利用情况，提高其卫生服务利用率。

（3）宁夏山区农村孕产妇卫生服务利用公平性较好，且妇幼卫生政策的实施进一步改善了孕期卫生服务利用的不公平。孕产妇各阶段卫生服务利用公平性不同。

（4）增大山区农村孕产妇卫生服务利用不平等的主要原因是文化程度低，参加医疗保险可降低山区农村孕产妇卫生服务利用的不平等。

## 六、政策及建议

**1. 强化育龄妇女保健意识，狠抓专项服务质效提升**

（1）基层医疗卫生机构应积极宣传普及免费服务项目的内容及其重要意义，使山区农村孕产妇主动进行孕期保健。

（2）转变服务模式，拓展服务内容，不必将产前检查、产后访视等局限在医疗机构内开展，应通过进村入户的方式满足那些不愿意或不能到医疗卫生机构接受服务的孕产妇的需求。

（3）政府相关部门应对出诊的妇产科医生给予劳务补贴，促进工作的持续开展。

**2. 精准倾斜保护弱势群体，力促卫生服务利用公平**

（1）思想教育为主，奠定公平下限　文化程度低是导致山区农村孕产妇卫生服务不平等的主要原因之一。因此，妇幼保健机构及基层医疗卫生机构应加强对低文化程度孕产妇的健康保健知识宣传，根据育龄妇女的文化程度开展不同层次、不同方式的保健服务。通过多种方式宣传接受高等教育的重要意义，增加对教育的投入，从根本上缩小因教育不公平导致的卫生服务利用不公平。

（2）经济手段为辅，拔高公平上限　妇幼卫生相关政策的制定应向低收入人群有所倾斜，对于贫困地区的孕产妇应适当降低收费并给予相应补贴，使贫困妇女也有能力享受各项卫生服务，从而切实提高孕产妇卫生服务利用率。经济收入增长是实施一系列可持续行动的基础保障，因此除了保障低收入人群的卫生服务利用外，大力发展经济，缩小收入差距才是实现公平的关键。

**3. 完善基层妇幼卫生设施，聚焦专业人才队伍建设**

（1）加大卫生设施建设的资金投入，重点改善基层医疗卫生机构的设施条件，完善产科配套设施。

（2）加强基层医务人员妇幼卫生知识与技能培训，定期进行岗位培训，提高业务人员的专业技术水平，为山区农村孕产妇提供高质量的卫生保健服务。

**4. 扎实做好医疗救助工作，提高贫困妇女权益保障**

继续健全农村贫困地区医疗救助制度，对贫困家庭孕产妇给予补助，减轻其经济负担，保障贫困地区育龄妇女卫生服务利用公平性。

# 第四节　宁夏农村中老年人住院服务利用预测及公平性研究

新型农村合作医疗制度自 2003 年在宁夏开展，2007 年实现基本全覆盖，到 2009 年实行新医改，新农合政策在不断调整和变化。其主要目标旨在减轻居民的疾病经济负担，切实解决广大农村居民"看病难、看病贵"的问题。

相比门诊而言，住院就诊会产生昂贵的医疗费用，加重家庭经济负担，使患病家庭致贫。虽然大部分医保基金用于住院费用补偿，但通常新农合的付费方式为按服务项目的后付制模式，住院患者需先垫缴全部诊疗费用，病愈出院后再到医保中心报销。这种传统的支付模式很有可能造成高经济收入组人群过多利用住院资源，而支付能力低的低收入人群放弃住院治疗或选择自我医治，导致低收入人群利用不足，甚至不利于低收入人群利用卫生服务，从而加剧住院卫生服务利用的不合理及不公平性。李晓梅等通过对云南 3 个新农合试点县的研究发现，在新农合资金有限、各地补偿比例较低、患者需先垫付全部医疗费用、自付大部分费用的前提下，出现了富人过度利用、穷人利用不足现象，导致卫生服务利用的不公平性。车刚等人在对新农合试点县的研究中发现，不同经济收入组农民在卫生服务利用方面存在着不公平，且住院服务利用的不公平程度远高于门诊，富裕组是低收入组的 4.4 倍。因此，支付方式的改革迫在眉睫。宁夏政府意识到传统后付制支付方式存在的弊端，按照新医改精神，结合其与哈佛大学合作项目，改革医保支付方式，首先精确合理确定年度住院医疗费用总额，然后包干预付给县级医疗机构，并由其负责支付参保人员在本院或经本院批准转院发生的住院医疗费用，即按住院费用总额包干的预付制（以下简称住院包干）模式。有学者指出，评价卫生政策效果的关键在于：是否在增加农民卫生服务利用的同时改善了公平性。

公平性是评价卫生政策的重要指标之一，好的卫生政策应充分体现公平性。实现卫生服务及卫生资源配置的公平性是世界各国卫生政策的终极目标之一，也是全球卫生改革面临的共同课题。当前社会，经济快速发展，人民生活水平提高，伴随着生育率的明显下降，加速了全球人口老龄化进程。2015 年世界卫生组织（WHO）发布的最新报告显示，预计到 2050 年，60 岁以上人口将达到现在的 2 倍，并会引起重大的社会变化。我国学者吴丽等人通过对《中国卫生与计划生育统计年鉴》各年龄段的分析发现，目前我国正处于老龄化的上升阶段，中老年人占比逐渐上升。近年来，工业化和城镇化使农村实际老龄化程度加重，加之长期存在的城乡二元结构，使农村地区医疗服务利用水平大打折扣，于是，对农村中老年人利用卫生服务的情况需给予高度重视。

农村中老年人健康状况差、慢性病高发，是卫生服务需求的主体。就经济收入而言，他们又是弱势群体之一，往往支付能力较差，尤其是西部农村地区缺乏养老保障、承担务农等重体力劳动的中老年人群，看病容易发生致贫与返贫的问题。如何妥善处理老龄化带来的一系列挑战，加强新时期老年人优待工作，实现"不分年龄，人人共享"的社会目标，对中老年人卫生服务利用公平性及影响因素进行深入研究具有重要的实际意义。

## 一、项目县基本情况及住院包干介绍

### 1. 项目县基本情况

海原县地处宁夏回族自治区南部山区，距银川约 275 千米，干旱少雨，是国家级扶贫工作重点县。截至 2022 年，全县土地面积 4989.6 平方千米，下辖 17 个乡镇、1 个甘盐池种羊场、1 个街道办事处、1 个自然保护区；148 个行政村、11 个社区，总人口 47 万人(农村人口占 80.1%、少数民族人口占 73.1%)，是宁夏典型的回族聚居区。

盐池县地处宁夏回族自治区东部，距银川约 182 千米，物产丰富，被列为第三批国家新型城镇化综合试点县。截至 2022 年，全县面积 8522 平方千米，下辖 4 个镇，4 个乡；101 个行政村，总人口 16.0 万人，农业人口占 43.75%；以汉族人口为主，占总人口的 96.15%。

**2. 住院包干介绍**

海原县和盐池县分别于 2013 年 4 月和 2011 年 11 月试点住院包干。住院包干是在统筹城乡居民基本医疗保险的基础上推行的一种住院费用总额包干预付制模式。即对县级医院(县医院、中医院)按照真正的诊疗能力进行病种划分，参照 ICD-10 将县级医院的病种分为有能力治疗的病种、通过上级医院帮扶能够治疗的病种、没有能力治疗的病种三类，将前两种的住院经费经过科学合理测算后，总额包干给县级医院，鼓励县级医院提升诊治水平，主动吸引患者在县内住院诊治。包干病种中确需转诊者，由县级医院根据病情轻重，选择定点协作的三级医院或专科医院进行转诊，转诊后的花费由县级医院从总打包费用中支付。阶梯式设置住院报销比例：海原县为乡镇 90%，县级 85%，县外(转诊)定点 60%、非定点 25%；盐池县为乡镇 85%，县级 80%，县外(转诊)定点 45%、非定点 20%。刻意拉大县内外及转诊和非转诊报销比例，旨在引导患者尽量选择在县内住院，确定县级医院为住院"守门人"，争取早日实现 90% 的住院患者留在县内的目标。住院包干经费由县医保中心按季度预拨 70%，患者住院直接减免报销部分，不用先垫付全部费用后再到医保中心报销，其余 30% 包干经费依据年度绩效考核结果结算清算：①对达到既定服务量者，结余允许留用；②对未达到既定服务量者，扣回相应比例的预算资金；③对于吸引了比既定服务量更多的县外住院患者或新增了预算外的病种的医院予以补偿；④由于其他不合理原因导致费用超支者，不予补偿。

住院包干制度旨在通过改变医保支付方式，运用经济杠杆原理，调动基层卫生资源，同时将医保付费与绩效考核相结合，奖惩分明，充分调动医务人员工作积极性，从而合理分流患者就医流向，将盲目选择县外住院就诊的患者吸引回县内，提高基层卫生机构服务能力及服务质量，实现患者就近看病就医，最终提高居民对住院卫生服务的合理利用。

## 二、研究样本基本情况

**1. 医疗保险覆盖情况**

覆盖率是指年末参加新农合的总人数与年末总人数之比。在一定程度上，医疗保险的覆盖程度可反映居民卫生服务的经济可及性。五次调查结果显示，海原县中老年居民医疗保险参保率均达 97% 以上，医疗保险覆盖率间的差异无统计学意义（$\chi^2=9.501$，$P=0.050$）；盐池县医疗保险参保率相对较高，五次调查均高达 98% 以上，医疗保险覆盖率间的差异有统计学意义（$\chi^2=24.941$，$P=0.000$）。项目县医疗保障制度基本实现全覆盖，说明宁夏医疗保障水平在不断提高，保障体系日趋完善。本次研究选取其中参合的农村中老年人群作为研究样本。项目县调查人群医疗保险覆盖情况见表 3-59。

表 3-59　调查居民参合情况

| 年份 | 海原县 | | | 盐池县 | | |
|---|---|---|---|---|---|---|
| | 调查人数 | 参合人数 | 参合率（%） | 调查人数 | 参合人数 | 参合率（%） |
| 2009 | 2564 | 2507 | 97.8 | 1731 | 1710 | 98.8 |
| 2011 | 2794 | 2725 | 97.5 | 1812 | 1802 | 99.4 |
| 2012 | 3056 | 2991 | 97.9 | 2000 | 1991 | 99.6 |
| 2015 | 3257 | 3183 | 97.7 | 2194 | 2154 | 98.2 |
| 2019 | 3490 | 3439 | 98.5 | 2417 | 2393 | 99.0 |
| $\chi^2$ | 9.501 | | | 24.941 | | |
| $P$ | 0.050 | | | 0.000 | | |

### 2. 样本人口学特征

本次研究纳入 45 岁及以上中老年参合居民，2009 年共计 4217 人、2011 年共计 4527 人、2012 年共计 4982 人、2015 年共计 5337 人、2019 年共计 5832 人。其中，各年份男女性别比例基本持平；海原县研究样本以回族为主，各年份占比均在 60% 左右，而盐池县研究样本以汉族为主，各年份占比均在 97% 以上；参考全国第五次卫生服务调查报告，并结合本次调查设计，将参合中老年人群年龄分为 45~49 岁、50~54 岁、55~59 岁、60~64 岁、65 岁及以上 5 个组，65 岁及以上组所占比例逐次上升；以在婚人口居多，两县均达 86% 以上；文化程度以（半）文盲居多；四分之三以上的中老年人以务农为主；调查样本家庭中，海原县均以大规模家庭为主，而盐池县大、中等、小规模家庭所占比重相差无几，仅 2015、2019 年小规模家庭所占比重有所增加，达 40.9%、47.3%（表 3-60）。

表 3-60 基本人口学特征(%)

| 变量 | | 海原县 | | | | | 盐池县 | | | | |
|---|---|---|---|---|---|---|---|---|---|---|---|
| | | 2009年 | 2011年 | 2012年 | 2015年 | 2019年 | 2009年 | 2011年 | 2012年 | 2015年 | 2019年 |
| 性别 | 男 | 51.7 | 50.8 | 50.8 | 50.0 | 50.7 | 50.4 | 49.7 | 50.2 | 49.9 | 50.5 |
| | 女 | 48.3 | 49.2 | 49.2 | 50.0 | 49.3 | 49.6 | 50.3 | 49.8 | 50.1 | 49.5 |
| 民族 | 汉族 | 39.4 | 40.8 | 41.2 | 39.7 | 39.8 | 97.1 | 97.5 | 97.6 | 97.4 | 97.3 |
| | 其他 | 60.6 | 59.2 | 58.8 | 60.3 | 60.2 | 2.9 | 2.5 | 2.4 | 2.6 | 2.7 |
| 年龄 | 45~49岁 | 25.2 | 29.0 | 28.0 | 23.4 | 18.1 | 27.7 | 25.7 | 22.8 | 21.4 | 17.7 |
| | 50~54岁 | 19.3 | 14.5 | 15.7 | 20.4 | 22.2 | 20.4 | 21.6 | 21.8 | 23.2 | 19.8 |
| | 55~59岁 | 17.0 | 16.3 | 15.6 | 13.4 | 17.3 | 17.0 | 16.5 | 17.0 | 15.5 | 19.6 |
| | 60~64岁 | 13.9 | 13.6 | 14.2 | 13.9 | 12.3 | 12.7 | 12.5 | 13.9 | 14.3 | 13.3 |
| | ≥65岁 | 24.6 | 26.6 | 26.5 | 28.9 | 30.1 | 22.2 | 23.7 | 24.5 | 25.3 | 29.6 |
| 婚姻状况 | 未婚 | 1.2 | 1.2 | 1.2 | 1.1 | 2.0 | 1.9 | 0.4 | 0.9 | 1.2 | 1.0 |
| | 在婚 | 86.8 | 88.0 | 88.4 | 88.8 | 87.4 | 89.6 | 90.3 | 90.7 | 90.2 | 91.3 |
| | 离婚 | 0.2 | 0.4 | 0.3 | 0.4 | 0.5 | 0.1 | 0.3 | 0.2 | 0.6 | 0.5 |
| | 丧偶 | 11.4 | 10.3 | 9.9 | 9.6 | 9.9 | 8.3 | 8.9 | 8.2 | 8.0 | 7.2 |
| | 其他 | 0.4 | 0.1 | 0.2 | 0.1 | 0.2 | 0.1 | 0.1 | 0.0 | 0.0 | 0.0 |
| 文化程度 | 文盲 | 60.3 | 55.4 | 46.9 | 51.3 | 52.3 | 41.6 | 38.5 | 33.1 | 35.1 | 29.9 |
| | 小学 | 26.4 | 29.8 | 36.5 | 32.7 | 32 | 40.1 | 41.0 | 43.3 | 42.2 | 43.4 |
| | 初中 | 10.5 | 11.9 | 14.1 | 12.8 | 11.6 | 15.1 | 18.3 | 20.6 | 19.9 | 23.3 |
| | 高中及以上 | 2.8 | 2.9 | 2.5 | 3.2 | 4.1 | 3.2 | 2.2 | 3.0 | 2.8 | 3.4 |
| 职业 | 务农 | 72.4 | 76.5 | 73.4 | 73.7 | 61.7 | 79.7 | 85.0 | 87.1 | 83.9 | 76.7 |
| | 非务农 | 27.6 | 23.5 | 26.6 | 26.3 | 38.3 | 20.3 | 15.0 | 12.9 | 16.1 | 23.3 |
| 家庭规模 | 小规模 | 16.8 | 20.3 | 17.3 | 26.6 | 25.0 | 32.6 | 34.7 | 32.2 | 40.9 | 47.3 |
| | 中等规模 | 31.6 | 32.3 | 32.4 | 30.3 | 34.3 | 33.0 | 32.5 | 34.1 | 31.2 | 30.1 |
| | 大规模 | 51.6 | 47.4 | 50.3 | 43.1 | 40.7 | 34.4 | 32.8 | 33.7 | 27.9 | 22.6 |
| 合计 | | 2507 | 2725 | 2991 | 3183 | 3439 | 1710 | 1802 | 1991 | 2154 | 2393 |

### 3. 研究样本家庭收入分组情况

依据目前国际上研究卫生服务状况最常用的收入分组法，结合本次研究的目的，并参照王金凤等人对试点县卫生服务利用公平性的研究，选用经济收入三分法研究住院卫生服务利用状况。具体做法是：将研究样本按家庭年人均收入从低到高排序后等规模分成三组，前33%的为低收入组，中间33%的为中等收入组，后34%的为高收入组，分别用Ⅰ、Ⅱ、Ⅲ表示。五次调查中，海原县所调查的中老年人家庭年人均收入的平均值分别为4208.86元、5708.80元、5982.36元、8857.86元、10203.56元；中位数分别为3255.00元、4480.00元、4644.00元、6500.00元、5828.33元。五次调查中，盐池县所调查的中老年人家庭年人均收入的平均值分别为7035.50元、9713.27元、10721.04元、16538.48元、55320.96元；中位数分别为5538.00元、7427.67元、8085.00元、11488.00元、7602.50元。项目县参合中老年人群各收入分组详细情况见表3 -61。

## 三、调查地区居民卫生服务需要分析和预测

本节主要从自评健康状况和慢性病患病情况两方面来反映调查地区中老年居民的卫生服务需要程度，并科学合理预测未来5年的变化趋势。以直观式健康测量（VAS）评分反映居民自评健康状况；用慢性病患病率描述慢性病患病情况，此次调查判断慢性病患病与否的依据是调查前半年内有经医生诊断的慢性疾病。

### 1. 自评健康状况及未来5年预测

住院包干制度实施前后的五次调查结果显示，海原县中老年居民的 VAS 评分均值由基线调查的 64.77 分上升到住院包干制实施后 2019 年的 68.83 分，呈上升趋势；盐池县的 VAS 评分均值先上升后下降又上升，2015 年为 67.31 分，2019 年为 69.96 分。应用灰色 GM（1，1）模型对居民 VAS 评分进行未来 5 年发展预测，结果表明，海原县仍呈上升趋势，说明中老年居民对自身健康状况评价越来越好，2024 年 VAS 评分将比 2019 年高出 7.09 分；盐池县中老年居民对自身健康状况的评价相对较差，到 2024 年预计为 66.83 分。具体见表 3-62。

表 3-61 研究样本经济收入分组情况（元）

| 调查地区 | 分组 | 2009 年 | | 2011 年 | | 2012 年 | | 2015 年 | | 2019 年 | |
|---|---|---|---|---|---|---|---|---|---|---|---|
| | | 均数 | 中位数 | 均数 | 中位数 | 均数 | 中位数 | 均数 | 中位数 | 均数 | 中位数 |
| 海原县 | I | 1724.79 | 1810.00 | 2421.64 | 2500.00 | 2549.35 | 2653.00 | 3269.09 | 3432.14 | 2311.97 | 2376.00 |
| | II | 3300.05 | 3245.00 | 4522.11 | 4480.00 | 4746.74 | 4642.00 | 6602.49 | 6498.50 | 5829.09 | 5786.00 |
| | III | 7588.50 | 6230.00 | 10175.43 | 8523.33 | 10631.09 | 8680.00 | 16679.87 | 12446.67 | 22120.95 | 13445.00 |
| | 合计 | 4208.86 | 3255.00 | 5708.80 | 4480.00 | 5982.36 | 4644.00 | 8857.86 | 6500.00 | 10203.56 | 5828.33 |
| 盐池县 | I | 2770.05 | 2882.00 | 3973.48 | 4200.00 | 4332.02 | 4530.00 | 5706.26 | 5930.00 | 2335.13 | 2440.00 |
| | II | 5623.84 | 5536.00 | 7462.12 | 7422.00 | 8160.36 | 8066.67 | 11614.08 | 11453.33 | 7762.76 | 7475.00 |
| | III | 12695.21 | 10214.00 | 17677.66 | 14437.50 | 19626.58 | 15480.00 | 32249.89 | 23470.00 | 152864.95 | 27071.25 |
| | 合计 | 7035.50 | 5538.00 | 9713.27 | 7427.67 | 10721.04 | 8085.00 | 16538.48 | 11488.00 | 55320.96 | 7602.50 |

表 3-62　参合中老年居民 VAS 评分（分）

| 调查地区 | 2009 年 | 2011 年 | 2012 年 | 2015 年 | 2019 年 | 2020 年 | 2021 年 | 2022 年 | 2023 年 | 2024 年 |
|---|---|---|---|---|---|---|---|---|---|---|
| 海原县 | 64.77 | 64.78 | 67.63 | 68.04 | 68.83 | 70.49 | 71.82 | 73.16 | 74.53 | 75.92 |
| 盐池县 | 67.96 | 70.79 | 68.3 | 67.31 | 69.96 | 68.21 | 67.86 | 37.52 | 67.17 | 66.83 |

### 2. 慢性病患病情况及预测

调查结果显示，住院包干制实施前后，两县各年份间患病率差异均有统计学意义（海原县：$\chi^2 = 370.886$，$P = 0.0000$；盐池县：$\chi^2 = 513.992$，$P = 0.000$）。制度实施后的 2019 年，海原县慢性病患病者共有 1706 人，患病率为 49.6%；盐池县慢性病患病者共有 1330 人，患病率为 55.6%。除 2011 年外，随着年份增长，中老年人慢性病患病率均有所增长，总体而言，盐池县中老年人慢性病患病率高于海原县中老年居民。见表 3-63。

表 3-63　参合中老年居民慢性病患病情况

| | 海原县 | | | | | 盐池县 | | | | |
|---|---|---|---|---|---|---|---|---|---|---|
| | 2009 年 | 2011 年 | 2012 年 | 2015 年 | 2019 年 | 2009 年 | 2011 年 | 2012 年 | 2015 年 | 2019 年 |
| 调查人数 | 2507 | 2725 | 2991 | 3183 | 3439 | 1710 | 1802 | 1991 | 2154 | 2393 |
| 患病人数 | 847 | 772 | 964 | 1269 | 1706 | 586 | 411 | 748 | 971 | 1330 |
| 患病率（%） | 33.8 | 28.3 | 32.2 | 39.9 | 49.6 | 34.3 | 22.8 | 37.6 | 45.1 | 55.6 |
| $\chi^2$ | | 370.886 | | | | | 513.992 | | | |
| $P$ | | 0.000 | | | | | 0.000 | | | |

根据五次调查时间节点上的数据，应用灰色 GM（1，1）模型对中老年居民慢性病患病率进行预测。结果显示，两县中老年人慢性病患病率呈快速增长趋势。相比而言，盐池县的增长速度较快，中老年居民患慢性病情况更严重。由以上结果可看出，同一人群随年龄增大，慢性病患病率增高；同时，VAS 评分越低，健康状况越差，慢性病患病率越高。详见表 3-64。

表 3-64　参合中老年居民慢性病患病率及预测（%）

| 调查地区 | 2009 年 | 2011 年 | 2012 年 | 2015 年 | 2019 年 | 2020 年 | 2021 年 |
|---|---|---|---|---|---|---|---|
| 海原县 | 33.8 | 28.3 | 32.2 | 39.9 | 49.6 | 59.35 | 72.17 |
| 盐池县 | 34.3 | 22.8 | 37.6 | 45.1 | 55.6 | 72.92 | 94.03 |

## 四、调查地区居民卫生服务利用的分析和预测

本节主要从住院情况、未住院情况、出院原因三方面来反映调查地区中老年居民的住院卫生服务利用情况，并科学预测变化趋势。住院情况包括：住院率、住院医疗机构、平均住院天数；未住院情况包括：应住院未住院比例、未住院原因；出院原因及患者要求出院所占比例变化情况分析。

**1. 住院利用情况及预测**

调查结果显示，住院包干制度实施前后的五次调查中，两项目县总体被调查参合中老年居民的一年住院率为 13.28%、14.47%、14.07%、19.82% 和 24.21%，差异有统计学意义（$\chi^2 = 377.013$，$P = 0.000$），总体年住院率大幅提升，详见表 3-65。

海原县：制度实施前后的五次调查所得住院率差异有统计学意义（$\chi^2 = 290.941$，$P = 0.000$）。制度实施前的三次调查（2009 年、2011 年、2012 年）中，中老年居民住院率变化不大，浮动在 12% ~ 14%，但制度实施后的 2015 年，住院率大幅上升，由 2009 年基线调查的 12.92% 上升到 2019 年的 25.59%，增加了近 13 个百分点。

盐池县：制度实施前后的五次调查所得住院率差异有统计学意义（$\chi^2 = 99.627$，$P = 0.000$）。制度实施前的三次调查（2009 年、2011 年、2012 年）中，中老年居民住院率波动在 14% 左右，但制度实施后的 2015 年，住院率明显上升，由 2009 年基线调查的 13.80% 上升到 2019 年的 22.23%，增加了 8.43 个百分点。

表 3-65　参合中老年居民住院利用情况

| 年份 | 合计 | | 海原县 | | | 盐池县 | | |
|------|------|------|------|------|------|------|------|------|
| | 住院人数（人） | 住院率（%） | 调查人数（人） | 住院人数（人） | 住院率（%） | 调查人数（人） | 住院人数（人） | 住院率（%） |
| 2009 | 560 | 13.28 | 2507 | 324 | 12.92 | 1710 | 236 | 13.80 |
| 2011 | 655 | 14.47 | 2725 | 399 | 14.64 | 1802 | 256 | 14.21 |
| 2012 | 701 | 14.07 | 2991 | 414 | 13.84 | 1991 | 287 | 14.41 |
| 2015 | 1058 | 19.82 | 3183 | 680 | 21.36 | 2154 | 378 | 17.55 |
| 2019 | 1412 | 24.21 | 3439 | 880 | 25.59 | 2393 | 532 | 22.23 |
| $\chi^2$ | 377.013 | | 290.941 | | | 99.627 | | |
| $P$ | 0.000 | | 0.000 | | | 0.000 | | |

（1）住院利用率五年预测　制度实施前的三次调查（2009 年、2011 年、2012 年）中，两县住院服务利用率相差不大，基本持平，制度实施后的 2015 年两县住院率才有较大增幅。用灰色 GM（1，1）模型预测的结果也延续了这种上升趋势，且增长速度继续加快，海原县住院率远高于盐池县，预计到 2024 年，总体住院服务利用率将达到 65.00%，其中海原县达 77.23%、盐池县达 49.43%。详见表 3-66。

表 3-66　参合中老年居民住院利用率预测（%）

| | 2009 年 | 2011 年 | 2012 年 | 2015 年 | 2019 年 | 2020 年 | 2021 年 | 2022 年 | 2023 年 | 2024 年 |
|---|---|---|---|---|---|---|---|---|---|---|
| 海原县 | 12.92 | 14.64 | 13.84 | 21.36 | 25.59 | 31.64 | 39.55 | 49.43 | 61.79 | 77.23 |
| 盐池县 | 13.8 | 14.21 | 14.41 | 17.55 | 22.23 | 25.37 | 29.97 | 35.41 | 41.84 | 49.43 |
| 总体 | 13.28 | 14.47 | 14.07 | 19.82 | 24.21 | 29.04 | 35.52 | 43.45 | 53.14 | 65.00 |

（2）住院医疗机构　住院包干制度实施前后，县级医院是农村中老年居民住院的主要机构，均有 50.0% 以上居民选择县级医院住院就诊，县级以上医院所占比例增幅减慢，就医机构逐步趋于向合理方向发展，但与此同时，选择乡镇卫生院住院就诊所占比重有所下降。五次调查中，海原县患者选择在县级医院住院就诊的比例分别为 55.2%、57.6%、59.2%、60.1%、63.8%，呈上升趋势；盐池县患者选择在县级医院住院就诊的比例分别为 49.6%、62.1%、56.4%、58.5%、71.2%，县级医院所占比例有所波动，但相比制度实施前的基线调查，提高了近 22 个百分点（图 3-6、图 3-7，表 3-67）。

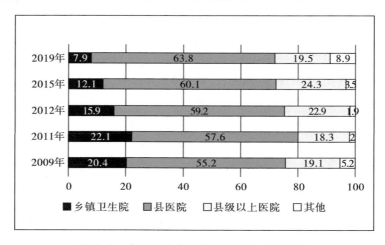

图 3-6　海原县患者住院医疗机构分布（%）

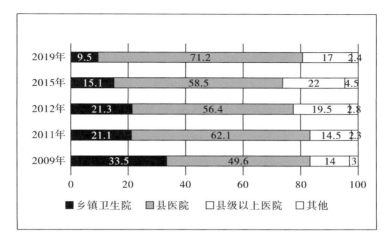

图3-7 盐池县患者住院医疗机构分布（%）

表3-67 住院患者住院医疗机构构成（%）

| 机构类型 | 海原县 | | | | | 盐池县 | | | | |
|---|---|---|---|---|---|---|---|---|---|---|
| | 2009年 | 2011年 | 2012年 | 2015年 | 2019年 | 2009年 | 2011年 | 2012年 | 2015年 | 2019年 |
| 乡镇卫生院 | 20.4 | 22.1 | 15.9 | 12.1 | 7.9 | 33.5 | 21.1 | 21.3 | 15.1 | 9.5 |
| 县医院 | 55.2 | 57.6 | 59.2 | 60.1 | 63.8 | 49.6 | 62.1 | 56.4 | 58.5 | 71.2 |
| 县级以上医院 | 19.1 | 18.3 | 22.9 | 24.3 | 19.5 | 14.0 | 14.5 | 19.5 | 22.0 | 17.0 |
| 其他 | 5.3 | 2.0 | 2.0 | 3.5 | 8.8 | 2.9 | 2.3 | 2.8 | 4.4 | 2.3 |

（3）平均住院天数及预测 调查结果显示，海原县2009年、2011年、2012年的平均住院天数分别为16.30天、15.18天、14.78天，2015年有所增加，为15.22天，2019年又降为13.97天，制度实施后的2015年的平均住院天数低于制度实施前的基线调查。盐池县五次调查的平均住院天数均低于海原县，波动在10~14天。灰色GM（1，1）模型预测平均住院天数的发展结果均延续了这种逐渐趋缓的下降趋势，海原县的平均住院天数下降不明显，到2024年预计为12.87天，相比而言盐池县下降更明显，到2024年预计仅为7.19天（表3-68）。

表3-68 住院患者平均住院天数和预测值（天）

| 调查地区 | 2009年 | 2011年 | 2012年 | 2015年 | 2019年 | 2020年 | 2021年 | 2022年 | 2023年 | 2024年 |
|---|---|---|---|---|---|---|---|---|---|---|
| 海原县 | 16.30 | 15.18 | 14.78 | 15.22 | 13.97 | 14.02 | 13.72 | 13.43 | 13.15 | 12.87 |
| 盐池县 | 12.17 | 14.18 | 13.63 | 13.11 | 10.44 | 10.24 | 9.38 | 8.58 | 7.86 | 7.19 |

**2. 应住院未住院情况及预测**

（1）应住院未住院整体情况　调查结果显示，住院包干制度实施前后的五次调查中，两项目县总体被调查参合中老年患者的一年未住院比例分别为24.77%、9.62%、7.60%、7.53% 和 3.93%，差异有统计学意义（$\chi^2 =$ 246.372，$P = 0.000$），包干制度实施使总体年应住院未住院比例大幅降低，详见表3-69。其中：

海原县：制度实施前后的五次调查中，中老年参合居民应住院未住院比例差异有统计学意义（$\chi^2 = 201.201$，$P = 0.000$），逐年明显降低，制度实施后的2019年仅为3.90%，比2009年基线调查降低24个百分点，未住院情况改善明显。

盐池县：制度实施前后的五次调查中，中老年居民应住院未住院比例分别为19.77%、3.49%、3.44%、10.67% 和 4.20%，差异有统计学意义（$\chi^2 = 82.596$，$P = 0.000$），应住院未住院比例于2015年有所回升。但制度实施后的2019年的未住院比例与制度实施前的基线调查相比，降低了15个百分点。

表 3-69　参合中老年居民应住院未住院情况

| 年份 | 合计 | | 海原县 | | | 盐池县 | | |
|---|---|---|---|---|---|---|---|---|
| | 未住院人数 | 未住院率（%） | 需住院人数 | 未住院人数 | 未住院率（%） | 需住院人数 | 未住院人数 | 未住院率（%） |
| 2009 | 162 | 24.77 | 391 | 110 | 28.13 | 263 | 52 | 19.77 |
| 2011 | 66 | 9.62 | 428 | 57 | 13.32 | 258 | 9 | 3.49 |
| 2012 | 56 | 7.60 | 446 | 46 | 10.31 | 291 | 10 | 3.44 |
| 2015 | 83 | 7.53 | 699 | 40 | 5.72 | 403 | 43 | 10.67 |
| 2019 | 58 | 3.93 | 916 | 35 | 3.90 | 558 | 23 | 4.20 |
| $\chi^2$ | 246.372 | | 201.201 | | | 82.596 | | |
| $P$ | 0.000 | | 0.000 | | | 0.000 | | |

（2）应住院未住院比例预测　从包干制度实施前后，项目县总体被调查参合中老年患者的一年未住院比例呈下降趋势可看出，灰色GM（1，1）模型预测仍然延续这种下降的发展趋势，预计到2024年总体未住院比例将降至1.59%、海原县将降至0.59%。但盐池县未来五年发展预测结果显示，应住院未住院比例有所回升（表3-70）。

表 3-70　参合中老年居民应住院未住院比例预测（%）

| 调查地区 | 2009 年 | 2011 年 | 2012 年 | 2015 年 | 2019 年 | 2020 年 | 2021 年 | 2022 年 | 2023 年 | 2024 年 |
| --- | --- | --- | --- | --- | --- | --- | --- | --- | --- | --- |
| 海原县 | 28.13 | 13.32 | 10.31 | 5.72 | 3.90 | 2.83 | 1.91 | 1.29 | 0.87 | 0.59 |
| 盐池县 | 19.77 | 3.49 | 3.44 | 10.67 | 4.20 | 7.59 | 8.68 | 9.92 | 11.35 | 12.98 |
| 总体 | 24.77 | 9.62 | 7.6 | 7.53 | 3.93 | 3.94 | 3.14 | 2.49 | 1.99 | 1.59 |

（3）未住院原因分析　对造成未住院这一现象的原因进行分析，结果显示，住院包干制度实施前后，经济困难仍是两县应住院患者未住院的首要原因。海原县制度实施后的 2015 年，因经济困难未住院比例为 70.0%，比制度实施前的基线调查的 88.2% 降低了 18.2 个百分点，同时没时间所占的比重有所增加；盐池县五次调查因经济原因未住院的比例呈"锯齿状"下降，同时自感病情轻没必要住院所占的比重有所增加（表 3-71）。

表 3-71　参合中老年患者未住院原因（%）

| 原因 | 海原县 | | | | | 盐池县 | | | | |
| --- | --- | --- | --- | --- | --- | --- | --- | --- | --- | --- |
| | 2009 年 | 2011 年 | 2012 年 | 2015 年 | 2019 年 | 2009 年 | 2011 年 | 2012 年 | 2015 年 | 2019 年 |
| 没必要 | 3.6 | 10.5 | 13.0 | 7.5 | 11.6 | 7.7 | 11.1 | 20.0 | 18.6 | 31.9 |
| 没时间 | 3.6 | 8.8 | 8.7 | 17.5 | 17.4 | 15.4 | 1.1 | 10.0 | 23.3 | 31.9 |
| 经济困难 | 88.2 | 68.4 | 63.0 | 70.0 | 56.6 | 71.2 | 33.3 | 60.0 | 41.9 | 12.8 |
| 服务差 | 0.9 | 1.8 | 8.7 | 0.0 | 1.4 | 0.0 | 0.0 | 0.0 | 0.0 | 0.0 |
| 价格太高 | 0.9 | 5.3 | 4.3 | 2.5 | 2.9 | 3.8 | 22.2 | 0.0 | 2.3 | 6.4 |
| 没床位 | 2.7 | 5.3 | 0.0 | 0.0 | 2.9 | 1.9 | 22.2 | 0.0 | 7.0 | 4.3 |
| 其他 | 0.0 | 0.0 | 2.2 | 2.5 | 7.2 | 0.0 | 0.0 | 10.0 | 7.0 | 12.8 |

进一步对因"经济困难"原因未住院比例进行预测，海原县到 2024 年因"经济困难"未住院比例预计为 48.7%；盐池县到 2024 年预计将达 12.9%（表 3-72）。

表 3-72　参合中老年患者因经济原因未住院比例预测（%）

| 调查地区 | 2009 年 | 2011 年 | 2012 年 | 2015 年 | 2019 年 | 2020 年 | 2021 年 | 2022 年 | 2023 年 | 2024 年 |
| --- | --- | --- | --- | --- | --- | --- | --- | --- | --- | --- |
| 海原县 | 88.2 | 68.4 | 63.0 | 70.0 | 56.6 | 57.9 | 55.4 | 53.1 | 50.9 | 48.7 |
| 盐池县 | 71.2 | 33.3 | 60.0 | 41.9 | 12.8 | 24.6 | 20.9 | 17.8 | 15.2 | 12.9 |

（4）出院原因分析

海原县：制度实施后的 2019 年，调查出院患者中有 62.1% 的出院者是疾病痊愈医生要求出院的，与制度实施前的四次调查相比（分别为 36.4%、46.4%、51.4%、60.0%），"病愈医生要求出院"的比例大幅度提升，同时"病未愈医生要求出院"所占的比例有所下降。2019 年出院患者中仅有 15.4% 的出院者是患者要求出院的，与制度实施前的四次调查相比（分别为 49.2%、34.3%、25.8%、24.0%），"患者要求"出院所占比例大幅降低，仅是制度实施前的基线调查时所占比例的一半。

盐池县：制度实施后的 2019 年，出院患者中有 72.5% 的出院者是疾病痊愈医生要求出院的，所占比例远高于制度实施前的三次调查（分别为 52.1%、66.4%、59.9%）。2019 年出院患者中仅有 8.0% 是患者要求出院的，与制度实施前的四次调查相比（分别为 32.2%、19.5%、26.5%、9.0%），"患者要求"出院所占的比例大幅降低（表 3-73）。

表 3-73　参合中老年住院患者出院原因分析（%）

| 原因 | 海原县 | | | | | 盐池县 | | | | |
|---|---|---|---|---|---|---|---|---|---|---|
| | 2009年 | 2011年 | 2012年 | 2015年 | 2019年 | 2009年 | 2011年 | 2012年 | 2015年 | 2019年 |
| 病愈医生要求 | 36.4 | 46.4 | 51.4 | 60.0 | 62.1 | 52.1 | 66.4 | 59.9 | 76.2 | 72.5 |
| 病未愈医生要求 | 12.7 | 16.5 | 21 | 13.1 | 20.5 | 14.4 | 11.3 | 10.1 | 12.7 | 17.4 |
| 患者要求 | 49.2 | 34.3 | 25.8 | 24.0 | 15.4 | 32.2 | 19.5 | 26.5 | 9.0 | 8.0 |
| 其他原因 | 1.7 | 2.8 | 1.8 | 2.9 | 2.0 | 1.3 | 2.8 | 3.5 | 2.1 | 2.1 |

进一步对"患者要求"出院的患者的出院原因进行分析。结果显示，两项目县住院中老年患者自己要求出院的原因均以"经济困难"为主，海原县所占比例分别为 70.4%、67.9%、49.5%、57.1% 和 54.1%，2015、2019 年所占比例远低于制度实施前的基线调查，分别下降了 13.3 个百分点和 16.3 个百分点；盐池县所占比例分别为 67.1%、58.0%、39.5%、52.9% 和 16.7%，制度实施后的 2019 年因"经济困难"导致患者要求出院所占比重远低于制度实施前的基线调查，降低了 50.4 个百分点（表 3-74）。

表 3-74 患者要求出院原因分析(%)

| 原因 | 海原县 | | | | | 盐池县 | | | | |
|------|--------|--------|--------|--------|--------|--------|--------|--------|--------|--------|
| | 2009 年 | 2011 年 | 2012 年 | 2015 年 | 2019 年 | 2009 年 | 2011 年 | 2012 年 | 2015 年 | 2019 年 |
| 久病不愈 | 8.8 | 15.3 | 34.6 | 11.0 | 23.3 | 6.6 | 24.0 | 39.5 | 17.6 | 25.0 |
| 经济困难 | 70.4 | 67.9 | 49.5 | 57.1 | 54.1 | 67.1 | 58.0 | 39.5 | 52.9 | 16.7 |
| 医院条件所限 | 5.7 | 5.8 | 2.8 | 6.1 | 4.1 | 5.3 | 4.0 | 0.0 | 0.0 | 4.2 |
| 服务态度不好 | 0.0 | 0.0 | 0.0 | 0.0 | 0.0 | 1.3 | 2.0 | 0.0 | 0.0 | 0.0 |
| 其他 | 15.1 | 11.0 | 13.1 | 25.8 | 18.5 | 19.7 | 12.0 | 21.0 | 29.5 | 54.1 |

## 五、调查地区居民住院服务利用的影响因素分析

### 1. 住院卫生服务利用影响因素的单因素分析

海原县于 2013 年 4 月、盐池县于 2011 年 11 月试点住院包干，以 2009 年基线调查数据作为包干制度实施前，2015 年调查数据作为包干制度实施后进行影响因素的分析。

海原县：结果显示，包干制度实施前参合中老年居民住院卫生服务利用在性别、年龄、婚姻状况、文化程度、慢性病患病和家庭规模方面均存在统计学差异（$P<0.05$）。女性年住院利用率高于男性。65 岁以上年龄组参合居民年住院率最高(18.86%)，45～49 岁年龄组最低(9.00%)。从婚姻状况看，离婚者年住院率最高(40.00%)，未婚者最低(6.67%)。相比而言，文化程度越低年住院率越高，文盲的住院率达 14.56%。患有慢性病的中老年人年住院率(22.67%)高于未患慢性病者(10.29%)。小规模家庭年住院利用率最高，为 17.81%；制度实施后，在性别、民族、年龄、婚姻状况、文化程度、慢性病患病和家庭规模方面均存在统计学差异（$P<0.05$），不同的是，回族中老年参合居民年住院利用率最高，婚姻状况方面，丧偶及其他的中老年人年住院服务利用率最高。详见表 3-75。

盐池县：结果显示，包干制度实施前参合中老年居民住院卫生服务利用在性别、年龄、文化程度和慢性病患病方面均存在统计学差异（$P<0.05$）。女性年住院利用率高于男性。60～65 岁年龄组参合居民年住院率最高(22.48%)，45～49 岁年龄组最低(8.03%)。受教育的水平越高，过去一年的住院利用率越低，高中及以上者住院率最低，为 3.64%。患有慢性病的中老年人年住院率(29.96%)明显高于未患慢性病者(6.94%)。制度实施后，在性别、年龄、文化程度、慢性病患病和家庭规模方面均存在统计学差异

（$P<0.05$），不同的是，小规模家庭年住院利用率最高，为 20.11%（表 3-75）。

表 3-75　参合中老年人住院卫生服务利用影响因素的单因素分析

| 变量 | | 海原县 | | | | | 盐池县 | | | | |
|---|---|---|---|---|---|---|---|---|---|---|---|
| | | 2009 年 | 2011 年 | 2012 年 | 2015 年 | 2019 年 | 2009 年 | 2011 年 | 2012 年 | 2015 年 | 2019 年 |
| 性别 | 男 | 10.26 | 11.93 | 12.91 | 17.58 | 21.43 | 10.34 | 11.05 | 12.3 | 13.02 | 18.79 |
| | 女 | 15.77 | 17.44 | 14.8 | 25.16 | 29.87 | 17.31 | 17.33 | 16.55 | 22.06 | 25.74 |
| | $\chi^2$ | 16.89 | 16.52 | 3.55 | 27.22 | 32.14 | 16.35 | 16.35 | 7.28 | 30.38 | 16.69 |
| | $P$ | 0.000 | 0.000 | 0.060 | 0.000 | 0.000 | 0.000 | 0.000 | 0.007 | 0.000 | 0.000 |
| 民族 | 汉族 | 11.45 | 10.34 | 10.89 | 16.30 | 20.87 | 13.79 | 14.29 | 14.36 | 17.68 | 22.54 |
| | 回族 | 13.83 | 17.64 | 15.95 | 24.67 | 28.75 | 14.58 | 11.11 | 17.02 | 11.32 | 12.07 |
| | 其他 | 50.00 | 14.29 | 0.00 | 50.00 | 0.00 | 0.00 | 0.00 | 0.00 | 50.00 | 0 |
| | $\chi^2$ | 5.469 | 28.836 | 16.180 | 33.991 | 26.962 | 0.682 | 0.363 | 0.971 | 3.158 | 4.793 |
| | $P$ | 0.065 | 0.000 | 0.000 | 0.000 | 0.00 | 0.855 | 0.547 | 0.601 | 0.155 | 0.08 |
| 年龄 | 45~49 岁 | 9.00 | 8.37 | 7.05 | 12.87 | 13.41 | 8.03 | 9.94 | 7.27 | 9.33 | 11.50 |
| | 50~54 岁 | 10.10 | 11.65 | 11.89 | 16.80 | 20.18 | 12.32 | 11.31 | 9.91 | 15.00 | 15.51 |
| | 55~59 岁 | 10.59 | 14.45 | 15.24 | 21.18 | 26.34 | 13.45 | 13.42 | 14.50 | 14.37 | 19.32 |
| | 60~65 岁 | 16.33 | 16.98 | 17.65 | 20.36 | 26.87 | 22.48 | 14.16 | 14.13 | 22.73 | 24.92 |
| | >65 岁 | 18.86 | 22.01 | 19.32 | 32.03 | 35.91 | 17.63 | 22.07 | 25.15 | 25.92 | 34.05 |
| | $\chi^2$ | 37.00 | 60.91 | 59.73 | 102.76 | 118.33 | 32.38 | 31.35 | 71.67 | 58.21 | 101.12 |
| | $P$ | 0.000 | 0.000 | 0.000 | 0.000 | 0.000 | 0.000 | 0.000 | 0.000 | 0.000 | 0.000 |
| 婚姻状况 | 未婚 | 6.67 | 15.15 | 5.71 | 8.57 | 27.14 | 15.63 | 37.5 | 5.88 | 8.00 | 34.78 |
| | 在婚 | 12.32 | 13.8 | 13.31 | 20.37 | 24.28 | 13.51 | 13.7 | 14.23 | 17.1 | 21.05 |
| | 离婚 | 40.00 | 20.00 | 0.00 | 25.00 | 17.65 | 0.00 | 20.00 | 33.33 | 16.67 | 18.18 |
| | 丧偶及其他 | 17.57 | 21.48 | 19.93 | 31.82 | 36.99 | 16.67 | 18.01 | 16.97 | 24 | 35.39 |
| | $\chi^2$ | 10.00 | 11.75 | 11.99 | 25.21 | 25.24 | 1.61 | 6.25 | 3.08 | 6.48 | 20.21 |
| | $P$ | 0.014 | 0.006 | 0.006 | 0.000 | 0.000 | 0.624 | 0.082 | 0.340 | 0.079 | 0.000 |

续表

| 变量 | | 海原县 | | | | | 盐池县 | | | | |
|---|---|---|---|---|---|---|---|---|---|---|---|
| | | 2009 年 | 2011 年 | 2012 年 | 2015 年 | 2019 年 | 2009 年 | 2011 年 | 2012 年 | 2015 年 | 2019 年 |
| 文化程度 | 文盲 | 14.56 | 16.28 | 16.27 | 25.41 | 29.34 | 17.02 | 18.59 | 19.24 | 23.05 | 28.35 |
| | 小学 | 10.71 | 13.9 | 12.53 | 20.35 | 24.54 | 12.97 | 12.58 | 14.14 | 16.26 | 22.14 |
| | 初中 | 10.27 | 9.54 | 9.98 | 11.25 | 15.50 | 9.3 | 9.39 | 8.03 | 11.19 | 16.04 |
| | 高中及以上 | 8.57 | 11.84 | 10.96 | 7.07 | 14.97 | 3.64 | 7.69 | 8.77 | 13.33 | 13.10 |
| | $\chi^2$ | 9.31 | 10.86 | 13.72 | 53.54 | 44.02 | 15.75 | 20.15 | 27.58 | 29.54 | 31.84 |
| | $P$ | 0.025 | 0.013 | 0.003 | 0.000 | 0.000 | 0.001 | 0.000 | 0.000 | 0.000 | 0.000 |
| 职业 | 务农 | 12.51 | 13.20 | 12.99 | 20.79 | 23.00 | 13.94 | 13.71 | 13.15 | 17.10 | 21.47 |
| | 非务农 | 14.00 | 19.34 | 16.19 | 22.97 | 29.78 | 13.26 | 17.04 | 22.96 | 19.88 | 24.73 |
| | $\chi^2$ | 0.98 | 14.83 | 5.01 | 1.73 | 19.59 | 0.11 | 2.09 | 17.45 | 1.56 | 2.63 |
| | $P$ | 0.322 | 0.000 | 0.025 | 0.188 | 0.000 | 0.742 | 0.148 | 0.000 | 0.212 | 0.110 |
| 慢性病 | 患病 | 22.67 | 25.65 | 24.38 | 37.35 | 37.10 | 26.96 | 26.76 | 24.73 | 24.61 | 29.77 |
| | 未患病 | 10.29 | 10.29 | 8.38 | 10.76 | 14.25 | 6.94 | 10.50 | 8.21 | 11.75 | 12.79 |
| | $\chi^2$ | 107.93 | 104.39 | 132.41 | 321.14 | 235.77 | 129.81 | 68.89 | 103.39 | 60.99 | 98.53 |
| | $P$ | 0.000 | 0.000 | 0.000 | 0.000 | 0.000 | 0.000 | 0.000 | 0.000 | 0.000 | 0.000 |
| 家庭规模 | 小规模 | 17.81 | 17.51 | 17.57 | 25.53 | 32.67 | 15.80 | 17.28 | 17.63 | 20.11 | 24.93 |
| | 中等规模 | 13.34 | 13.34 | 12.07 | 19.00 | 22.07 | 12.59 | 12.12 | 10.18 | 14.88 | 20.17 |
| | 大规模 | 14.3 | 14.3 | 13.7 | 20.45 | 24.20 | 13.07 | 13.03 | 15.63 | 16.78 | 19.34 |
| | $\chi^2$ | 11.56 | 4.96 | 8.59 | 12.63 | 31.76 | 2.83 | 7.62 | 16.03 | 7.55 | 9.18 |
| | $P$ | 0.003 | 0.084 | 0.014 | 0.002 | 0.000 | 0.243 | 0.022 | 0.000 | 0.023 | 0.010 |

**2. 住院卫生服务利用影响因素的多因素 logistic 回归分析**

采用多因素 logistic 回归模型,以调查前一年内是否住院(住院次数 ≥1 次为"是")作为因变量,单因素分析有意义的变量(性别、民族、年龄等)作为自变量,其中民族和婚姻状况为无序多分类变量,必须先进行哑变量化,然后将各自变量引入模型,探讨包干制度实施前后中老年人住院服务利用的影响因素。自变量赋值见表 3-76。

表 3-76　自变量赋值表

| 自变量 | 变量说明 |
| --- | --- |
| 性别（对照组 = 女性） | 男性 = 1，女性 = 0 |
| 民族（对照组 = 汉族） | |
| 回族 | 回族 = 1，汉族 = 0 |
| 其他 | 其他 = 1，汉族 = 0 |
| 年龄（对照组≥65 岁） | |
| 45 ~ 49 岁 | 45 ~ 49 = 1，≥65 = 0 |
| 50 ~ 54 岁 | 50 ~ 54 = 1，≥65 = 0 |
| 55 ~ 59 岁 | 55 ~ 59 = 1，≥65 = 0 |
| 60 ~ 64 岁 | 60 ~ 64 = 1，≥65 = 0 |
| 婚姻状况（对照组 = 未婚） | |
| 在婚 | 在婚 = 1，未婚 = 0 |
| 离婚 | 离婚 = 1，未婚 = 0 |
| 丧偶及其他 | 丧偶及其他 = 1，未婚 = 0 |
| 慢性病患病（对照组 = 未患病） | 患病 = 1，未患病 = 0 |
| 文化程度（对照组 = 高中及以上） | （半）文盲 = 1，小学 = 2，初中 = 3，高中及以上 = 0 |
| 家庭规模（对照组 = 大规模） | 小规模 = 1，中等规模 = 2，大规模 = 0 |
| 经济收入分组（对照组 = 高收入组） | |
| 低收入组 | 低收入组 = 1，高收入组 = 0 |
| 中等收入组 | 中等收入组 = 1，高收入组 = 0 |

通过住院包干制度实施前后两县中老年参合居民住院服务利用率的 logistic 回归分析可知，模型均通过了 Hosmer-Lemeshow's（H-L）检验，说明模型拟合较好。

海原县：回归分析结果表明，制度实施前影响中老年居民住院服务利用的因素有性别、年龄（45 ~ 49 岁、50 ~ 54 岁、55 ~ 59 岁）、慢性病患病、经济收入（低收入组、中等收入组）。制度实施后，影响中老年居民住院服务利用的因素有性别、民族（回族）、年龄（45 ~ 49 岁、50 ~ 54 岁、55 ~ 59 岁、60 ~ 65 岁）、慢性病患病、经济收入（低收入组、中等收入组）。与女性相比，男性过去一年内利用住院服务的可能性更低，仅为女性利用住院服务的 0.716 倍；与汉族相比，回族居民过去一年内利用住院服务的概率更低，为汉族居民的 0.703 倍；与 65 岁及以上老年人相比，45 ~ 49 岁、50 ~ 54 岁、55 ~ 59

岁及 60~64 岁组居民利用住院服务的概率更低，45~49 岁居民过去一年内住院的概率是 65 岁及以上者的 0.393 倍，50~54 岁居民是 65 岁及以上居民的 0.552 倍，55~59 岁居民是 65 岁及以上居民的 0.734 倍，60~64 岁居民是 65 岁及以上居民的 0.704 倍；与未患慢性病的中老年人相比，患有慢性病的中老年人过去一年内住院的可能性是未患病者的 0.291 倍；与高收入组相比，低收入和中等收入组过去一年内利用住院服务的概率更低，低收入组仅为高收入组的 0.629 倍，中等收入组利用住院服务的可能性也仅为高收入组的 0.798 倍。具体见表 3-77。

表 3-77  海原县中老年人住院服务利用影响因素的 logistic 回归结果

| 自变量（对照组） | 制度实施前 | | | | 制度实施后 | | | |
|---|---|---|---|---|---|---|---|---|
| | β | Wald | P 值 | OR 值 | β | Wald | P 值 | OR 值 |
| 性别（女） | -0.430 | 10.477 | 0.001 | 0.651 | -0.334 | 25.515 | 0.000 | 0.716 |
| 民族（汉族） | | 2.939 | 0.230 | | 23.726 | 0.000 | | |
| 回族 | 0.180 | 1.863 | 0.172 | 1.197 | -0.353 | 0.767 | 0.381 | 0.703 |
| 其他 | 1.615 | 1.261 | 0.261 | 5.027 | -0.024 | 0.004 | 0.952 | 0.976 |
| 年龄（≥65 岁） | | 26.667 | 0.000 | | 84.796 | 0.000 | | |
| 45~49 岁 | -0.866 | 19.724 | 0.000 | 0.421 | -0.933 | 75.360 | 0.000 | 0.393 |
| 50~54 岁 | -0.724 | 13.076 | 0.000 | 0.485 | -0.594 | 38.397 | 0.000 | 0.552 |
| 55~59 岁 | -0.674 | 10.666 | 0.001 | 0.510 | -0.309 | 10.059 | 0.002 | 0.734 |
| 60~64 岁 | -0.236 | 1.517 | 0.218 | 0.790 | -0.352 | 12.752 | 0.000 | 0.704 |
| 婚姻状况（未婚） | | 4.896 | 0.180 | | | 1.547 | 0.818 | |
| 在婚 | 0.530 | 0.501 | 0.479 | 1.698 | 0.981 | 0.734 | 0.392 | 2.667 |
| 离婚 | 2.508 | 4.290 | 0.038 | 12.283 | 0.920 | 0.679 | 0.410 | 2.510 |
| 丧偶及其他 | 0.473 | 0.380 | 0.538 | 1.604 | 1.081 | 0.788 | 0.375 | 2.949 |
| 慢性病患病（未患病） | 1.132 | 80.482 | 0.000 | 3.101 | -1.236 | 361.019 | 0.000 | 0.291 |
| 文化程度（高中及以上） | 0.009 | 0.008 | 0.928 | 1.009 | 0.451 | 4.739 | 0.029 | 1.570 |
| 家庭规模（大规模） | -0.98 | 1.718 | 0.190 | 0.906 | -0.054 | 0.513 | 0.474 | 0.947 |
| 经济收入（高收入组） | | 22.691 | 0.000 | | | 35.202 | 0.000 | |
| 低收入组 | -0.769 | 22.305 | 0.000 | 0.463 | -0.464 | 35.168 | 0.000 | 0.629 |
| 中等收入组 | -0.405 | 7.448 | 0.006 | 0.667 | -0.225 | 9.038 | 0.003 | 0.798 |

盐池县：回归分析结果表明，制度实施前影响中老年居民住院服务利用的因素有性别、年龄（45～49 岁）、慢性病患病、经济收入（低收入组）。制度实施后，影响中老年居民住院服务利用的因素有性别、年龄（45～49 岁、50～54 岁、55～59 岁、60～64 岁）、慢性病患病、经济收入（中等收入组）。与女性相比，男性过去一年内利用住院服务的可能性更低，仅为女性利用住院服务的 66.6%；与 65 岁及以上中老年人相比，45～49 岁、50～54 岁、55～59 岁居民过去一年内利用住院服务的概率更低，45～49 岁者是 65 岁及以上者的 31.3%，50～54 岁者是 65 岁及以上者的 42.7%，55～59 岁者是 65 岁及以上者的 47.3%；患有慢性病的中老年人，过去一年内住院的可能性是未患病者的 42.1%；与高收入组相比，中等收入组者过去一年内利用住院服务的概率更低，仅为高收入组者的 77.8%（表 3-78）。

表 3-78　盐池县中老年人住院服务利用影响因素的 logistic 回归结果

| 自变量（对照组） | 方案调整前 | | | | 方案调整后 | | | |
|---|---|---|---|---|---|---|---|---|
| | β | Wald | P 值 | OR 值 | β | Wald | P 值 | OR 值 |
| 性别（女） | -0.509 | 10.373 | 0.001 | 0.601 | -0.406 | 33.382 | 0.000 | 0.666 |
| 年龄（≥65 岁） | | 22.672 | 0.000 | | 115.839 | 0.000 | | |
| 45～49 岁 | -0.896 | 11.695 | 0.001 | 0.408 | -1.160 | 86.833 | 0.000 | 0.313 |
| 50～54 岁 | -0.426 | 3.119 | 0.077 | 0.653 | -0.850 | 62.943 | 0.002 | 0.427 |
| 55～59 岁 | -0.441 | 3.159 | 0.075 | 0.644 | -0.750 | 53.010 | 0.000 | 0.473 |
| 60～64 岁 | 0.252 | 1.157 | 0.282 | 1.287 | -0.430 | 18.883 | 0.000 | 0.651 |
| 慢性病患病（未患病） | 1.493 | 95.021 | 0.000 | 4.453 | -0.866 | 147.718 | 0.000 | 0.421 |
| 文化程度（高中及以上） | 0.068 | 0.338 | 0.561 | 1.071 | 0.139 | 0.234 | 0.552 | 1.149 |
| 家庭规模（大规模） | 0.028 | 0.085 | 0.770 | 1.029 | 0.067 | 0.514 | 0.473 | 1.069 |
| 经济收入（高收入组） | | 4.566 | 0.102 | | 31.227 | 0.000 | | |
| 低收入组 | -0.382 | 4.256 | 0.039 | 0.682 | -0.444 | 28.108 | 0.000 | 0.554 |
| 中等收入组 | -0.267 | 0.182 | 0.143 | 0.765 | -0.090 | 1.224 | 0.269 | 0.778 |

## 六、调查地区居民住院卫生服务利用的公平性及分解分析

### 1. 住院利用公平性分析

一般包括提供公平和可及性公平，通常情况下从住院卫生服务利用的数

量方面来评价提供公平性，从住院就诊机构的构成差别（即机构分布）方面来评价调查人群的可及性公平。

（1）不同收入组人群住院利用数量　被调查人群总体住院服务利用率，在住院包干制度实施前，2009 年基线调查时不同经济收入组间的差异有统计学意义（$\chi^2 = 7.312$，$P = 0.026$）。制度实施后的 2015 年，不同经济收入组间的差异无统计学意义（$\chi^2 = 2.723$，$P = 0.256$）。五次调查中前四次的总体集中指数均为负值，呈现"亲贫不平等"，但住院率的集中指数绝对值逐次减小，2019 年未住院率的集中指数绝对值也小于制度实施前的四次调查，说明公平性在逐渐改善（表 3-79）。

表 3-79　总体不同收入组参合中老年人住院相关集中指数

| 分组 | 住院率（%） | | | | | 未住院率（%） | | | | |
|---|---|---|---|---|---|---|---|---|---|---|
| | 2009 年 | 2011 年 | 2012 年 | 2015 年 | 2019 年 | 2009 年 | 2011 年 | 2012 年 | 2015 年 | 2019 年 |
| I | 11.33 | 14.48 | 12.90 | 19.08 | 18.75 | 26.34 | 12.17 | 11.49 | 6.02 | 10.02 |
| II | 14.65 | 12.94 | 15.80 | 21.09 | 22.28 | 25.81 | 11.59 | 6.27 | 7.67 | 7.05 |
| III | 13.85 | 15.98 | 13.51 | 19.30 | 25.23 | 22.27 | 5.62 | 5.19 | 8.84 | 7.36 |
| 合计 | 13.28 | 14.47 | 14.07 | 19.82 | 22.31 | 24.77 | 9.62 | 7.60 | 7.53 | 8.02 |
| $\chi^2$ | 7.312 | 5.657 | 6.421 | 2.723 | 27.774 | 1.127 | 7.229 | 7.646 | 2.050 | 3.419 |
| $P$ | 0.026 | 0.059 | 0.040 | 0.256 | 0.000 | 0.569 | 0.027 | 0.022 | 0.359 | 0.331 |
| $CI$ | −0.1524 | −0.1558 | −0.1583 | −0.1541 | 0.0196 | −0.1668 | −0.1901 | −0.1942 | −0.1446 | −0.0218 |

海原县：住院包干制度实施前，仅 2009 年基线调查时不同经济收入组间的住院利用率差异有统计学意义（$\chi^2 = 16.281$，$P = 0.000$），随着收入的增加，中老年居民住院率有所增加，且高收入组居民的住院率是低收入组的 1.6 倍；集中指数为正值（$CI = 0.0337$），呈现"亲富不平等"，即住院服务利用更倾向于高收入组人群。2011 年和 2012 年不同经济收入组间的住院率差异无统计学意义（$P > 0.05$）。制度实施后的 2015 年，不同经济收入组间的住院率差异有统计学意义（$\chi^2 = 11.712$，$P = 0.003$），收入越高的人群住院服务利用越高，集中指数为负值（$CI = -0.1486$），说明住院卫生服务利用呈现"亲贫不平等"，即住院服务利用向低收入组人群倾斜。2019 年，不同经济收入组间的住院率差异有统计学意义（$\chi^2 = 13.732$，$P = 0.003$），收入越高的人群住院服务利用越低，集中指数为负值（$CI = 0.0164$），说明住院卫生服务利用呈现"亲贫不平等"的现象有所改变，即住院服务利用向高收入组人群倾斜。住院包干制度实

施前后的对比分析发现，中老年人住院卫生服务利用由"亲富"逐步转向"亲贫"，集中指数绝对值也有所减小，说明公平性有所改善。

住院包干制度实施前后不同经济收入组间的应住院而未住院比例差异均无统计学意义（$P>0.05$），五次调查集中指数均为负值，呈现"亲贫不平等"，说明低收入人群出现未住院情况较多，制度实施后的 2019 年集中指数绝对值小于制度实施前的 2011 年和 2012 年，说明公平性得到一定改善（表 3-80）。

表 3-80　海原县不同收入组参合中老年人住院相关集中指数

| 分组 | 住院率（%） | | | | | 未住院率（%） | | | | |
|---|---|---|---|---|---|---|---|---|---|---|
| | 2009 年 | 2011 年 | 2012 年 | 2015 年 | 2019 年 | 2009 年 | 2011 年 | 2012 年 | 2015 年 | 2019 年 |
| I | 9.34 | 14.22 | 12.25 | 18.49 | 22.72 | 29.90 | 15.22 | 15.00 | 5.45 | 7.97 |
| II | 13.55 | 13.53 | 13.77 | 21.04 | 23.81 | 27.94 | 14.39 | 7.04 | 6.96 | 9.76 |
| III | 15.87 | 16.17 | 15.50 | 24.55 | 28.92 | 27.22 | 10.76 | 9.15 | 4.87 | 6.72 |
| 合计 | 12.92 | 14.64 | 13.84 | 21.36 | 25.59 | 28.13 | 13.32 | 10.31 | 5.72 | 7.96 |
| $\chi^2$ | 16.281 | 2.726 | 4.429 | 11.712 | 13.732 | 0.218 | 1.460 | 5.208 | 1.039 | 1.997 |
| $P$ | 0.000 | 0.256 | 0.109 | 0.003 | 0.003 | 0.897 | 0.482 | 0.074 | 0.595 | 0.573 |
| $CI$ | 0.0337 | −0.1548 | −0.1506 | −0.1486 | 0.0164 | −0.0064 | −0.1750 | −0.1840 | −0.1617 | −0.0102 |

盐池县：住院包干制度实施前，2009 年、2011 年及 2012 年不同经济收入组间的住院率差异均无统计学意义（$P>0.05$），集中指数均为负值，呈现"亲贫不平等"，即住院卫生服务利用更倾向于低收入组人群。住院包干制度实施后的 2015 年，不同经济收入组间的住院利用率差异无统计学意义（$\chi^2=0.682$，$P=0.711$），$CI=-0.1560$，集中指数为负值，依然呈现"亲贫不平等"，住院卫生服务利用更倾向于低收入组人群。但住院包干制度实施后集中指数的绝对值远小于制度实施前的三次调查，说明公平性在逐步改善。同时，应住院而未住院比例差异均无统计学意义（$P>0.05$），五次调查 $CI$ 均为负值，呈现"亲贫不平等"，说明未住院情况在低收入组人群中出现较多（表 3-81）。

表 3-81　盐池县不同收入组参合中老年人住院相关集中指数

| 分组 | 住院率（%） | | | | | 未住院率（%） | | | | |
|---|---|---|---|---|---|---|---|---|---|---|
| | 2009 年 | 2011 年 | 2012 年 | 2015 年 | 2019 年 | 2009 年 | 2011 年 | 2012 年 | 2015 年 | 2019 年 |
| I | 13.77 | 14.67 | 16.59 | 16.62 | 24.22 | 23.86 | 4.44 | 1.80 | 13.18 | 8.46 |
| II | 12.81 | 13.83 | 14.35 | 17.80 | 21.43 | 14.63 | 3.61 | 5.21 | 7.46 | 9.94 |
| III | 15.06 | 14.12 | 12.31 | 18.22 | 20.92 | 20.43 | 2.35 | 3.57 | 11.43 | 7.39 |
| 合计 | 13.80 | 14.21 | 14.41 | 17.55 | 22.23 | 19.77 | 3.49 | 3.44 | 10.67 | 8.68 |
| $\chi^2$ | 1.221 | 0.177 | 4.934 | 0.682 | 2.925 | 2.319 | 0.574 | 1.807 | 2.382 | 0.750 |
| $P$ | 0.543 | 0.916 | 0.085 | 0.711 | 0.403 | 0.314 | 0.751 | 0.405 | 0.304 | 0.861 |
| $CI$ | -0.1572 | -0.1615 | -0.1720 | -0.1560 | -0.0099 | -0.1659 | -0.1829 | -0.1434 | -0.1668 | -0.0083 |

（2）不同收入组人群住院利用机构分布

海原县：制度实施后的 2015 年，不同经济收入组间的中老年居民，所选择住院机构的分布差异有统计学意义（$\chi^2 = 13.093$，$P = 0.042$）。2019 年，不同经济收入组间的中老年居民，所选择住院机构的分布差异无统计学意义（$\chi^2 = 12.998$，$P = 0.163$）。制度实施前的三次调查，2011 年和 2012 年的不同经济收入组间调查中老年参合居民住院医疗机构的分布，经 Fisher 检验，差异有统计学意义（$P<0.05$），不同经济收入组居民在选择住院医疗机构时存在差异，低收入组人群多选择在县内医疗机构住院就诊，高收入组人群多选择在县外医疗机构住院就诊。但制度实施后的 2015、2019 年，低收入组人群在县级医院住院比例有所提升，同时，高收入组人群在县级以上医院住院比例有所下降，公平性有所改善（表 3-82）。

盐池县：制度实施后的 2015、2019 年，不同经济收入组间的中老年居民，所选择住院机构的分布差异有统计学意义（$\chi^2 = 19.739$，$P = 0.003$）（$\chi^2 = 17.030$，$P = 0.048$）。制度实施前的三次调查，不同经济收入组间居民住院医疗机构的分布，经 Fisher 检验，差异无统计学意义（$P>0.05$）。说明不同经济收入组居民在选择住院机构时存在差异，住院包干制度的实施，使更多高收入组人群转向县内医院住院就诊，相比制度实施前的基线调查，高收入组人群在县级医院住院就诊比例有所提高（表 3-83）。

表3-82 海原县不同收入组参合中老年居民住院机构分布

| 分组 | 2009年 乡镇卫生院 | | 县级医院 | | 县级以上医院 | | 其他 | | 2011年 乡镇卫生院 | | 县级医院 | | 县级以上医院 | | 其他 | | 2012年 乡镇卫生院 | | 县级医院 | | 县级以上医院 | | 其他 | |
|---|---|---|---|---|---|---|---|---|---|---|---|---|---|---|---|---|---|---|---|---|---|---|---|---|
| | n | % | n | % | n | % | n | % | n | % | n | % | n | % | n | % | n | % | n | % | n | % | n | % |
| I | 18 | 23.1 | 45 | 57.7 | 12 | 15.4 | 3 | 3.8 | 34 | 26.4 | 76 | 58.9 | 16 | 12.4 | 3 | 2.3 | 28 | 23.0 | 69 | 56.6 | 24 | 19.7 | 1 | 0.8 |
| II | 24 | 21.2 | 67 | 59.3 | 18 | 15.9 | 4 | 3.5 | 29 | 23.6 | 74 | 60.2 | 17 | 13.8 | 3 | 2.4 | 17 | 12.4 | 93 | 67.9 | 24 | 17.5 | 3 | 2.2 |
| III | 24 | 18.0 | 67 | 50.4 | 32 | 24.1 | 10 | 7.5 | 25 | 17.0 | 80 | 54.4 | 40 | 27.2 | 2 | 1.4 | 21 | 13.5 | 83 | 53.5 | 47 | 30.3 | 4 | 2.6 |
| 合计 | 66 | 20.4 | 179 | 55.2 | 62 | 19.1 | 17 | 5.2 | 88 | 22.1 | 230 | 57.6 | 73 | 18.3 | 8 | 2.0 | 66 | 15.9 | 245 | 59.2 | 95 | 22.9 | 8 | 1.9 |
| $\chi^2$ | 6.759 | | | | | | | | 13.613 | | | | | | | | 14.562 | | | | | | | |
| P | 0.344 | | | | | | | | 0.027 | | | | | | | | 0.018 | | | | | | | |

| 分组 | 2015年 乡镇卫生院 | | 县级医院 | | 县级以上医院 | | 其他 | | 2019年 乡镇卫生院 | | 县级医院 | | 县级以上医院 | | 其他 | |
|---|---|---|---|---|---|---|---|---|---|---|---|---|---|---|---|---|
| | n | % | n | % | n | % | n | % | n | % | n | % | n | % | n | % |
| I | 31 | 15.8 | 123 | 62.8 | 37 | 18.9 | 5 | 2.6 | 29 | 10.9 | 175 | 76.7 | 40 | 15.0 | 22 | 8.3 |
| II | 17 | 7.6 | 143 | 64.1 | 54 | 24.2 | 9 | 4.0 | 15 | 5.4 | 177 | 63.9 | 65 | 23.5 | 20 | 7.2 |
| III | 34 | 13.0 | 143 | 54.8 | 74 | 28.4 | 10 | 3.8 | 28 | 8.0 | 215 | 61.8 | 67 | 19.3 | 38 | 10.9 |
| 合计 | 82 | 12.1 | 409 | 60.1 | 165 | 24.3 | 24 | 3.5 | 72 | 8.1 | 567 | 63.6 | 172 | 19.3 | 80 | 8.9 |
| $\chi^2$ | 13.093 | | | | | | | | 12.998 | | | | | | | |
| P | 0.042 | | | | | | | | 0.163 | | | | | | | |

表 3-83　盐池县不同收入组参合中老年居民住院机构分布

| 分组 | 2009 年 乡镇卫生院 n | % | 县级医院 n | % | 县级以上医院 n | % | 其他 n | % | 2011 年 乡镇卫生院 n | % | 县级医院 n | % | 县级以上医院 n | % | 其他 n | % | 2012 年 乡镇卫生院 n | % | 县级医院 n | % | 县级以上医院 n | % | 其他 n | % |
|---|---|---|---|---|---|---|---|---|---|---|---|---|---|---|---|---|---|---|---|---|---|---|---|---|
| I | 34 | 44.2 | 33 | 42.9 | 7 | 9.1 | 3 | 3.9 | 16 | 18.2 | 59 | 67.0 | 11 | 12.5 | 2 | 2.3 | 26 | 23.6 | 61 | 55.5 | 20 | 18.2 | 3 | 2.7 |
| II | 20 | 27.4 | 43 | 58.9 | 8 | 11.0 | 2 | 2.7 | 22 | 26.5 | 47 | 56.6 | 13 | 15.7 | 1 | 1.2 | 21 | 22.1 | 57 | 60.0 | 13 | 13.7 | 4 | 4.2 |
| III | 25 | 29.1 | 41 | 47.7 | 18 | 20.9 | 2 | 2.3 | 16 | 18.8 | 53 | 62.4 | 13 | 15.3 | 3 | 3.5 | 14 | 17.1 | 44 | 53.7 | 23 | 28.0 | 1 | 1.2 |
| 合计 | 79 | 33.5 | 117 | 49.6 | 33 | 14.0 | 9 | 3.0 | 54 | 21.1 | 159 | 62.1 | 37 | 14.5 | 6 | 2.3 | 61 | 21.3 | 162 | 56.4 | 56 | 19.5 | 8 | 2.8 |
| $\chi^2$ | 10.581 | | | | | | | | 3.768 | | | | | | | | 7.252 | | | | | | | |
| P | 0.088 | | | | | | | | 0.723 | | | | | | | | 0.290 | | | | | | | |

| 分组 | 2015 年 乡镇卫生院 n | % | 县级医院 n | % | 县级以上医院 n | % | 其他 n | % | 2019 年 乡镇卫生院 n | % | 县级医院 n | % | 县级以上医院 n | % | 其他 n | % |
|---|---|---|---|---|---|---|---|---|---|---|---|---|---|---|---|---|
| I | 23 | 19.3 | 73 | 61.3 | 14 | 11.8 | 9 | 7.6 | 15 | 8.4 | 124 | 69.7 | 35 | 19.7 | 4 | 2.2 |
| II | 21 | 16.4 | 76 | 59.4 | 27 | 21.1 | 4 | 3.1 | 16 | 9.7 | 133 | 80.6 | 15 | 9.1 | 1 | 0.6 |
| III | 13 | 9.9 | 72 | 55.0 | 42 | 32.1 | 4 | 3.1 | 18 | 10.7 | 108 | 63.9 | 36 | 21.3 | 7 | 4.1 |
| 合计 | 57 | 15.1 | 221 | 58.5 | 83 | 22.0 | 17 | 4.5 | 49 | 9.5 | 365 | 71.3 | 86 | 16.8 | 12 | 2.3 |
| $\chi^2$ | 19.739 | | | | | | | | 17.030 | | | | | | | |
| P | 0.003 | | | | | | | | 0.048 | | | | | | | |

### 2. 居民住院利用公平性分解分析

采用集中指数分解法研究住院包干政策实施前后各自变量对居民住院利用不公平的贡献程度，以是否住院（以住院次数≥1次为"是"）为因变量进行logistic回归分析。系数（边际效应）大小体现出自变量对因变量的影响能力，贡献则衡量了各自变量对卫生服务利用不公平的重要程度，根据贡献率大小，确定政策实施的优先顺序。若贡献为正，则该变量加剧了住院服务利用的不公平性；若贡献为负，则该变量降低了住院服务利用的不公平性。

海原县：结果显示，住院包干制度实施前对中老年居民住院卫生服务利用不公平的贡献为正的因素从高到低依次为：低收入组、中等收入组、在婚、小规模家庭，贡献率分别为168.46%、17.00%、2.56%和2.46%，这些因素加剧了不公平程度。对中老年居民住院卫生服务利用不公平的贡献为负的因素为：慢性病患病、中等家庭规模、丧偶及其他、50~54岁、45~49岁，其贡献率分别为-2.82%、-4.30%、-4.34%、-6.06%和-7.84%，这些因素降低了不公平程度。住院包干制度实施后的分析结果显示，低收入组人群贡献为正，加剧了住院卫生服务利用的不公平程度，而文盲贡献为负，降低了住院卫生服务利用的不公平性。

综上可以得出住院服务利用不公平的影响因素，在制度实施前后，各影响因素对不公平的贡献存在差异。实施前增加住院卫生服务利用不公平且影响较大的是经济因素，其贡献率为185.46%；降低住院卫生服务利用不公平且影响较大的因素为年龄、慢性病患病、家庭规模，其贡献率分别为-12.92%、-2.82%和-1.83%。制度实施后，增加住院卫生服务利用不公平且影响较大的仍是经济因素，但经济因素对不公平贡献的促进作用明显减小，贡献由0.0625降至-0.0002；降低住院卫生服务利用不公平且影响较大的因素为年龄和是否患有慢性病，其贡献为负，分别为-0.0124、-0.0027。详见表3-84。

表3-84　海原县制度实施前后中老年人住院服务利用集中指数分解结果

| 自变量（对照组） | 制度实施前 | | | 制度实施后 | | |
|---|---|---|---|---|---|---|
| | 边际效应 | 贡献 | 贡献率（%） | 边际效应 | 贡献 | 贡献率（%） |
| 性别（女） | -0.0407 | -0.0002 | -0.4833 | -0.334 | -0.0001 | 0.1986 |
| 民族（汉族） | | | | | | |
| 回族 | 0.0169 | -0.0004 | -1.2221 | -0.3524 | -0.0002 | 0.5450 |
| 其他 | 0.2683 | 0.0000 | 0.0000 | -0.0257 | 0.0000 | 0.0398 |
| | | -0.0004 | -1.2221 | | -0.0002 | 0.5848 |

| 自变量（对照组） | 制度实施前 | | | 制度实施后 | | |
|---|---|---|---|---|---|---|
| | 边际效应 | 贡献 | 贡献率（%） | 边际效应 | 贡献 | 贡献率（%） |
| 年龄（≥65岁） | | | | | | |
| 45～49岁 | −0.0683 | −0.0026 | −7.8425 | −0.9313 | −0.0053 | 14.2458 |
| 50～54岁 | −0.0563 | −0.0020 | −6.0550 | −0.5889 | −0.0034 | 9.0088 |
| 55～60岁 | −0.0524 | 0.0001 | 0.3264 | −0.3046 | −0.0017 | 4.6590 |
| 60～64岁 | −0.0193 | 0.0002 | 0.6540 | −0.3497 | −0.0020 | 5.3496 |
| | | −0.0044 | −12.9170 | | −0.0124 | 33.2631 |
| 婚姻状况（未婚） | | | | | | |
| 在婚 | 0.0443 | 0.0009 | 2.5611 | 0.9739 | 0.0016 | −4.1709 |
| 离婚 | 0.4650 | 0.0002 | 0.7113 | 0.9121 | 0.0015 | −3.9060 |
| 丧偶及其他 | 0.0556 | −0.0015 | −4.3433 | 1.0702 | 0.0017 | −4.5833 |
| | | −0.0004 | −1.0710 | | 0.0047 | −12.6602 |
| 文化程度（高中及以上） | | | | | | |
| 文盲 | −0.0037 | 0.0002 | 0.5736 | 0.4118 | 0.0013 | −3.5993 |
| 小学 | −0.0124 | −0.0002 | −0.4746 | 0.4552 | 0.0015 | −3.9784 |
| 初中 | 0.0096 | 0.0003 | 0.8812 | 0.0863 | 0.0003 | −0.7543 |
| | | 0.0003 | 0.9803 | | 0.0031 | −8.3321 |
| 家庭规模（大规模） | | | | | | |
| 小规模 | 0.0088 | 0.0008 | 2.4636 | 0.0357 | 0.0000 | −0.0297 |
| 中等规模 | −0.0192 | −0.0014 | −4.2959 | −0.0528 | 0.0000 | 0.0440 |
| | | −0.0006 | −1.8323 | | 0.0000 | 0.0142 |
| 经济状况（高收入组） | | | | | | |
| 低收入组 | −0.0633 | 0.0568 | 168.4600 | −0.4623 | −0.0001 | 0.3051 |
| 中等收入组 | −0.0334 | 0.0057 | 17.0040 | −0.2248 | −0.0001 | 0.1484 |
| | | 0.0625 | 185.4640 | | −0.0002 | 0.4535 |
| 职业（非务农） | −0.0030 | 0.0000 | 0.0947 | −0.0278 | 0.0000 | 0.0000 |
| 患慢性病（未患） | 0.1253 | −0.0010 | −2.8200 | −1.2376 | −0.0027 | 7.1273 |

盐池县：结果显示，住院包干制度实施前后，各影响住院服务利用不公平的因素对不公平的贡献程度存在差异。实施前增加住院卫生服务利用不公平且影响最大的是经济因素，其贡献为正（0.0100）；降低住院卫生服务利用

不公平且影响较大的因素为年龄、慢性病患病,其贡献为负,分别为 $-0.0070$、$-0.0055$。制度实施后,增加住院卫生服务利用不公平且影响最大的是年龄因素,经济因素对不公平贡献的促进作用明显减小,贡献由 $0.0100$ 降至 $0.0000$;降低住院卫生服务利用不公平且影响较大的因素为年龄、婚姻状况、慢性病患病,其贡献为负,分别为 $-0.0230$、$-0.0007$、$-0.0010$。详见表 3-85。

表 3-85　盐池县制度实施前后中老年人住院服务利用集中指数分解结果

| 自变量(对照组) | 制度实施前 | | | 制度实施后 | | |
|---|---|---|---|---|---|---|
| | 边际效应 | 贡献 | 贡献率(%) | 边际效应 | 贡献 | 贡献率(%) |
| 性别(女) | -0.0433 | -0.0004 | 0.2460 | -0.4088 | -0.0001 | 0.2617 |
| 民族(汉族) | | | | | | |
| 回族 | 0.0015 | 0.0000 | -0.0042 | -0.0405 | 0.0005 | -0.3395 |
| 其他 | 0.0000 | 0.0000 | 0.0000 | 0.0000 | 0.0000 | 0.0000 |
| | | 0.0000 | -0.0042 | | 0.0005 | -0.3395 |
| 年龄(≥65 岁) | | | | | | |
| 45~49 岁 | -0.0692 | -0.0050 | 3.1587 | -1.1781 | -0.0082 | 22.1316 |
| 50~54 岁 | -0.0309 | -0.0007 | 0.4359 | -0.8719 | -0.0061 | 16.3787 |
| 55~60 岁 | -0.0325 | -0.0003 | 0.1736 | -0.7782 | -0.0054 | 14.6177 |
| 60~64 岁 | 0.0333 | -0.0011 | 0.7132 | -0.4581 | -0.0032 | 8.6050 |
| | | -0.0070 | 4.4814 | | -0.0230 | 61.7330 |
| 婚姻状况(未婚) | | | | | | |
| 在婚 | -0.0017 | 0.0000 | 0.0021 | 0.0866 | 0.0000 | -0.0087 |
| 离婚 | 0.0000 | 0.0000 | 0.0000 | 0.2514 | -0.0011 | 0.6856 |
| 丧偶及其他 | -0.0210 | -0.0001 | 0.0524 | 0.1058 | 0.0003 | -0.1977 |
| | | -0.0001 | 0.0545 | | -0.0007 | 0.4791 |
| 文化程度(高中及以上) | | | | | | |
| 文盲 | 0.1165 | -0.0090 | 5.6938 | 0.1298 | 0.0003 | -0.8315 |
| 小学 | 0.1077 | 0.0039 | -2.4988 | 0.1190 | 0.0003 | -0.7625 |
| 初中 | 0.1542 | 0.0036 | -2.2756 | 0.0285 | 0.0001 | -0.1824 |
| | | -0.0014 | 0.9194 | | 0.0007 | -1.7764 |
| 家庭规模(大规模) | | | | | | |
| 小规模 | -0.0081 | -0.0009 | 0.5458 | 0.0528 | 0.0000 | -0.0309 |
| 中等规模 | 0.0044 | 0.0000 | -0.0218 | 0.0568 | 0.0000 | -0.0332 |

续表

| 自变量（对照组） | 制度实施前 | | | 制度实施后 | | |
|---|---|---|---|---|---|---|
| | 边际效应 | 贡献 | 贡献率（%） | 边际效应 | 贡献 | 贡献率（%） |
| | | -0.0009 | 0.5240 | | 0.0000 | -0.0641 |
| 经济状况（高收入组） | | | | | | |
| 低收入组 | -0.0392 | 0.0027 | -1.7131 | -0.4381 | 0.0000 | 0.0853 |
| 中等收入组 | -0.0276 | 0.0076 | -4.8175 | -0.0871 | 0.0000 | 0.0170 |
| | | 0.0100 | -6.5306 | | 0.0000 | 0.1023 |
| 职业（非务农） | 0.0089 | 0.0003 | -0.2101 | 0.2461 | 0.0000 | -0.0645 |
| 患慢性病（未患） | 0.1767 | -0.0055 | 3.5304 | -0.8424 | -0.0010 | 2.8126 |

## 七、调查地区居民住院患者满意度分析

调查询问了调查前一年内住院的中老年居民对服务利用过程的感受。满意度选项分非常好、较好、一般、较差和非常差 5 个，计算满意度（率）时，将前两项合并为"满意"，将后两项合并为"不满意"。由于 2009 年基线调查未涉及住院卫生服务质量满意度问题，故仅描述四次调查结果。

### 1. 住院服务的满意度

海原县：住院包干制度实施前后的四次调查中，总体满意度分别为 83.70%、87.70%、89.30%、75.30%，差异有统计学意义（$\chi^2 = 73.641$，$P = 0.000$），居民对住院服务质量总体满意评价逐年提升。制度实施后的 2015 年，海原县调查居民对乡镇卫生院、县级医院、县级以上医院的住院服务质量满意度分别为 71.80%、89.30%、92.50%，各医疗机构间的满意度差异有统计学意义（$\chi^2 = 129.286$，$P < 0.05$）。制度实施前的两次调查中，各级医疗机构间的差异也均有统计学意义（$P < 0.05$）。制度实施前后，乡镇卫生院的住院服务质量满意度分别为 61.90%、72.40%、71.80%、70.30%；县级医院的住院服务质量满意度分别为 83.20%、87.20%、89.30%、75.40%；前三次调查县级以上医院服务质量满意度变化不大，均在 90% 以上，2019 年调查县级以上医院服务质量满意度较低，仅为 76.30%（表 3-86）。

表 3-86　海原县被调查住院患者对住院服务满意度的评价

| 评价 | 2011 年 | | 2012 年 | | 2015 年 | | 2019 年 | |
|---|---|---|---|---|---|---|---|---|
| | n | 满意度 | n | 满意度 | n | 满意度 | n | 满意度 |
| 乡镇卫生院 | 247 | 61.90% | 300 | 72.40% | 488 | 71.80% | 64 | 70.30% |
| 县级医院 | 323 | 83.20% | 361 | 87.20% | 607 | 89.30% | 598 | 75.40% |
| 县级以上医院 | 359 | 90.00% | 376 | 91.10% | 629 | 92.50% | 293 | 76.30% |
| $\chi^2$ | 94.309 | | 56.800 | | 129.286 | | 1.422 | |
| P | 0.000 | | 0.000 | | 0.000 | | 0.491 | |
| 总体评价 | 334 | 83.70% | 363 | 87.70% | 607 | 89.30% | 955 | 75.30% |
| $\chi^2$ | 73.641 | | | | | | | |
| P | 0.000 | | | | | | | |

盐池县：住院包干制度实施前后的四次调查中，总体满意度分别为 75.00%、89.60%、85.70%、84.23%，差异有统计学意义（$\chi^2 = 23.786$，$P = 0.000$），制度实施后居民对住院服务质量的满意程度比 2011 年提高了 10.7 个百分点。四次调查中，盐池县居民对乡镇卫生院、县级医院、县级以上医院各医疗机构间的住院服务质量满意度差异均有统计学意义（$P < 0.05$）。方案调整前后，乡镇卫生院的住院服务质量满意度分别为 53.50%、75.60%、68.00%、81.48%；县级医院的住院服务质量满意度分别为 70.70%、89.90%、84.90%、84.78%，2015 年比 2011 年增长了 14.2 个百分点；前三次调查，县级以上医院服务质量满意度稳定在 92% 左右（表 3-87）。

表 3-87　盐池县被调查住院患者对住院服务满意度的评价

| 评价 | 2011 年 | | 2012 年 | | 2015 年 | | 2019 年 | |
|---|---|---|---|---|---|---|---|---|
| | n | 满意度 | n | 满意度 | n | 满意度 | n | 满意度 |
| 乡镇卫生院 | 137 | 53.50% | 217 | 75.60% | 257 | 68.00% | 44 | 81.48% |
| 县级医院 | 181 | 70.70% | 259 | 89.90% | 321 | 84.90% | 351 | 84.78% |
| 县级以上医院 | 223 | 87.10% | 264 | 92.00% | 348 | 92.10% | 107 | 83.59% |
| $\chi^2$ | 69.391 | | 38.444 | | 11.163 | | 0.441 | |
| P | 0.000 | | 0.000 | | 0.000 | | 0.802 | |
| 总体评价 | 192 | 75.00% | 257 | 89.60% | 324 | 85.70% | 502 | 84.23% |
| $\chi^2$ | 23.786 | | | | | | | |
| P | 0.000 | | | | | | | |

**2. 满意度预测**

根据前四次调查时间节点上的数据，应用灰色 GM(1，1)模型对住院患者总体满意度进行预测。结果显示盐池县、海原县住院服务总体满意度呈下降趋势发展，到 2024 年预计将达 54.5%、71.6%（表 3-88）。

表 3-88　被调查住院患者对住院服务满意度的预测（%）

| 调查地区 | 2011 年 | 2012 年 | 2015 年 | 2019 年 | 2020 年 | 2021 年 | 2022 年 | 2023 年 | 2024 年 |
|---|---|---|---|---|---|---|---|---|---|
| 海原县 | 83.7 | 87.7 | 89.3 | 75.3 | 72.7 | 67.6 | 62.9 | 58.6 | 54.5 |
| 盐池县 | 75 | 89.6 | 85.7 | 84.2 | 81.2 | 78.7 | 76.3 | 73.9 | 71.6 |

## 八、主要结果及发现

**1. 卫生服务需要分析和预测**

VAS 评分和慢性病患病率作为评价居民健康状况的两个重要指标，在一定程度上，可有效反映居民对卫生服务的需要程度。结果显示，制度实施后的 2019 年两项目县 VAS 评分（海原县 68.83 分、盐池县 69.96 分）均低于 2013 年第五次国家卫生服务调查农村地区水平（80.7 分），且慢性病患病率（海原县 49.6%、盐池县 55.6%）高于国家农村地区水平（29.5%）。预测结果显示，两县慢性病患病率均呈上升趋势，盐池县 VAS 评分有所下降，说明西部农村地区中老年居民健康状况较差、卫生服务需要较高。这可能与国家对农村地区卫生资源投入的总体水平及卫生资源的配置效率较低有关，也与医疗卫生机构的管理效能较低有关，更直接的是取决于居民对卫生服务的合理有效利用。

**2. 住院卫生服务利用分析和预测**

随着新医改的推进和住院包干预付制的实施，结果显示农村中老年居民住院服务利用率有所增加，制度实施后的 2019 年与制度实施前的基线调查相比，总体年住院率增加了 10.93 个百分点，其中海原县增加 12.67 个百分点、盐池县增加 8.43 个百分点。可能因为农村中老年居民健康状况差、慢性病患病率高，对卫生服务需要相对较大，在享受到新医改"红利"后，需求得到释放。很大程度上还是得益于包干制度的实施使县级医院在收入既定的前提下，要想提高收益，就必须控制或降低医疗成本，相当于制度的实施降低了住院服务的医疗费用，从而使农村中老年居民住院率大幅提升，预计到 2024 年总体年住院率将达 65.00%、海原县将达 77.23%、盐池县将达 49.43%。李越等人的预测研究也说明，未来 10 至 20 年间农村中老年居民住院服务利用会大幅度上升。

住院包干预付制的实施引导农村中老年居民合理选择住院就诊机构，减少了不必要的县外转诊，使就诊流向有所改善，就诊机构逐步趋于向合理方向发展，县级医院成为住院就诊的首要选择，逐步发挥其"守门人"的作用。尽管阶梯式设置住院报销比例，越到基层报销比例越大，但制度实施后的2019年乡镇卫生院住院就诊所占比例有所下降（海原县7.9%、盐池县7.5%），与此同时，其他医疗机构所占的比例有所增加（海原县8.9%、盐池县2.4%）。分析原因发现，乡镇卫生院卫生资源配置差、卫生技术人员数量少、医疗技术水平相对较低，仅中心卫生院可以做一些简单的手术，大部分乡镇卫生院只能进行输液和中医保守治疗等，所以乡镇卫生院无法满足农村中老年居民的住院需求，且对满意度的分析也发现，乡镇卫生院服务质量较差。2012年宁夏出台多项优惠政策，宁政办发［2012］121号文件《关于进一步鼓励和引导社会资本举办医疗机构的意见》中指出：引导社会资本创办医疗机构，鼓励有资质人员在农村等医疗卫生资源薄弱的地方开办私人诊所，形成多元化的办医格局，有资质的私人诊所等其他医疗机构的迅速崛起，对乡镇卫生院起到一定的冲击作用。有研究者指出，乡镇卫生院占据价格优势，在今后的工作中如果能提供高质量的医疗服务，同时考虑降低甚至取消与其他医疗机构就诊起付线标准，将会使更多农村居民选择乡镇卫生院住院就诊。同时，还应通过外派内请、培训学习、借助远程医疗支援与合作等方式，逐渐提高基层医疗机构的专业技术水平。

包干预付制的实施使平均住院天数减少，预测也显示其呈下降趋势，逐步向第五次国家卫生服务调查农村地区平均水平（10.7天）靠近，十年间海原县平均住院天数降低水平不明显，盐池县较明显，预计到2024年盐池县平均住院天数仅为7.19天。

我国长期以来形成的城乡二元体制，促使医疗卫生资源配置不均衡、不合理，现有的医疗设备和高精尖技术人才多集中在大城市大中型医疗机构，国家80%的财政拨款用于城市医疗机构，而农村人口享有的卫生资源相对贫乏，农民医疗保障水平还相对较低。随着包干制度的深入推广，提高了农村居民合理享受卫生服务的能力，减轻了农村地区家庭因住院造成的经济负担，可在较大程度上缓解农民看病贵的问题，使卫生服务需要及时转化为利用，未住院情况得到明显的改善。制度实施后的2019年总体仅有3.9%的患病中老年农民应该住院而未去住院，其中海原县有3.9%、盐池县有4.2%。预测结果显示仅盐池县未住院情况有所回升，分析原因发现四次调查中老年人（65岁及以上）所占比例逐渐增加，从2009年的22.2%增加到2015年的25.3%，说明老龄化程度逐渐加重，加之西部农村地区老年人观念陈旧、健康意识薄弱、经济能力差，从而限制了对住院服务的合理利用。

进一步分析发现制度实施前后农村中老年人群未去住院的首要障碍是经济因素，但经济原因阻碍住院利用情况有所缓解，这与徐玲对全国第五次卫生服务调查结果分析研究相似。2019 年与基线调查相比，因经济困难未住院所占比例海原县下降了 31.6 个百分点、盐池县下降了 58.4 个百分点，但海原县因经济原因未住院比例仍然高于国家西部农村地区水平（43.2%），提示今后需进一步加强西部农村地区经济建设。

**3. 住院卫生服务利用影响因素**

由多因素 logistics 回归分析结果可以看出，住院包干制度实施前后，影响农村参合中老年居民住院卫生服务利用的因素虽存在一定差异，但性别、年龄、慢性病患病情况和经济收入状况是影响两项目县被调查中老年人住院卫生服务利用的共同因素。

（1）人口学因素

①性别：研究结果表明，制度实施前后，女性均比男性利用了更多的住院服务，原因可能为西部农村地区的女性不仅要承担繁重的农活，还要承担家务、照顾孩子，加之先天的生理特殊性，比男性倾向于利用更多的住院服务。也可能是随着新医改的推进，国家逐步重视农村地区妇女的健康问题，提供了一系列免费的妇科检查，使女性及时了解自身的健康状况，将需要合理转化为利用。

②年龄：制度实施前后，年龄对两项目县被调查中老年人住院服务利用均有显著影响，与 65 岁及以上年龄组相比，其他年龄组利用住院服务的可能性较小，即年龄大的中老年居民住院利用率高，这与雷娟等人的研究结果相似。可能是由于年龄越大身体健康状况越差、患病风险越高。

（2）健康状况因素　慢性病患病率是反映居民健康状况的重要指标。本研究结果表明，制度实施前后患慢性病的参合中老年人均比未患慢性病的参合中老年人利用住院服务更高，即患慢性病可显著增加中老年人住院服务利用，这与孙彦玲等人的研究结果一致。海原县患慢性病者利用住院服务有所提高，可能是由于包干预付制的实施，患者在出院结算时可直接减免报销部分，不用先垫付所有的住院费用再去医保中心报销，保障了农村居民住院的经济可及性。盐池县患慢性病者利用住院服务稍有降低，可能是因为患者的很多情况已经在门诊解决，再没有住院治疗的必要。

（3）社会经济学因素　许多学者的研究都表明，经济收入状况影响卫生服务利用，包括门诊、住院，经济收入水平较高者利用了更多的住院卫生服务。本研究也证实，制度实施前后经济因素仍是制约农村地区参合中老年人利用住院服务的主要因素，低收入组参合中老年居民年住院卫生服务利用均显著低于高收入组居民，说明有效的保障措施和经济状况的改善，才能使农村低收入中老年人摆脱有病不敢住院治疗的境地。

**4. 住院卫生服务利用公平性及其影响因素的讨论**

实施住院包干制度之前基线调查时住院卫生服务利用的总体集中指数为 $-0.1524$，而制度实施后的 2015 年总体集中指数为 $-0.1541$，2019 年总体集中指数为 0.0196，变为正值，由亲贫不平等转变为亲富不平等，这与之前学者研究的我国卫生服务利用普遍存在倾向于富人的不平等的结论趋于相符，可能是因为包干制度切实为广大农村低收入人群提供了可靠的保障，使得高收入组人群获得了更多的住院卫生服务。其中，海原县住院利用由基线调查时的亲富（$CI = 0.0337$）转变为制度实施后 2015 年的亲贫（$CI = -0.1486$），2019 年又转变为亲富（$CI = 0.0164$）；盐池县虽均呈现亲贫不平等，但集中指数的绝对值在减小，说明住院卫生服务提供公平性有所改善。

海原县在制度实施前，不同经济收入组参合中老年居民住院机构分布差异有统计学意义，生活水平较高的高收入组人群对医疗机构的要求也相对较高，需要更好的住院环境和技术，结果显示高收入组中老年人群多选择在县外医疗机构住院就诊。但包干制度的实施，阶梯设置报销比例、刻意拉大县内外定点转诊报销比例，使高收入组人群选择县级以上医院就诊比例有所下降，同时，低收入组人群选择县级医院住院就诊的比例有所增加，从基线调查时的 57.7% 上升到制度实施后 2019 年的 76.7%，增加了 19 个百分点。盐池县在制度实施后，不同收入组间参合中老年居民住院机构分布差异有统计学意义，制度对低收入组人群选择住院机构产生了一定影响，低收入组人群以县级医院和乡镇卫生院作为主要住院就诊机构，说明住院卫生服务可及公平性得到一定改善。

可见包干制度实施初见成效，使住院卫生服务利用率有所提高的同时，公平性也得到一定改善，但不同经济收入组参合中老年人群间仍然存在一定差距，说明制度有待进一步调整完善，公平性还有待进一步提高，这与薛秦香等人的观点相似。

对不公平的分解分析发现，在制度实施前后，加剧两项目县农村中老年人住院卫生服务利用不公平且贡献最大的因素均为经济状况，说明经济因素是导致住院服务利用不公平的主要影响因素，因此，改善住院卫生服务利用公平性的最有效方法是缩小贫富差距，这与周忠良等人的研究结果相似。但经过对比分析发现，经济因素的贡献在逐渐减小，海原县由 0.0625 降至 $-0.0002$、盐池县由 0.0103 降至 0.0000，说明住院包干制度在缓解住院服务利用的不公平方面发挥了一定作用，使农村参保的低收入中老年人群有能力享受住院卫生服务。然而，目前我国对卫生事业投资有限，医疗保障水平有待提高，造成卫生服务利用仍存在不公平，不能达到理想中的完全公平。

**5. 住院服务质量评价及预测**

患者对住院服务质量的总体满意度有所提高，制度实施后的 2019 年，海原县为 75.3%，盐池县为 84.23%，均接近第五次全国卫生服务调查西部农村地区水平（76.1%），这可能得益于住院包干预付制的实施，使各级医疗机构意识到，在控制成本的同时，必须提高服务质量，才能使患者留在县内接受治疗，或吸引患者由县外转诊到县内治疗。预测结果显示海原县总体满意度呈下降趋势发展，预计到 2024 年将降至 54.5%，同时盐池县总体满意度也有所下降，可能因为我国卫生政策在不断调整变化，而预测模型基于历史数据建立，未考虑到其他不确定因素的影响，导致预测结果颇有偏差，因此，预测只能反映在当前卫生政策下的发展趋势。

## 九、政策及建议

**1. 强化农村医疗保障宣教力度，扎实推进基层卫生健康重点工作**

政府应重视农村中老年居民健康状况，改变传统的"轻预防、轻基层"局面。加强基层医疗服务建设，重视基层疾病预防工作，对农村居民定期开展健康教育，倡导健康的生活方式，建立健康档案、定期随访，从而降低居民慢性病的患病率、及时控制疾病发展、提高生命质量，进一步加强农村卫生工作的开展，积极满足农村中老年居民的卫生需求，改善居民健康状况。今后也可以考虑在缺乏养老和照看服务的西部农村地区，将养老院和医院合二为一，"医养结合"的模式可谓一举两得，既解决了资源短缺问题，又提高了生命质量，在很大程度上可满足农村中老年居民的卫生需求。

**2. 大力发展西部农村地区经济，促进基本公共卫生服务均等利用**

收入公平是保证卫生服务利用公平的前提，建议政府有关部门采取措施，大力发展西部农村经济，加大对农村低收入人群的扶持力度，提高农村地区中老年人群经济收入，缩小贫富差距，提高卫生服务利用公平性。

**3. 合理优化基层医疗卫生资源配置，充分发挥基层医疗重要网底作用**

优化农村卫生资源配置，提高管理效能和基层服务能力，大力发展基层卫生服务，加大对乡镇卫生院的扶持和财政补贴，着手加强基层人才队伍建设，对现有医务人员开展定期培训，也可适当提高农村贫困地区医务人员待遇，引荐医学毕业生服务农村，引导高技术、好人才等优质资源下沉、服务基层。同时，应明确定位各级医疗机构的职能，积极响应国家"分级诊疗"号召，重视全科医生培养，推动基层家庭医生签约制，并合理做好区域卫生规划，因地制宜地建立"区域医疗联合体"，探索通过区域医疗联合体的形式，推进县乡村一体化建设，可缓解基层卫生资源不足现状，带动基层医务人员服务能力和技术水平的提升。

**4. 精准精细抓好重点人群服务管理，切实将卫生需求转化为合理利用**

制度实施后年龄较大的患有慢性病的高收入女性群体是住院利用率增高的主要因素，今后工作中应加大对年轻、未患慢性病、收入较低、男性的关注，明确其到底是健康状况好确实无住院服务需要，还是存在健康问题，没有及时将需要合理转化为利用。

**5. 健全农村地区医疗卫生保障制度，提高对弱势群体的医疗保障水平**

目前我国医保经费只能为农村居民提供最基础的医疗保障，今后可考虑呼吁社会力量共同提高农村居民的医疗保障水平。而且，现阶段处于探索期的包干预付制经费采取按人头的测算方法，付费方式和审核都相对简单，基于当前医疗政策下的预测结果显示未来 5 年住院利用率将急速增长，有可能存在以分解住院次数来增加收费的现象。所以，建议学习国际上相对公平的疾病诊断相关分组（DRGS）模式理念，可取长补短地组合多种支付方式，从根本上解决农村弱势群体看病难与看病贵的问题。

# 第五节　宁夏医改试点县居民住院费用及灾难性卫生支出研究

长期以来，农村贫困问题一直是影响中国社会和谐发展的重点问题，而近年来巨额的医疗费用支出成为限制农村居民经济发展的重要原因。居民医疗费用支出逐年上涨，成为全民重点关注的问题，有研究结果显示，我国人均医疗卫生费用支出从 2016 年的 3351.7 元增加到 2017 年的 3712.2 元，同比增加 10.8%，高于人均 GDP 的增幅 6.9%，部分家庭甚至因为巨额的医疗费用而发生了灾难性卫生支出。居民看病背负着巨大的经济压力，这种现象在农村更为常见，然而医疗资源分布存在明显的不公，政府在城市投入的医疗费用远高于农村，2011 年政府在城市的卫生费用总投入量是在农村地区投入总量的 3 倍多，农村灾难性卫生支出的发生情况较城市更为严重。且相较于门诊患者，住院患者因服务项目多、就医时间久、病情复杂等原因，有更大额度的医疗费用支出。因此，对于农村家庭来说，有住院患者，不但需要支付高昂的住院费用，还可能会因为住院误工、误农，减少家庭的经济收入，从而加剧家庭灾难性卫生支出的发生，农民"看病难、看病贵"的问题凸显。

为了使农民看病的经济压力得到缓解，新型农村合作医疗（以下简称"新农合"）政策根据时代的需要出现且得到了发展。2003 年新农合在我国开始试行，坚持多方筹资，农民自愿参加的原则，从实施初到调查截止，各地根据当地发展需要，对新农合作出适合当地的政策调整。宁夏海原县与盐池县作为宁夏新农合政策改革的项目试点县（研究样本县），一直在通过不断调整新农合补偿关键要素（起付线、补偿比、封顶线），希望找到一个能缓解当地全部居民就医经济压力的医疗补偿政策。近年来有对新农合政策的研究指出，新农合的实施对保障居民生活水平起到了重要的作用，缓解了居民的医疗经济负担。也有研究指出，新农合的实施虽然起到了一定的作用，但效果并不显著，医疗负担对一些地区家庭的家庭经济仍有严重冲击，造成灾难性卫生支出在发生的广度与深度上较严重。

近些年，我国对灾难性卫生支出发生的研究发现，现阶段灾难性卫生支出的发生情况较为严重，且对居民造成了巨大的经济负担。有研究指出，在发生了灾难性卫生支出的家庭，有将近 64% 的非食品性消费支出用于支付医疗费用。在第七届世界卫生经济大会上，参会国家一致认为：在世界上任何一个国家和地区，不论社会经济发展状态好坏，灾难性卫生支出对于其个人和家庭都会带来沉重的负担，近年来灾难性卫生支出发生的相关指标也被用于评价新农合的实施效果。因此，我们利用宁夏"创新支付制度，提高卫生效益"医改试点县（海原县、盐池县）2009 年、2012 年、2015 年与 2019 年同一个体水平的平衡面板数据，借助新农合补偿前与补偿后灾难性卫生支出发生的系列指标，评价所调查的样本县的新农合政策在当地的实施效果，分析该补偿政策对居民就医经济负担是否有所缓解以及缓解的程度。

本研究以"创新支付制度，提高卫生效益"医改试点县（海原县、盐池县）2009 年基线调查的数据为基础，采用二阶段的分层随机抽样方法进行样本人群的选取。首先按照行政村的经济水平好、中、差将两项目县所有行政村分为三类，以 40% 的比例随机抽取行政村，海原县抽得 76 个行政村、盐池县抽得 40 个行政村；然后，将样本村按照户主花名册进行系统抽样，每村抽取 33 户家庭，样本家庭户中所有成员均作为调查对象，2012 年、2015 年与 2019 年为随访年，得到四年的数据，所得到的数据信息均为调查前一年的信息。由于本次研究包括新农合对住院患者住院费用等的影响，因此研究对象均为参合农民，研究以四期个体水平平衡面板数据为最终样本，且调查对象至少有一年曾住院治疗，将符合条件的样本纳入研究，筛得的最终样本数为：家庭数 1019 户，人数 1266 人。

## 一、新农合政策与农村居民一般情况

### 1. 新农合政策及其调整

宁夏地区 2012 年将城市居民医疗保险与农村居民医疗保险合并为统筹城乡居民医疗保险，本次研究的调查基年为 2009 年，目标人群为农村居民，所以依然沿用"新农合"这一概念。盐池县与海原县分别于 2011 年与 2013 年开始试点总额包干预付制，包含了住院统筹包干与门诊统筹包干，住院统筹包干与门诊统筹包干涵盖的内容较多，针对本文的研究内容与研究目的，我们对住院统筹包干部分的政策进行了梳理，住院统筹包干为按照项目县各县级医院的疾病诊治能力，参照 ICD-10 将各县级医院有能力医治的疾病对应的住院费用经过测算总额包干到县级医院，赋予其"守门人"的作用，对县内医治与县外非转诊医治给予不同的医疗补偿政策，加大县内医院的补偿力度，拉大县内与县外补偿政策的差距，吸引更多的患者利用县内资源，对于经县内治疗后仍需转诊到上级医院或其他专科医院者，医疗费用仍从县级医院总费用包干中支出。本次研究从需方角度出发，将新农合补偿政策关键要素作为切入点，研究新农合补偿政策对住院费用的影响效果。样本县具体的住院医疗补偿政策见表 3-89。

表 3-89　样本县 2009 年、2011 年、2014 年住院补偿政策

| 项目 | 级别 | 2009 年 | 2011 年 | 2014 年 | | |
|---|---|---|---|---|---|---|
| | | | | 一档 | 二档 | 三档 |
| 起付线（元） | 乡镇 | 70 | 100 | 200 | 200 | 200 |
| | 县级 | 150 | 200 | 400 | 400 | 400 |
| | 县外三级 | 300 | 800 | 1000 | 1000 | 1000 |
| 报销比例（%） | 乡镇 | 80 | 85 | 85 | 90 | 95 |
| | 县级 | 75 | 80 | 80 | 85 | 90 |
| | 县外三级 | 40 | 转诊 40 非转诊 20 | 转诊 45 非转诊 25 | 转诊 60 非转诊 25 | 转诊 65 非转诊 25 |
| 封顶线（万元） | | | 1.5 | 5 | 7 | 12 | 16 |

### 2. 研究样本的基本情况

本次研究的数据形式为个体水平平衡面板数据，样本县 2009 年、2012 年、2015 年和 2019 年调查的样本为同一人群样本。四期数据农村居民年龄分别为（44.73±17.71）岁、（46.82±17.72）岁、（53.80±59.70）岁、（55.67±

50.61）岁。由表 3-90 得知，在性别构成中，男性 590 人（46.6%），女性 676 人（53.4%）；在民族构成中，汉族人数较多，共 683 人（53.9%），回族 583 人（46.1%）；低学历人数在逐年减少（2009—2015 年），高学历人数在逐年增多；在婚姻状况构成中，已婚人数最多，占比最大；职业中以务农居多。

表 3-90　研究样本的一般人口学特征[n(%)]

| 特征变量 | | 2009 年 | 2012 年 | 2015 年 | 2019 年 |
|---|---|---|---|---|---|
| 性别 | 男 | 590(46.6) | 590(46.6) | 590(46.6) | 590(46.6) |
| | 女 | 676(53.4) | 676(53.4) | 676(53.4) | 676(53.4) |
| 民族 | 汉 | 683(53.9) | 683(53.9) | 683(53.9) | 683(53.9) |
| | 回 | 583(46.1) | 583(46.1) | 583(46.1) | 583(46.1) |
| 文化程度 | 小学及以下 | 929(80.2) | 905(76.8) | 738(78.5) | 950(75.5) |
| | 初中 | 198(17.1) | 216(18.3) | 162(17.2) | 225(17.9) |
| | 高中及以上 | 32(2.8) | 58(4.9) | 44(4.7) | 83(6.6) |
| 婚姻 | 未婚 | 66(5.2) | 75(5.9) | 50(3.9) | 140(11.1) |
| | 已婚 | 1038(82.0) | 1042(82.3) | 825(65.2) | 1003(79.2) |
| | 其他 | 162(12.8) | 149(11.8) | 391(30.9) | 123(9.7) |
| 职业 | 务农 | 937(74.0) | 876(69.2) | 764(60.3) | 722(57.0) |
| | 非务农 | 329(26.0) | 390(30.8) | 502(39.7) | 544(43.0) |

**3. 研究样本人均收入分组情况**

根据国际通用的经济收入五分组法，将研究样本四年的收入从低到高统一排序，均等地分为五组，每 20% 为一组，取 20%、40%、60%、80% 四个百分位点，表示为 Ⅰ、Ⅱ、Ⅲ、Ⅳ、Ⅴ，分别代表低收入组、较低收入组、中等收入组、较高收入组和高收入组。

2009 年收入构成中以 Ⅰ 组为主（41.9%），Ⅳ 组人数占比最小（10.4%）；2012 年 Ⅲ 组人数占比最大（28.4%），Ⅱ 组人数占比最小（13.1%）；2015 年 Ⅲ 组人数占比最大（24.5%），Ⅱ 组人数占比最小（12.3%）；2019 年 Ⅲ 组人数占比最大（26.5%），Ⅱ 组人数占比最小（10.3%）。依据时间纵向观察，Ⅰ 组人数在逐年递减，Ⅲ、Ⅳ、Ⅴ 组人数在逐年递增。详见表 3-91。

表 3-91　研究样本个体经济特征

| 分组 | 2009 年 | | 2012 年 | | 2015 年 | | 2019 年 | |
|---|---|---|---|---|---|---|---|---|
| | 人数 | 构成比 | 人数 | 构成比 | 人数 | 构成比 | 人数 | 构成比 |
| | $n$ | % | $n$ | % | $n$ | % | $n$ | % |
| I | 530 | 41.9 | 317 | 25.0 | 276 | 21.8 | 267 | 21.1 |
| II | 183 | 14.5 | 166 | 13.1 | 156 | 12.3 | 131 | 10.3 |
| III | 274 | 21.6 | 359 | 28.4 | 310 | 24.5 | 335 | 26.5 |
| IV | 132 | 10.4 | 186 | 14.7 | 217 | 17.2 | 216 | 17.1 |
| V | 147 | 11.6 | 238 | 18.8 | 307 | 24.2 | 317 | 25.0 |

## 二、住院患者住院情况分析

### 1. 住院患者家庭数与住院人口数

研究样本中，2009 年、2012 年、2015 年与 2019 年有住院患者的家庭数分别为 404 户、384 户、375 户和 378 户，住院患者人数分别为 314 人、325人、366 人和 661 人。详见表 3-92。

表 3-92　住院患者家庭数与人口数基本情况[n(%)]

| | 2009 年 | 2012 年 | 2015 年 | 2019 年 |
|---|---|---|---|---|
| 家庭数 | 404(31.9) | 384(30.3) | 375(29.6) | 378(29.9) |
| 人数 | 314(24.8) | 325(25.7) | 366(28.9) | 661(52.2) |

### 2. 不同特征组住院患者分布情况

（1）不同经济收入分组住院患者分布情况　2009 年、2012 年、2015 年和 2019 年不同经济收入分组住院患者分布见表 3-93。2009 年 I 组住院占比最大（38.2%），V 组住院占比最小（9.9%）。2012 年 III 组住院占比最大（29.5%），II 组、IV 组占比最小（11.4%）。2015 年 I 组住院人数占比最大（28.4%），II 组占比最小（11.7%）。2019 年 III 组住院人数占比最大（28.7%），II 组占比最小（10.0%）。依据时间纵向观察，III、IV、V 组住院人数占比呈逐年递增趋势。

表 3-93 不同经济收入分组住院患者分布情况[n(%)]

| 经济分组 | 2009 年 | 2012 年 | 2015 年 | 2019 年 |
|---|---|---|---|---|
| Ⅰ | 120(38.2) | 94(28.9) | 104(28.4) | 154(23.3) |
| Ⅱ | 50(15.9) | 37(11.4) | 43(11.7) | 66(10.0) |
| Ⅲ | 78(24.8) | 96(29.5) | 84(23.0) | 190(28.7) |
| Ⅳ | 35(11.2) | 37(11.4) | 60(16.4) | 106(16.1) |
| Ⅴ | 31(9.9) | 61(18.8) | 75(20.5) | 145(21.9) |
| 合计 | 314(100) | 325(100) | 366(100) | 661(100) |

（2）不同住院天数分组住院患者分布情况 2009 年以 8～14 天组住院患者人数占比最大（45.3%），8 天以内组人数占比最小（23.2%）；2012 年以 8～14 天组住院患者人数占比最大（51.7%），8 天以内组人数占比最小（11.7%）；2015 年以 8～14 天组人数占比最大（50.8%），8 天以内组人数占比最小（9.3%）；2019 年以 8～14 天组人数占比最大（59.6%），8 天以内组人数占比最小（11.2%）。依据时间纵向观察，8 天以内组住院人数占比呈逐年递减趋势，8～14 天组住院人数占比呈逐年递增趋势，14 天以上组住院人数占比呈现先递增后减小的趋势（表 3-94）。

表 3-94 不同住院天数分组住院患者分布情况[n(%)]

| 住院天数 | 2009 年 | 2012 年 | 2015 年 | 2019 年 |
|---|---|---|---|---|
| <8 | 73(23.2) | 38(11.7) | 34(9.3) | 74(11.2) |
| 8～14 | 142(45.3) | 168(51.7) | 186(50.8) | 394(59.6) |
| >14 | 99(31.5) | 119(36.6) | 146(39.9) | 193(29.2) |
| 合计 | 314(100) | 325(100) | 366(100) | 661(100) |

### 三、住院患者次均住院费用情况

**1. 住院患者次均住院自付比**

2009 年、2012 年、2015 年、2019 年住院患者次均住院自付比见表 3-95。结果显示，补偿后住院费用低于补偿前，补偿前与补偿后的住院费用相比，在四次调查中分别减少了 1088 元、3427 元、3694 元、3709 元。依据时间纵向观察，补偿前费用与补偿后费用均呈逐年递增，自付比先降低，后升高，

2009 年、2012 年、2015 年和 2019 年自付比分别为 0.53、0.47、0.53 和 0.54，调查的四年间相比较，住院费用与自付比差异均有统计学意义（$P<0.05$）。

表 3-95　住院患者次均住院费用自付比

| | 2009 年 | 2012 年 | 2015 年 | 2019 年 |
|---|---|---|---|---|
| 补偿前 | 2714 | 5589 | 6435 | 8177* |
| 补偿后 | 1626 | 2162 | 2741 | 4468* |
| 自付比 | 0.53 | 0.47 | 0.53 | 0.54* |

注：* $P<0.05$。

### 2. 次均住院费用单因素分析

（1）不同经济收入分组住院患者次均住院费用　由表 3-96 得知，2009 年 Ⅴ 组补偿前、后次均住院费用均为最高，Ⅰ 组最低，五分组间比较费用差异有统计学意义（$P<0.05$）；2012 年 Ⅴ 组补偿前、后次均住院费用最高，Ⅲ 组补偿前次均住院费用最低，Ⅰ 组补偿后次均住院费用最低，不同的经济分组，住院费用差异有统计学意义（$P<0.05$）；2015 年 Ⅰ 组补偿前与补偿后住院费用均为最高，Ⅲ 组补偿前与补偿后均为最低，补偿前次均住院费用在五分组间的差异有统计学意义（$P<0.05$）；2019 年 Ⅴ 组补偿前与补偿后住院费用均为最高，Ⅱ 组补偿前与补偿后均为最低，补偿前次均住院费用在五分组间的差异有统计学意义（$P<0.05$）；同一分组住院费用在四年间比较，补偿前与补偿后次均住院费用均逐年增高，差异有统计学意义（$P<0.05$）；每一经济分组调查四年间的自付比差异均有统计学意义（$P<0.05$）。

表 3-96　不同经济收入分组住院患者次均住院费用自付比

| 经济分组 | 2009 年 | | | 2012 年 | | | 2015 年 | | | 2019 年 | | |
|---|---|---|---|---|---|---|---|---|---|---|---|---|
| | 补偿前 | 补偿后 | 自付比 | 补偿前 | 补偿后 | 自付比 | 补偿前 | 补偿后 | 自付比 | 补偿前 | 补偿后 | 自付比 |
| Ⅰ | 2017 | 1189 | 0.59 | 4091 | 1706 | 0.40 | 10784* | 5631* | 0.48* | 9536* | 4530* | 0.48* |
| Ⅱ | 3059 | 1766 | 0.58 | 3889 | 1955 | 0.49 | 6051* | 2893* | 0.46* | 6990* | 2957* | 0.42* |
| Ⅲ | 2594 | 1434 | 0.55 | 3452 | 1663 | 0.44 | 5520* | 2583* | 0.45* | 7898* | 4380* | 0.55* |
| Ⅳ | 2777 | 1620 | 0.58 | 4665 | 2212 | 0.45 | 6015* | 2874* | 0.43* | 7745* | 4085* | 0.53* |
| Ⅴ | 5312# | 3265# | 0.61# | 7361# | 3746# | 0.47 | 9384#* | 4216* | 0.44#* | 16293* | 7631* | 0.47#* |

注：* 表示同一分组四年间的比较差异有统计学意义 $P<0.05$。

　　# 表示同一年不同分组间的比较差异有统计学意义 $P<0.05$。

（2）不同住院天数分组住院患者次均住院费用　由表 3-97 得知，新农合补偿前与补偿后的次均住院费用，随住院天数的增多而增加；同一年不同的住院天数分组比较，补偿前与补偿后的住院次均费用各组间的差异有统计学意义（$P<0.05$）；同一分组在不同的调查年份的次均住院费用逐年递增，自付比逐年递减，差异均有统计学意义（$P<0.05$）。

表 3-97　不同住院天数分组住院患者次均住院费用自付比

| 住院天数 | 2009 年 | | | 2012 年 | | | 2015 年 | | | 2019 年 | | |
|---|---|---|---|---|---|---|---|---|---|---|---|---|
| | 补偿前 | 补偿后 | 自付比 | 补偿前 | 补偿后 | 自付比 | 补偿前 | 补偿后 | 自付比 | 补偿前 | 补偿后 | 自付比 |
| 0 ~ 7 | 978 | 605 | 0.62 | 1651 | 717 | 0.43 | 2332* | 1026* | 0.43 | 4975* | 2188* | 0.42 |
| 8 ~ 15 | 2358 | 1354 | 0.57 | 3911 | 1786 | 0.46 | 4791* | 2146* | 0.45 | 4963* | 2284* | 0.45 |
| >15 | 6326# | 3455# | 0.54# | 9459# | 4798# | 0.51# | 14331#* | 6784#* | 0.47#* | 16800#* | 8366#* | 0.46#* |

注：＊表示同一分组四年间的比较差异有统计学意义 $P<0.05$。

#表示同一年不同分组间的比较差异有统计学意义 $P<0.05$。

## 四、住院患者次均住院自付费用多因素分析

以补偿后次均住院自付费用作为因变量，将一般人口学特征、调查年份、自评健康状况、家庭规模、收入水平、住院天数等作为自变量纳入分析，构建以 logistic 连接的 Gamma 分布函数，经模型效应与拟合 Omnibus 检验（$P<0.05$），模型拟合效果良好。

由表 3-98 得知，新农合补偿的三个关键要素（起付线、补偿比、封顶线）中，实际补偿比与名义补偿比及其变化对住院费用的影响有显著意义（$P<0.05$），两者呈负相关，补偿比越高，住院费用越低。起付线的设置与次均住院自付费用间呈正相关，起付线设置得越高，自付的费用也相应越高。

住院患者自评健康情况对次均住院自付费用有影响（$P<0.05$），两者成正比，自评健康越差产生的住院自付费用越高。

住院相关因素中，患者的住院天数、是否转诊、住院机构级别等对住院费用影响显著（$P<0.05$）。相较于住院天数 7 天以内组，住院患者的住院天数在 8 ~ 14 天组与 14 天以上组的次均住院费用相应较高；非转诊患者相对转诊住院患者的自付费用高；相对于乡镇级别的住院患者，在县外三级机构住院的患者自付费用更高。

表 3-98    住院患者次均住院自付费用 GLM 多因素分析

| 变量（对照） | B | Std. Error | $Waldc^2$ | P |
|---|---|---|---|---|
| （Intercept） | 3.412 | 0.6152 | 28.546 | 0.000 |
| 性别（女） | | | | |
| 男 | -0.142 | 0.105 | 0.459 | 0.382 |
| 民族（汉） | | | | |
| 回 | -0.075 | 0.1065 | 0.658 | 0.402 |
| 婚姻状况（未婚） | | | | |
| 已婚 | 0.302 | 0.1158 | 2.011 | 0.282 |
| 其他 | -0.146 | 0.3569 | 0.425 | 0.603 |
| 文化程度（小学及以下） | | | | |
| 初中 | 0.089 | 0.1056 | 0.456 | 0.360 |
| 高中及以上 | -0.012 | 0.2036 | 0.056 | 0.856 |
| 职业（农民） | | | | |
| 非农 | -0.095 | 0.3579 | 0.143 | 0.650 |
| 年龄 | -0.145 | 0.0856 | 3.005 | 0.156 |
| 家庭规模（1~3 人） | | | | |
| 4~5 人 | 0.115 | 0.2186 | 0.576 | 0.389 |
| >6 人 | 0.204 | 0.1560 | 1.568 | 0.450 |
| 收入水平（Ⅰ） | | | | |
| Ⅱ | 0.456 | 0.1629 | 3.025 | 0.069 |
| Ⅲ | 0.450 | 0.2069 | 4.056 | 0.042 |
| Ⅳ | 0.096 | 0.2206 | 0.156 | 0.745 |
| Ⅴ | 0.115 | 0.1802 | 0.045 | 0.901 |
| 自评健康（好） | | | | |
| 一般 | 0.452 | 0.2105 | 9.562 | 0.012 |
| 差 | 0.321 | 0.1200 | 5.455 | 0.032 |
| 住院天数（<7 天） | | | | |
| 7~14 天 | 0.402 | 0.1452 | 8.025 | 0.011 |
| >14 天 | 2.115 | 0.2081 | 45.258 | 0.000 |
| 是否转诊（是） | | | | |
| 否 | 0.458 | 0.2115 | 6.892 | 0.045 |

续表

| 变量（对照） | B | Std. Error | Waldc² | P |
|---|---|---|---|---|
| 投保档次（一档） | | | | |
| 二档 | 0.356 | 0.8521 | 0.356 | 0.756 |
| 三档 | 1.852 | 1.6565 | 2.955 | 0.325 |
| 机构级别（乡镇） | | | | |
| 县级 | 0.582 | 0.3568 | 4.658 | 0.089 |
| 县外三级 | 1.689 | 0.5421 | 10.520 | 0.001 |
| 地区（海原县） | | | | |
| 盐池县 | 0.031 | 0.6587 | 0.152 | 0.678 |
| 实际补偿比 | −1.034 | 0.3610 | 75.636 | 0.000 |
| 名义补偿比 | −0.226 | 0.1256 | 7.263 | 0.019 |
| 起付线 | 0.089 | 0.0650 | 9.122 | 0.003 |
| 封顶线 | −0.250 | 0.2273 | 3.186 | 0.089 |

## 五、灾难性卫生支出发生情况

### 1. 灾难性卫生支出发生率

表3-99为不同阈值下灾难性卫生支出的发生率与下降率。补偿前的发生率大于补偿后，阈值升高，发生率下降，下降率上升。依据时间纵向观察，20%、30%阈值下，补偿前与补偿后的发生率先降低后升高，在40%阈值下发生率逐年递减，在50%与60%阈值下，补偿前的发生率逐年递增，补偿后的发生率逐年递减，下降率除20%阈值，在其他各阈值下均逐年递增。

表3-99 不同阈值下灾难性卫生支出发生率（%）

| 阈值 | 2009年 | | | 2012年 | | | 2015年 | | | 2019年 | | |
|---|---|---|---|---|---|---|---|---|---|---|---|---|
| | 补偿前 | 补偿后 | 下降率 | 补偿前 | 补偿后 | 下降率 | 补偿前 | 补偿后 | 下降率 | 补偿前 | 补偿后 | 下降率 |
| 20% | 55.8 | 42.4 | 24.0 | 52.5 | 33.1 | 37.0 | 55.4 | 36.3 | 34.5 | 51.4 | 35.2 | 31.5 |
| 30% | 43.5 | 31.5 | 27.6 | 43.8 | 24.8 | 43.4 | 46.2 | 27.3 | 40.9 | 44.7 | 26.8 | 40.0 |
| 40% | 35.9 | 25.4 | 29.2 | 34.3 | 19.7 | 42.6 | 35.8 | 18.5 | 48.3 | 35.2 | 18.4 | 47.7 |
| 50% | 30.0 | 19.6 | 34.7 | 31.2 | 16.1 | 48.4 | 34.2 | 16.1 | 52.9 | 33.8 | 16.0 | 52.7 |
| 60% | 26.3 | 16.5 | 37.3 | 25.6 | 15.5 | 39.5 | 29.3 | 11.8 | 59.7 | 28.9 | 10.7 | 63.0 |

**2. 灾难性卫生支出平均差距**

补偿前与补偿后的平均差距见表3-100。对比发现，每一阈值下补偿前的平均差距大于补偿后，阈值增大，平均差距减小。依据时间纵向观察，补偿前的平均差距在30%阈值下逐年升高，其他各阈值下逐年降低，补偿后的平均差距2015年较2009年在各阈值下均下降，平均差距的下降率在40%、50%和60%阈值下增高，在20%、30%阈值下先升高后降低。

表3-100 不同阈值下灾难性卫生支出平均差距(%)

| 阈值 | 2009 年 | | | 2012 年 | | | 2015 年 | | | 2019 年 | | |
|---|---|---|---|---|---|---|---|---|---|---|---|---|
| | 补偿前 | 补偿后 | 下降率 | 补偿前 | 补偿后 | 下降率 | 补偿前 | 补偿后 | 下降率 | 补偿前 | 补偿后 | 下降率 |
| 20% | 21.6 | 14.3 | 33.8 | 21.1 | 11.2 | 46.9 | 19.5 | 10.1 | 48.2 | 19.4 | 10.3 | 46.9 |
| 30% | 19.5 | 11.2 | 42.6 | 20.3 | 10.0 | 50.7 | 20.0 | 10.3 | 51.1 | 20.6 | 11.3 | 45.2 |
| 40% | 14.3 | 9.5 | 33.6 | 13.0 | 6.2 | 52.3 | 10.9 | 5.1 | 53.2 | 11.9 | 5.2 | 56.3 |
| 50% | 12.1 | 4.1 | 33.1 | 11.5 | 7.5 | 34.8 | 9.5 | 3.5 | 63.2 | 9.9 | 3.7 | 62.6 |
| 60% | 9.4 | 5.0 | 46.8 | 8.2 | 3.9 | 52.4 | 6.1 | 2.3 | 62.3 | 5.9 | 2.0 | 66.1 |

**3. 灾难性卫生支出相对差距**

由表3-101得知，相对差距补偿后小于补偿前。依据时间纵向观察，补偿前的相对差距在20%、40%、50%与60%阈值下降低，在30%阈值下升高，补偿后的相对差距的变化同补偿前，相对差距的下降率在20%、30%、40%、50%阈值下升高，在60%阈值下降低。

表3-101 不同阈值下灾难性卫生支出相对差距(%)

| 阈值 | 2009 年 | | | 2012 年 | | | 2015 年 | | | 2019 年 | | |
|---|---|---|---|---|---|---|---|---|---|---|---|---|
| | 补偿前 | 补偿后 | 下降率 | 补偿前 | 补偿后 | 下降率 | 补偿前 | 补偿后 | 下降率 | 补偿前 | 补偿后 | 下降率 |
| 20% | 37.2 | 34.5 | 7.3 | 39.6 | 36.4 | 8.1 | 35.1 | 28.5 | 18.8 | 33.9 | 27.7 | 18.3 |
| 30% | 42.4 | 38.1 | 10.1 | 46.5 | 39.9 | 14.2 | 45.4 | 41.8 | 7.9 | 43.8 | 40.3 | 8.0 |
| 40% | 41.5 | 38.3 | 7.7 | 37.7 | 34.3 | 9.0 | 31.6 | 27.5 | 13.0 | 33.1 | 27.4 | 18.1 |
| 50% | 40.9 | 36.5 | 10.8 | 32.0 | 23.8 | 25.6 | 30.2 | 25.3 | 16.2 | 29.7 | 24.2 | 18.5 |
| 60% | 38.4 | 34.1 | 11.2 | 32.2 | 28.0 | 13.4 | 23.2 | 21.1 | 9.1 | 23.4 | 21.4 | 7.1 |

**4. 不同特征组灾难性卫生支出发生率**

(1)不同经济收入分组灾难性卫生支出发生率 在40%阈值下，2009年、

2012 年与 2015 年不同人均经济收入水平分组灾难性卫生支出发生情况见表 3-102。同一年的发生率随着收入增高而降低，各分组间的发生率差异有统计学意义（$P<0.05$）。同一收入分组下，在四年间比较灾难性卫生支出发生率差异无统计学意义（$P>0.05$），且Ⅰ、Ⅲ组发生率逐年升高，Ⅴ组发生率逐年降低。

表 3-102　不同经济收入分组灾难性卫生支出发生率（%）

| 经济水平 | 2009 年 | 2012 年 | 2015 年 | 2019 年 |
|---|---|---|---|---|
| Ⅰ | 39.0 | 42.0 | 56.7 | 39.0 |
| Ⅱ | 29.9 | 28.0 | 44.4 | 29.9 |
| Ⅲ | 17.9 | 20.8 | 25.0 | 17.9 |
| Ⅳ | 15.9 | 13.7 | 16.2 | 15.9 |
| Ⅴ | 13.2# | 8.5# | 7.1# | 13.2# |

注：#表示同一年在不同分组间比较差异有统计学意义 $P<0.05$。

（2）不同住院天数分组灾难性卫生支出发生率　2009 年、2012 年、2015 年和 2019 年不同住院天数分组灾难性卫生支出发生情况见表 3-103。随着住院天数增多，发生灾难性卫生支出的可能性越大，同一年不同的住院天数分组间的发生率差异有统计学意义（$P<0.05$）。依据时间纵向观察，7 天以内组与 14 天以上组的发生率在逐年降低，8~14 天组发生率先降低后升高，同一住院天数分组在四年间比较，发生率的差异均有统计学意义（$P<0.05$）。

表 3-103　不同住院天数分组灾难性卫生支出发生率（%）

| 住院天数 | 2009 年 | 2012 年 | 2015 年 | 2019 年 |
|---|---|---|---|---|
| <7 | 7.4 | 7.2 | 4.2* | 3.5* |
| 7~14 | 20.4 | 13.7 | 13.9* | 14.1* |
| >14 | 52.0# | 44.6# | 32.2#* | 29.8#* |

注：＊表示同一分组四年间的比较差异有统计学意义 $P<0.05$。

　　#表示同一年不同分组间的比较差异有统计学意义 $P<0.05$。

## 六、灾难性卫生支出发生的影响因素分析

采用 logistic 模型，以在 40% 阈值下是否发生灾难性卫生支出为因变量，以不同的住院天数、住院机构级别、新农合补偿政策关键要素、住院患者家庭状况（家庭规模、人均收入）、地区等为自变量进行分析，模型通过了 Wald

检验，效果良好。

由表 3-104 得知，在新农合补偿关键要素中，起付线、补偿比与封顶线对灾难性卫生支出的发生无显著影响（$P>0.05$），实际补偿比对灾难性卫生支出的发生影响显著（$P<0.05$），两者呈负相关，补偿比越高，发生率越低；灾难性卫生支出的发生与经济收入水平成反比；与住院机构级别、住院天数、家庭规模均成正比，住院机构级别越高、住院天数越多、家庭规模越大，灾难性卫生支出的发生率越高；调查年份、投保档次、调查地区等对灾难性卫生支出的发生无显著影响。

表 3-104　新农合政策及其变化对灾难性卫生支出的影响

| 变量（对照组） | B | Wald | P | OR |
|---|---|---|---|---|
| 年份（2009 年） | | 1.089 | 0.425 | |
| 2012 年 | 1.256 | 0.314 | 0.236 | 3.012 |
| 2015 年 | −0.401 | 0.089 | 0.753 | 0.745 |
| 2019 年 | −0.115 | 0.102 | 0.902 | 0.623 |
| 收入水平（Ⅰ） | | 145.214 | 0.000 | |
| Ⅱ | −5.112 | 121.354 | 0.000 | 0.018 |
| Ⅲ | −2.987 | 114.184 | 0.000 | 0.034 |
| Ⅳ | −1.985 | 49.435 | 0.000 | 0.085 |
| Ⅴ | −2.128 | 25.745 | 0.000 | 0.169 |
| 家庭规模（1~3 人） | | 66.890 | 0.000 | |
| 4~5 人 | 1.396 | 25.269 | 0.000 | 0.302 |
| >6 人 | 2.450 | 70.152 | 0.000 | 0.223 |
| 住院天数（<7 天） | | 22.361 | 0.000 | |
| 7~14 天 | 4.561 | 18.711 | 0.000 | 25.647 |
| >14 天 | 1.987 | 15.699 | 0.001 | 7.120 |
| 起付线 | | 60.252 | 0.000 | |
| 补偿比 | 2.056 | 40.251 | 0.000 | 6.995 |
| 封顶线 | 1.458 | 29.856 | 0.000 | 3.442 |
| 实际补偿比 | 0.008 | 1.454 | 0.302 | 1.058 |
| 投保档次（一档） | −0.110 | 2.058 | 0.364 | 0.945 |
| 二档 | 0.112 | 1.256 | 0.365 | 1.265 |
| 三档 | −3.529 | 49.235 | 0.000 | 44.250 |

| 变量（对照组） | B | Wald | P | OR |
|---|---|---|---|---|
| 地区海原县（盐池县） | | 0.054 | 0.885 | |
| | −0.203 | 0.021 | 0.895 | 0.771 |
| | −0.196 | 0.019 | 0.942 | 0.804 |
| | −0.144 | 0.259 | 0.589 | 0.811 |

## 七、主要结果及发现

### 1. 新农合政策调整并没有使住院服务下沉

从住院患者分布情况来看，住院患者在低收入人群中的占比逐年减小，在高收入组的占比逐年增加，说明高收入人群的住院服务利用水平呈上升趋势，原因可能在于本次调查研究中高收入人群数量的增加，基数的变大，使得高收入住院人数呈上升的趋势；从住院患者的流向来看，住院患者在乡镇与县级机构的住院占比逐年降低，在县外三级机构的住院占比有所升高，而我们知道，新医改以服务下沉为目的。出现这一情况的原因可能是在各个地区医疗补偿政策不同，有些地区通过医疗保险补偿之外的政策吸引更多的患者去基层就医，如大力宣传双向转诊制度，患者了解了基层就医的利处，实现了住院服务下沉的目标。而在其他部分地区，双向转诊的宣传力度有限，医院的收入与医护人员的经济利益挂钩，这种动力促使医院接收了大量本可以在基层医院治疗的住院患者。其次，患者仍然对级别较高的机构有更高的信任度，患者的经济收入也提高了，有经济能力去级别更高的机构就医。因此，不论疾病严重与否，患者在选择住院机构的时候都选择了县外三级机构。从住院天数的分布来看，患者在住院天数较少组的住院占比有逐年递减的趋势，住院天数较多组的占比在逐年递增，也就是说有更多的患者住院天数越来越多。由于 2009 年与 2019 年调查的人群为同一人群，相较于 2009 年、2012 年与 2015 年，在 2019 年调查的住院患者年龄较大，可能因为随着患者年龄的增大，其患慢性病的可能性也在增加，住院时间较长的原因可能是疾病治疗的需要，这与徐福强等人的研究结果一致。

### 2. 住院费用有待降低

新农合政策调整的目的是降低居民就医的经济负担，缓解居民就医压力，因此新农合政策实施的效果最直接地体现在住院费用方面。

住院患者补偿前与补偿后次均住院费用逐年递增，次均住院费用在 2009 年为 2714 元，2012 年为 5589 元，2015 年为 6435 元，2019 年为 8177 元。

2013 年第五次国家卫生服务调查发现农村居民的住院费用的平均水平为 6762 元，前三年调查的次均住院费用较其更低，2019 年的费用较其更高，导致住院费用逐年上涨的最直接原因为医疗服务成本的上升；住院自付比先降低后升高，2012 年相较 2009 年自付比低，但相较于国际个人自付比（20%～25%）较高，且差距明显，原因可能在于国际个人自付比调查人群为随机抽取的各大洲一些国家的城市与农村居民，而本次研究的调查人群为中国西北农村居民，人均收入存在巨大的差别，导致住院自付比差距较大。

在不同经济收入分组患者的住院费用中，高收入组住院自付比下降率最高（17%），说明新农合补偿政策对降低高收入住院人群自付比的效果明显，而江启成等人的研究结果表明，住院补偿比在经济收入水平低的人群中较高；在不同级别的住院机构中，其级别越高，次均住院费用越高，自付比相应也越高，2012 年、2015 年与 2019 年，县外三级机构相较于乡镇住院机构自付比高，差距较为明显。不难理解，在县外三级机构住院的患者相对于县内住院的患者，住院补偿的较少，而自付的较多，因此居民的医疗经济负担仍然较重，因此鼓励居民就医时"小病到基层"不无道理，既可以减轻居民的医疗经济负担，又不会浪费医疗资源。从时间纵向来看，次均住院费用逐年递增，自付比逐年降低，这与郭梦童等人的研究结果一致；在不同住院天数分组中，住院天数越多的组，其住院费用也相应较高，这与张顺旺、朴春英、王俊等人的研究结果一致。从研究结果还可以看出，在不同住院天数组中，自付比均呈逐年递减趋势，由此看出，在降低居民住院自付比方面，新农合补偿政策对住院天数最少的患者影响最大。

### 3. 新农合补偿关键要素、住院相关因素对降低自付费用影响较大

GLM 次均住院自付费用多因素分析结果显示，新农合补偿关键要素中补偿比与起付线对患者住院费用影响较大，这与谢永鑫、张琳的研究结果一致。总的住院费用由补偿部分与自付部分构成，在住院费用相同的情况下，补偿的越多，自付的就会越少，因此，提高住院补偿比对降低自付费用能起到关键作用。结果还显示起付线越高自付比越高，同王雪峰等人的研究结果一致。起付线作为起始补偿报销的"门槛"，当起付线越高，就有更多住院费用是不能报销的，因此提高了住院患者需要自付的比例，从 2015 年新农合补偿政策中可以看到，不论医保缴费档次为几档，同一级别住院机构的起付线是不变的，起付线逐年递增，这也从另一方面鼓励住院患者在选择住院机构的时候，能在基层医疗机构治疗的疾病优先去基层机构。

在住院相关因素中，住院天数和住院机构级别与住院自付费用间呈正相关，住院天数的增加会带来更多的医疗服务消费，因此住院费用会上升，这

与多数人的研究结果一致。另外，住院机构的不合理选择，既会增加住院费用，又会浪费医疗资源，比如病情较轻微的患者，选择在级别较高的机构，占用了医疗资源，一些疾病较严重的患者则利用不到，因此在后续的工作中，仍应将基层"把关"工作做好，这对居民医疗负担的降低与医疗资源的高效利用意义重大。非转诊患者相对于转诊患者的医疗费用高，其原因同上述住院机构的选择一样，因此还需重视发挥基层机构的"守门人"作用，使得医疗服务下沉，合理利用卫生资源。

从结果看出一般人口学特征与经济收入水平对住院自付费用的影响不大，因此，仍需重点加强对新农合补偿关键要素的把控。

**4. 灾难性卫生支出的发生依然严重**

结果显示，灾难性卫生支出的发生频率依然较高，补偿后明显小于补偿前，在40%阈值下补偿后的灾难性卫生支出的发生率在2009年、2012年、2015年分别为25.4%、19.7%、18.5%，呈逐年递减趋势，略高于2013年重庆市住院人群灾难性卫生支出发生率(18.46%)，与WHO公布的部分国家中灾难性卫生支出发生率最严重的巴西(9.13%)比较，宁夏海原县与盐池县灾难性卫生支出发生率较为严重；灾难性卫生支出下降率呈增加趋势，在所调查的四年中分别为29.2%、42.6%、48.3%和47.7%，表明新农合补偿政策的保障能力是逐年增强的。该结果远高于褚金花对山东三县与宁夏三县的研究结果(2006年降幅7.9%，2008年降幅21.2%)，可能的原因是调查时间不同，医疗补偿政策也不相同。此次调查相较于褚金花的研究，医疗补偿政策更加完善，对降低灾难性卫生支出的发生起到了作用。

灾难性卫生支出发生程度仍有下降空间，新农合补偿前后灾难性卫生支出平均差距在40%阈值下有逐年下降趋势，补偿后的值在所调查的四年中分别为9.5%、6.2%、5.1%和5.2%，说明灾难性卫生支出对住院患者的总体影响在下降，该结果低于陈仁友等人对滕州市农村居民研究得出的结果(43.6%)，低于第四次卫生服务调查结果(11.6%)。所调查四年的下降率分别为33.6%、52.3%、53.2%和56.3%。

所调查四年的相对差距在40%阈值下分别为38.3%、34.3%、27.5%和27.4%，相比于靖瑞锋等人对湖南三县的研究结果(26.9%)高，下降率呈逐年递增趋势，说明医疗补偿政策对降低调查家庭灾难性卫生支出的发生程度来看，保障能力是在逐年增强的，但发生的程度仍有下降空间。因此，"小病到基层"不仅仅是一个口号，不但应加大力度宣讲到基层就医的好处，同时也应该加大力度提高基层医疗机构的疾病诊治能力，让百姓信任基层，有了病痛首选基层，当疾病在基层得不到救治的时候，再转诊到较高级别的医疗机构。

**5. 住院相关因素对灾难性卫生支出的发生影响显著**

不同特征分组下灾难性卫生支出发生的频率不均衡，家庭人均收入少、住院机构级别高、住院天数多、家庭规模大等因素均能增加该家庭灾难性卫生支出的发生。

结果显示住院补偿关键要素（起付线、补偿比、封顶线）对灾难性卫生支出的发生无显著影响。住院实际补偿比与灾难性卫生支出的发生呈负相关，原则上来讲，实际补偿比等同于名义补偿比，名义补偿比（补偿比）对其无显著影响而实际补偿比的影响显著，原因可能是在问卷调查中被调查者提供的信息有回忆偏倚，使得两个结果出现了偏差，而补偿比与灾难性卫生支出成反比，不难理解，补偿越多，家庭卫生总支出占家庭经济收入的比例越小。从结果我们也能看出，家庭人均收入水平与灾难性卫生支出呈负相关，两者的共同作用影响着灾难性卫生支出的发生，因此，想降低其发生率，仍需从完善新农合补偿政策方面入手。

家庭规模与灾难性卫生支出的发生成正比，是灾难性卫生支出发生的危险因素。家庭灾难性卫生支出，以家庭所有成员的现金卫生总支出占该家庭支付能力的40%作为衡量标准。不难理解，家庭成员越多，因为疾病而需要住院和实际住院的患者就会增多，由此该家庭总的现金卫生支出相应就越多，随即发生灾难性卫生支出的可能性也会增大。

住院相关因素中，住院天数、住院机构级别对灾难性卫生支出的影响有统计学意义，住院天数在8～14天的患者相较于住院天数在7天以内的住院患者灾难性卫生支出多，提示住院天数越多，灾难性卫生支出越容易发生，研究结果同朱大伟的研究。因此为了避免灾难性卫生支出的发生，在患者身体康复后，应根据需要，减少因住院手续或流程方面带来的住院天数过长的情况，尽早离院。住院级别与灾难性卫生支出的发生呈正相关，县级机构与县外三级机构住院患者相较于乡镇机构住院患者，住院级别越高，发生灾难性卫生支出的可能性会大大提高。因此，理性、合理地选择住院机构，可以降低家庭发生灾难性卫生支出的概率。

## 八、政策及建议

**1. 推动基层诊疗深入群众，综合提升基层诊疗实力**

从研究结果可以看出，次均住院费用较高、灾难性卫生支出发生率较高都与住院机构的级别有关，一是居民看病就医在主观上更信任级别较高机构医务人员的技术，不论疾病严重与否，在经济允许的情况下会首先选择级别较高的机构；二是在当下，基层医疗机构诊治疾病的能力着实有限，患者与基层机构医护人员都缺乏信心。对于以上问题，政府与基层机构工作人员应同时有所行动，以提高基层机构医护人员能力为目标采取系列行动。提高医务人员的专业技术能力，可以在增加医务人员外出学习机会的同时，提高基层医务工作者的薪资水平，吸引人才到基层并留住人才。医护人员的专业能力提高了，居民的信任才能建立起来。还可以通过互联网，打破就医的时空限制，高级别机构医生通过远程医疗给基层机构就诊的患者进行诊治。

**2. 突破分级诊疗关键环节，规范双向转诊管理制度**

分级诊疗工作已经开展多年，但做到"小病到基层，大病到医院"的人寥寥无几。本次调查中住院转诊患者不到10%，且分级诊疗宣传力度有限，患者不清楚具体的住院补偿政策，尤其是农村居民，不清楚不同级别机构住院补偿力度不同，因此在选择住院机构的时候，只看重医术，对其他因素则次要考虑。另外，没有强制执行的措施，选择空间太宽裕，虽然有分级诊疗的政策，但具体怎么就医，仍以居民的意愿为主。针对以上问题，应加大分级诊疗的宣传力度，在分级诊疗实施过程中，采用非紧急疾病必须先到基层机构，在基层得不到诊治的疾病，再通过转诊的方式到级别较高的机构这一方式，实现资源有效合理的利用。

**3. 加大机构硬件设施投入，积极引入前沿医疗技术**

从上述研究结果得到，住院天数对住院费用与灾难性卫生支出的发生都有影响，所以，对于医护人员而言，应在治疗手段方面做些努力，重点科室应重点关注，如在投入先进硬件设备的同时，优化流程，也可以增加技术共享的次数和时间，加快患者病情好转，减少住院天数，从而有助于降低住院费用，同时对缓解医院入院难、床位紧张等问题也会产生积极的作用。对于患者，住院期间应该全力配合医护人员的康复治疗，争取早日出院。

**4. 动态调整医疗服务价格，控制群众医药费用负担**

医疗服务费用在全国整体上处于逐年上升的态势，费用的升高直接增加了居民的经济负担，加剧了灾难性卫生支出发生的广度与程度。物价的上涨增加了疾病诊疗服务的成本费用，加之科技的进步使得更多高精尖的临床设备应用于一些普通疾病的治疗，同样增加了患者看病就医的成本。此外，药厂均以营利为目的，一些低利润的药品随着成本的上升会被停止生产，取而代之的是治疗效果相当但利润较高的药品。因此，应多方联合，控制医疗费用的抬升，从根本上缓解住院患者的医疗经济负担。

**5. 完善医疗统筹补偿政策，建议居民按需理性投保**

宁夏海原县与盐池县住院患者中灾难性卫生支出的发生率较其他地区仍

然偏高，补偿后的灾难性卫生支出发生率的下降率在逐年升高，且补偿比越高，对减少住院费用与降低灾难性卫生支出意义较大。因此，政府应着力完善新农合补偿政策，可以对贫困农村地区给予政策优惠，如农村居民可以按照一档的缴费标准，享受二档或者三档的住院补偿。除了从政策入手之外，还可以考虑鼓励当地居民在购买医疗保险时，根据家庭经济条件，或家庭中可能的住院人数较多（如家中老人、小孩较多，有家庭成员长年生病等），选择购买高档次级别的医疗保险，投保时选择二档或三档。而本次调查人群，投保档次几乎都为一档，因此补偿的较少，自费的较多。

**6. 合力共促居民体质提升，立足根源降低住院需求**

减少医疗经济负担最有效、最根本、最经济的手段是提高居民的身体素质，减少就医诊疗的次数。近年来，政府不断出台一些政策，将疾病预防、提高居民身体素质放在重要位置，如在全国上下推行"家庭医生"签约服务，以居民的健康需求为导向，旨在有针对性地提供健康促进服务，降低居民患病风险，起到了一定的作用。因此，宁夏地区可以根据当地居民的需求，把类似服务细化，从预防疾病入手，将"看病贵，看病难"的问题从根本上解决。

# 结　语

历史是不停叠加的过程，改革是不容中断的接力赛。自 2009 年新医改拉开序幕，"坚持公共医疗卫生的公益性质""强化政府责任和投入""建立健全覆盖城乡居民的基本医疗卫生制度"等相继出现在新医改方案里。到如今改革已然迈入十载进程，我国医疗卫生事业飞速发展，居民健康指标逐步优化，就医自付比例随之降低，求医问药显著便捷，每个人都是受益者，也是见证者。

作为"创新支付制度，提高卫生效益"医改试点项目的区域负责人和接续项目的主持者，在这历时十年的课题研究中，我已记不得曾经多少次深入试点一线调研问询，只知道重走样本乡镇、村落小路早就不需指引。一期又一期的数据收集，一版再一版的报告材料，给予各级各类卫生机构的种种提议建言，都让我更为真切地感受到社会政策如何在潜移默化地影响着人们的行为方式和秩序，同时也清晰地认识到政策内容会在扩散、执行及其创新过程中发生变化且呈现出较大的地方差异。在宁夏，全民医保、服务升级、精准支持等一个个与医疗、看病紧密相连的关键词，串起了十年的新医改之路，走出了"互联网+医疗健康"的特色创新之路，医疗卫生服务体系进一步完善，医疗保障体系全面覆盖、保障力度持续加强，居民卫生服务需求充分释放、卫生服务利用明显增加、卫生服务公平性得到了显著改善。但与此同时还需清醒认识到，要实现医疗保障制度建设"从有到优"重要跨越依然任重道远，医改纵深推进形势依然纷繁复杂，并呈现出一些新的阶段性特征。故而在未来新形势发展下如何全方位全周期保障人民的健康，让人民享有公平可及、系统连续的预防、治疗、康复、健康促进的健康服务，应有以下思考：

首先，务必明确顶层政策设计的导向问题，着眼关注追求健康的全程公平。改革建设本身就是一个破立兼容、系统接续的过程，核心变动牵一发而动全身，必然会触及到既有利益格局并要对其结构进行新的调整和构建。在健康中国战略的牵引下，与居民健康相关的领域交错、环节众多，公平正义理念必须渗透在革故鼎新的全过程中，使健康公平成为人们看得见、能实实在在感受得到的结果，才能实现新时代中国医疗保障制度建设与"大卫生、大健康"理念的有机结合。

其次，提高人民健康意识追求，激发构建健康文化的强大内生动力。文化引领既是推动文化大发展大繁荣的必由之路，又是夯实健康中国建设，达成健康中国目标的重要基础。2009 年至 2019 年，十年间宁夏老年人群慢性病患病率从 36.2% 升至 62.7%，高血压病居于慢性病首位；低文化程度成为制约农村孕产妇卫生服务公平性的主导要素……各类不良数据的背后都指向一个共通的原因——居民健康素养水平普遍较低，具体表现在健康观念陈旧、健康意识淡漠、健康知识缺乏、防病防伤能力弱。结合区情来看宁夏医改目前已经受限，若要再度拔高迈步就必须从"被动医疗"走向"主动健康"，其发展方向就不仅仅是让老百姓看得上病、看得好病，更重要的是要让老百姓晚得病、少得病、少得大病、不得病，而这离不开健康文化的引领和对健康行为的塑造，通过多形式、多途径传播健康知识，营造健康理念，倡导健康行为，共享健康生活，使"人人关注健康、人人享有健康"成为社会生活中的主流价值追求和根植于心的文化理念。

再次，加快深化分级诊疗，基于"互联网+"引导公共卫生资源均等化配置。上级医院人满为患、基层医疗机构冷冷清清的现象在分级诊疗推行多年后仍未得到有效改变，而事实上部分病例尚未超出乡镇医院的诊治能力范围，造成了医疗资源浪费和"高消费"。基层首诊是"守门人"，守不住这道门，就做不好分级诊疗这个大工程，该项制度的施行能促进医疗机构的分工合作，规范诊疗秩序，在优化医疗资源配置的同时提高资源利用率。另外，聚力"互联网+医疗"赋能医药卫生行业，有助于带来更多服务创新与价值增量，同时也可以推动优质资源下沉到基层地区，实现城乡医疗卫生资源配置均等发展。

本项目自立项到完成，从构想设计到现场调查、从数据管理到报告撰写、从逻辑梳理到建议凝练等，汇聚了课题组十年的努力和付出，反复思考、讨论和小结，特别是评审专家给予严谨科学的意见，使得本报告在学术价值与应用价值方面都得到了极大的提高。经过认真修改，最终形成了对新医改政策框架下有关宁夏居民卫生服务需求、利用变迁及其公平性的独立思考和深入探索。本研究报告分别从不同时期、不同人群、不同分类指标出发对十年间宁夏卫生服务成绩、发展速度及其公平性变迁进行了全面细致的分析。此外还从重点人群入手深入剖析不平等来源，所选自变量不仅涉及政策因素，还包括个人、家庭和社会特征，以期有针对性地引导政策倾斜，改善特殊人群的健康公平性，进而实现全民健康覆盖。

课题开展期间，宁夏医科大学公共卫生与管理学院教师谢永鑫、肖文文、马丽，研究生郭文琴、陈可心、刘刚军、王文龙、虎昭言、高保锴、李培雯、贺嘉慧、马喜民等先后参与了现场调查、数据整理、文稿校对等不同阶段的工作，他们的辛勤付出为后来报告的形成奠定了扎实的基础。

在成果如期付梓之际，我谨对指导和参加此次项目的全体成员致以最为诚挚的谢意。同时衷心感谢国家自然科学基金以及匿名评审专家的肯定与支持，感谢样本地区各级卫生行政组织给予的帮助和配合。

谨以此记。

乔　慧

2023 年 2 月 21 日

# 参考文献

[1]《"健康中国 2030"规划纲要》[J]. 中国预防医学杂志，2019，20 (08)：770.

[2]陈钊娇. 杭州市居民卫生服务利用及公平性研究[D]. 杭州师范大学，2013.

[3]陈家应，龚幼龙. 经济转型后卫生公平性研究的意义及其应用[J]. 南京医科大学学报：社会科学版，2003(04)：356-358.

[4]时黎，张开宁，姜润生. 卫生服务公平性理论框架的探讨[J]. 中国卫生事业管理，2003(01)：4-5.

[5]崔克春，徐凌忠. 卫生服务利用的公平性及其影响因素研究综述[J]. 卫生软科学，2010，24(05)：388-391.

[6]宋鑫瑞，朱俊利，刘乾坤，等. 我国 31 省市卫生资源配置与利用的公平性分析[J]. 中国社会医学杂志，2020，37(05)：545-548.

[7]李越. 我国居民卫生服务利用预测和公平性研究[D]. 山东大学，2016.

[8]李琴. 医保政策调整对农村居民卫生服务利用影响的实证研究[D]. 宁夏医科大学，2020.

[9]孟金良. 社会性别视角下普洱两区县农村地区居民健康及卫生服务利用公平性[D]. 昆明医科大学，2020.

[10]VAN DOORSLAER E, WAGSTAFF A, BLEICHRODT H, et al. Income-related inequalities in health：some international comparisons[J]. J Health Econ，1997，16(1)：93-112.

[11]段勇. "健康公平性相关研究"专栏导读[J]. 健康教育与健康促进，2019，14(02)：97-98.

[12]母凤婷. HIV/AIDS 患者卫生服务利用公平性研究[D]. 昆明医科大学，2021.

[13]王丽，赵郁馨，张毓辉，等. 卫生服务利用公平性分析方法研究[J]. 中国卫生经济，2005(07)：8-10.

[14]李晓燕. 从健康水平、服务利用和筹资视角看新农合制度公平性——基

于黑龙江省的实证分析[J]. 中国人口科学, 2009(03): 96-102.

[15]张国杰. 经济水平排序下我国中老年人卫生服务利用公平性及其分解研究[D]. 山东大学, 2013.

[16]李鹏. 天津市慢性病患者卫生服务需求与利用趋势研究[D]. 天津医科大学, 2010.

[17]曹建华, 陈俊国, 霍江涛, 等. 卫生服务公平性理论及方法研究[J]. 西北医学教育, 2006, 14(06): 788-792.

[18]何利平, 李晓梅, 罗家洪. 健康公平性评价方法对比研究[J]. 卫生软科学, 2010, 24(02): 100-103.

[19]MASSERIA C, HERNÁNDEZ-QUEVEDO C, ALLIN S. Health inequality: what does it mean and how can we measure it? [J]. Expert review of pharmacoeconomics & outcomes research, 2010, 10(2): 177-186.

[20]陈家应, 严非, 舒宝刚, 等. 差别指数用于居民健康公平性评价[J]. 中国卫生资源, 2001(04): 161-163.

[21]谢小平, 刘国祥, 李斌, 等. 卫生服务利用公平性方法学研究[J]. 中国卫生经济, 2007(05): 74-76.

[22]胡朝霞, 万波, 王莹, 等. 中山市孕产妇卫生服务利用公平性研究[J]. 中国妇幼保健, 2013, 28(04): 590-595.

[23]刘相瑜. 我国孕产妇保健服务利用公平性研究[D]. 潍坊医学院, 2012.

[24]刘畅. 甘肃省妇女住院分娩和产后保健服务利用及公平性分析[D]. 兰州大学, 2019.

[25]刘胜兰, 纪颖, 张代均, 等. 流动人口健康状况及卫生服务利用的公平性研究[J]. 卫生经济研究, 2018(01): 39-42.

[26]周海清, 高丹丹, 常文虎, 等. 北京市某区流动人口卫生服务需求及利用的调查研究[J]. 中国全科医学, 2011, 14(04): 373-376.

[27]康楚云, 王燕, 徐玲, 等. 中国0~17岁人口两周患病服务利用公平性分析[J]. 中国儿童保健杂志, 2008(01): 19-20.

[28]谢永鑫, 乔慧, 程旺, 等. 宁夏海原县农村学龄前儿童卫生服务利用的公平性研究[J]. 宁夏医科大学学报, 2018, 40(12): 1380-1383.

[29]姜海涛, 于贞杰, 梁峥嵘. 山东省儿童保健服务利用及公平性评价[J]. 中国儿童保健杂志, 2014, 22(06): 661-664.

[30]潘冰冰. 基于修正集中指数及其分解法评价卫生服务利用公平性[D]. 南昌大学, 2017.

[31]石妍妍, 付先知, 郭红伟, 等. 中国老年人门诊卫生服务利用的公平性及

其主要影响因素[J]. 郑州大学学报：医学版，2020，55(04)：468-471.

[32] 黄豆豆，郭斌，程怀志，等. 基于间接标化法的老年人卫生服务利用公平性研究[J]. 中国医学伦理学，2020，33(03)：363-367.

[33] 母凤婷，何利平，李晓梅，等. 老年人慢性病卫生服务需求与利用公平性分析[J]. 公共卫生与预防医学，2019，30(05)：58-62.

[34] 李安琪，陈鸣声，王中华. 中老年慢性病人群卫生服务未利用状况及公平性研究[J]. 中国全科医学，2019，22(22)：2728-2734.

[35] 战亚玲. 甘肃省空巢与非空巢老年人卫生服务利用公平性研究[D]. 华北理工大学，2017.

[36] 徐刚，袁兆康，朱宏. 老年人群医疗卫生服务需求及利用[J]. 中国老年学杂志，2010，30(10)：1417-1419.

[37] 常凤姣. 内蒙古察右中旗农牧区居民卫生服务利用公平性研究[D]. 黑龙江中医药大学，2017.

[38] 赵迪，范嘉音，郭磊，等. 医保一体化后山东省居民卫生服务利用公平性分析[J]. 中国医院，2021，25(06)：12-15.

[39] 王平平. 吉林省城乡居民卫生服务利用公平性研究[D]. 吉林大学，2016.

[40] 乔慧，郭文琴，李宁，等. 新农合方案调整前后卫生服务利用公平性比较[J]. 中国公共卫生，2013，29(10)：1529-1532.

[41] 高忠飞. 宁夏医改项目县农村居民卫生服务公平性动态变化研究[D]. 宁夏医科大学，2017.

[42] 田艳梅，肖文文，谢永鑫，等. 宁夏农村居民卫生服务利用公平性及其影响因素分析[J]. 中国卫生统计，2021，38(05)：646-649.

[43] 常高峰. 城乡基本医疗保险参保者卫生服务利用公平性研究[D]. 宁夏医科大学，2017.

[44] 严翻. 宁夏城乡居民基本医疗保险卫生服务利用公平性及其分解研究[D]. 宁夏医科大学，2019.

[45] 李相荣，汤榕. 统筹城乡居民卫生服务利用公平性研究——基于宁夏石嘴山市的调查[J]. 卫生软科学，2018，32(09)：16-19.

[46] 邢颖. 宁夏基本医疗保险不同参保人群卫生服务利用公平性研究[D]. 宁夏医科大学，2017.

[47] 陈蕾. 宁夏山区农村孕产妇卫生服务利用公平性研究[D]. 宁夏医科大学，2018.

[48] 程旺. 宁夏项目县农村中老年人住院服务利用预测及公平性研究[D]. 宁

夏医科大学，2018.

［49］田艳梅．宁夏南部山区老年人卫生服务利用公平性研究［D］．宁夏医科大学，2021.

［50］许汝言，胡敏，叶露．生活水平指标选择对健康及卫生服务利用公平性指数的影响［J］．中国卫生政策研究，2015，8（03）：51-55.

［51］E. M B，J. A，U. G G，et al. Socio-economic inequalities in health and health service use among older adults in India：results from the WHO Study on Global AGEing and adult health survey［J］. Public Health，2016，141.

［52］JENS G. Income-related inequality in utilization of health services in Denmark：Evidence from Funen County［J］. Scandinavian Journal of Public Health，2006，34（5）：462-471.

［53］LÓPEZ D B，LOEHRER A P，CHANG D C. Impact of Income Inequality on the Nation's Health［J］. Journal of the American College of Surgeons，2016，223（4）：587-594.

［54］MATRANGA D，MANISCALCO L. Inequality in Healthcare Utilization in Italy：How Important Are Barriers to Access？［J］. Int J Environ Res Public Health，2022，19（3）：1697.

［55］KIM C，SAEED K M A，SALEHI A S，et al. An equity analysis of utilization of health services in Afghanistan using a national household survey.［J］. BMC public health，2016，16（1）：1226.

［56］SIONGCO K L L，NAKAMURA K，SEINO K. Reduction in inequalities in health insurance coverage and healthcare utilization among older adults in the Philippines after mandatory national health insurance coverage：trend analysis for 2003-2017.［J］. Environmental health and preventive medicine，2020，25（1）：17.

［57］VAHEDI S，YAZDI-FEYZABADI V，AMINI-RARANI M，et al. Tracking socio-economic inequalities in healthcare utilization in Iran：a repeated cross-sectional analysis.［J］. BMC public health，2020，20（1）：929.

［58］梁冰，冯文．2010—2015年我国妇幼卫生服务利用公平性分析［J］．中国卫生产业，2018，15（15）：164-168.

［59］MALMUSI D，BORRELL C，BENACH J. Migration-related health inequalities：Showing the complex interactions between gender，social class and place of origin［J］. Social Science & Medicine，2010，71（9）：1610-1619.

［60］刘焱．珠三角地区社区高血压患者卫生服务利用公平性比较研究［D］．广

州医科大学, 2021.

[61]王杰. 云南省昭通市农村居民卫生服务利用公平性研究[D]. 昆明医科大学, 2016.

[62]贺买宏. 我国卫生服务公平性研究[D]. 第三军医大学, 2013.

[63]孙晓梅. 大理州农村居民卫生服务利用公平性研究[D]. 昆明医科大学, 2014.

[64]亓磊. 新医改十年甘肃省卫生服务变迁与公平性研究[D]. 兰州大学, 2020.

[65]张幸. 不同地区居民医疗服务利用公平性比较[D]. 石河子大学, 2016.

[66]李顺平, 孟庆跃. 卫生服务公平性及其影响因素研究综述[J]. 中国卫生事业管理, 2005(03): 132-134.

[67]李文贵. 对医疗卫生领域中卫生服务公平性的思考[J]. 现代医药卫生, 2007(10): 1568-1569.

[68]马立国. 中国老年人群健康状况和卫生服务利用水平的地区均衡性及其变化趋势分析[D]. 安徽医科大学, 2012.

[69]李相荣, 李汶广, 沈晓奕, 等. 我国城乡居民卫生服务利用公平性纵向分析[J]. 中国药物经济学, 2018, 13(10): 19-22.

[70]王黔京. 统筹城乡居民大病保险制度效应研究[J]. 公共管理学报, 2019, 16(04): 96-107.